癫痫磁共振成像
MRI in Epilepsy

主　编　**Horst Urbach**

主　译　姚　一　张建国　梁树立　陈　蕾

副主译　朱　丹　张　凯　李文玲　王逢鹏

人民卫生出版社

Translation from the English language edition：
MRI in Epilepsy by Horst Urbach
Copyright © Springer-Verlag Berlin Heidelberg 2013
Springer is a part of Springer Science+Business Media
All Rights Reserved

癫痫磁共振成像
姚一　张建国　梁树立　陈蕾主译
中文版版权归人民卫生出版社所有。

图书在版编目（CIP）数据

　　癫痫磁共振成像/（德）霍斯特·乌尔巴赫（Horst Urbach）
主编；姚一等主译. —北京：人民卫生出版社，2017
　　ISBN 978-7-117-24697-2

　　Ⅰ.①癫…　Ⅱ.①霍…②姚…　Ⅲ.①癫痫-核磁共振
成像　Ⅳ.①R742.104

　　中国版本图书馆 CIP 数据核字（2017）第 119653 号

人卫智网　www.ipmph.com	医学教育、学术、考试、健康， 购书智慧智能综合服务平台	
人卫官网　www.pmph.com	人卫官方资讯发布平台	

版权所有，侵权必究！

图字：01-2017-0408

<hr>

癫痫磁共振成像

主　　译：姚　一　张建国　梁树立　陈　蕾
出版发行：人民卫生出版社（中继线 010-59780011）
地　　址：北京市朝阳区潘家园南里 19 号
邮　　编：100021
E - mail：pmph @ pmph. com
购书热线：010-59787592　010-59787584　010-65264830
印　　刷：北京人卫印刷厂
经　　销：新华书店
开　　本：889×1194　1/16　　印张：17
字　　数：527 千字
版　　次：2017 年 7 月第 1 版　2018 年 2 月第 1 版第 2 次印刷
标准书号：ISBN 978-7-117-24697-2/R·24698
定　　价：138.00 元

打击盗版举报电话：010-59787491　E-mail：WQ @ pmph. com
　　（凡属印装质量问题请与本社市场营销中心联系退换）

译者名单（按姓氏笔画排序）

王克万（南方医科大学南方医院）

王逢鹏（解放军第一七四医院暨厦门大学附属成功医院）

王焕明（武汉脑科医院）

朱　丹（广东三九脑科医院）

刘智良（解放军陆军总医院）

刘翔宇（解放军南京军区南京总医院）

孙　龙（厦门大学附属第一医院）

李文玲（河北医科大学第二医院）

李其富（海南医学院第一附属医院）

李朝阳（山西省儿童医院）

吴　华（厦门大学附属第一医院）

张小斌（解放军第一七四医院暨厦门大学附属成功医院）

张　凯（首都医科大学附属北京天坛医院）

张建国（首都医科大学附属北京天坛医院）

陈　俐（广州医科大学附属第一医院）

陈　蕾（四川大学华西医院）

林元相（福建医科大学附属第一医院）

胡文瀚（北京市神经外科研究所）

姚　一（解放军第一七四医院暨厦门大学附属成功医院）

袁冠前（解放军沈阳军区总医院）

徐伦山（第三军医大学大坪医院）

郭　岗（厦门市第二医院）

郭效东（解放军第一五三中心医院）

郭　强（广东三九脑科医院）

郭燕舞（南方医科大学珠江医院）

梁树立（解放军总医院）

舒　凯（华中科技大学同济医学院附属同济医院）

颜志平（解放军第一七四医院暨厦门大学附属成功医院）

魏　德（福建省立医院南院）

谨以此书献给我们的老师谭启富教授

主编简介

Horst Urbach
神经影像中心
弗莱堡大学医院
德国

序 一

  由姚一、张建国、梁树立、陈蕾等专家主译的、德国 Horst Urbach 教授主编的 *MRI in Epilepsy* 中译版《癫痫磁共振成像》正式出版了,这是国内癫痫学界一件可喜可贺的事。

  磁共振成像是诊断癫痫病、特别是在癫痫源(epileptogenesis)定位方面一项重要的影像学技术。虽然此技术在我国各大型癫痫中心已广泛应用,但尚无作为临床癫痫医生参考的系统工具书。《癫痫磁共振成像》的出版弥补了这一缺憾。

  这本书采用图文并茂的形式,阐述了以下几个问题:1. MRI 检查在癫痫诊断中的应用标准,即什么样的癫痫患者需要作 MRI 检查;2. MRI 检查在癫痫诊断中的重要性,尤其是对需要外科治疗的患者;3. 怎样检查 MRI 才能获得高质量的图像和提高 MRI 检查的检出率,对特殊患者如儿童、特殊疾病检查时序列、参数、检查准备都有详细的阐述;4. 通过列举病例资料,描述各种导致癫痫的疾病的 MRI 影像表现;5. 其他各种功能影像学检查如 MRS、fMRI、影像后处理技术在癫痫诊断中的应用。由上述内容可见,此书是一本系统介绍癫痫磁共振成像方面难得的好书,它的出版,对于提高国内癫痫领域的儿科、神经内科、神经外科、影像科等学科医师在应用、分析 MRI 方面的能力和水平会有很大裨益。

  本书的译者,都是国内有丰富临床经验、学术造诣深和外语水平高的临床癫痫学专家,特此对他们为出版此书所付出的辛勤劳动表示敬意和感谢。

李世绰

中国抗癫痫协会名誉会长

序二

姚一教授组织国内专家翻译了由德国 Horst Urbach 教授主编的 *MRI in Epilepsy*，高作即将出版，姚教授嘱我作序。

在癫痫患者，尤其是药物难治性癫痫患者的诊治过程中，磁共振即 MRI 检查是不可或缺的一环。然而 MRI 检查中选择规范的检查序列、对检查质量的评估、对图像结果的准确解读都非常重要，并非每位临床医生都已经熟练掌握。同时，以 MRI 为代表的影像学检查进展迅速，其中哪些新技术已经或将会应用于癫痫的诊疗及这些新技术自身有何优劣等，恐怕每个临床医生的回答都会不尽相同。本书针对以上内容，以图文并茂的形式及大量病例资料作了详尽的展示。相信此书的出版，对弥补癫痫专科临床医生在应用和分析 MRI 的能力、水平方面会有很大裨益。

本书翻译过程中，姚一教授集合了国内癫痫防治领域的一大批多学科专家教授，他们对此书的出版一并作出了巨大努力。在此感谢姚一教授和他的团队的辛勤劳动，同时希望本书的出版对促进我国抗癫痫事业不断深入发展起到积极作用，也希望读者将此书的内容付诸临床并指导临床实践，以期为更多癫痫患者解除病痛。

中国抗癫痫协会会长

原著序

在过去二十年里,MRI 已成为神经系统疾病强有力的研究工具之一。对于癫痫患者,MRI 常常是关键性的诊疗手段,有助于确定能否手术及判断术后疗效。MRI 能否发现致痫病灶,是预后判断的最重要因素,但是正确识别也非易事,有时病灶被误判,有时被忽略,有时还需要对影像学数据后处理方可识别。对于癫痫领域的"专家"而言,某些问题显而易见,但对于工作中鲜有接触的医生而言,则另当别论。如果将临床资料、脑电图和 MRI 整合一起考虑,一目了然,反之,这些资料没能够整合,则像一堆杂乱无章的拼图板,晦涩难懂。本书采用图解的方式来介绍每一种致痫病灶这个"拼图板",并诠释其与患者的癫痫发作关系。癫痫就像一个"成千个拼图板构成的大拼图",只有广见洽闻,方可举十知九,同时,一旦相识,终生难忘。基于上述原因,全书图文并茂,通过典型案例,逐一讲解各种致痫病灶。

Horst Urbach
弗莱堡

原著前言

致痫病灶通常细微且始终不变,加之遗传因素导致的癫痫综合征,如其定义所言,并非由潜在的结构性病灶所致。这两种情况给判断致痫病灶是被遗漏,还是根本就不存在病灶,带来麻烦。

本书为影像科医师及相关的医师提供必要的临床和影像知识,以决策何时进行 MRI 检查、如何判断检查是否足以发现病灶以及怎么解读影像结果。

编者名单

Christian G. Bien Epilepsy Centre Bethel, Bielefeld, Germany

Sebastian Flacke Department of Radiology, Lahey Clinic, Burlington, MA, USA

Karolien Goffin Division of Nuclear Medicine, University Hospital Leuven and Katholieke Universiteit Leuven, Leuven, Belgium

Susanne Greschus Department of Radiology/Neuroradiology, University of Bonn, Bonn, Germany

Hans-Jürgen Huppertz Swiss Epilepsy Centre, Zurich, Switzerland

Timo Krings Department of Neuroradiology, University of Toronto, Toronto, ON, Canada

Jens Reimann Department of Neurology, University of Bonn, Bonn, Germany

Robert Sassen Department of Epileptology, University of Bonn, Bonn, Germany

H. Urbach Department of Neuroradiology, University Hospital Freiburg, Germany

Koen Van Laere Division of Nuclear Medicine, University Hospital Leuven and Katholieke Universiteit Leuven, Leuven, Belgium

Wim Van Paesschen Department of Neurology, University Hospital Leuven, Herestraat 49, 3000 Leuven, Belgium

Marec von Lehe Department of Neurosurgery, University of Bonn, Bonn, Germany

Jörg Wellmer Ruhr-Epileptology, Department of Neurology, University Hospital Knappschaftskrankenhaus Bochum, Germany

Friedrich G. Woermann MRI Unit, Mara Hospital, Bethel Epilepsy Center, 33617 Bielefeld, Germany

医学影像学
影像诊断系列

主编

Maximilian F. Reiser

Hedvig Hricak

Michael Knauth

编委

Andy Adam, London

Fred Avni, Brussels

Richard L. Baron, Chicago

Carlo Bartolozzi, Pisa

George S. Bisset, Durham

A. Mark Davies, Birmingham

William P. Dillon, San Francisco

D. David Dershaw, New York

Sam Sanjiv Gambhir, Stanford

Nicolas Grenier, Bordeaux

Gertraud Heinz-Peer, Vienna

Robert Hermans, Leuven

Hans-Ulrich Kauczor, Heidelberg

Theresa McLoud, Boston

Konstantin Nikolaou, Munich

Caroline Reinhold, Montreal

Donald Resnick, San Diego

Rüdiger Schulz-Wendtland, Erlangen

Stephen Solomon, New York

Richard D. White, Columbus

目录

第二部分　致痫病灶

第一部分
如何对癫痫患者进行检查

第 1 章　癫痫发作和癫痫

刘智良　游宇　译　姚一　校

目录

摘要

本章节介绍癫痫发作、癫痫与药物难治性癫痫的定义。

癫痫发作的定义是指脑神经元异常过度、同步化放电活动所致的一过性体征和(或)症状(Fisher et al. 2005)。来自冰岛的一项全国性调查显示约5%的人一生中会经历一次或数次癫痫发作,每年新发生的非诱发性发作,平均发病率为56.8/10(万·年),其中非诱发性单次癫痫发作为23.5/10(万·年),非诱发性反复癫痫发作为33.3/10(万·年)(Olafsson et al. 2005)。调查结果还显示,发病率在性别上无差异,但不同年龄段间有差异,尤其是1周岁内和65岁及以上者,发病率最高,达130/10(万·年)(Olafsson et al. 2005)。

癫痫是一种以具有持久性的致痫倾向为特征的脑部疾病,且合并神经生理、认知、心理障碍及社会活动影响,诊断癫痫需要至少一次癫痫发作。然而,如果脑电图异常(如3Hz 棘慢波放电)或者 MRI 检查结果(如海马硬化)提示有较高致痫性,一次癫痫发作即可诊断癫痫。

药物难治性癫痫是指应用正确选择且能耐受的两种抗癫痫药物(单药或联合用药),仍未能达到持续无发作的癫痫。患者服用抗癫痫药后,观察 1 年无癫痫发作,可认为药物控制无发作。如果患者以往的癫痫发作稀少,观察期可适当延长,观察期应为患者以往发作间隔时间的 3 倍(三分律)(Kwan et al. 2010)。例如,一位患者癫痫发作的间隔时间为 6 个月,其观察期则为 18 个月。

药物难治性癫痫定义的核心内容也应该适合指导临床工作中的特殊情况,即参照定义,根据个体化风险-效益评估,选择是继续使用抗癫痫药物治疗还是采取外科手术。对于致痫病灶易于切除、手术并发症低、术后无癫痫发作概率高的病例,第二种药物无效后,应实施外科手术(此类癫痫应视为早发的相对性药物难治性癫痫)。相反,如果术后神经功能缺失风险高,或者术后癫痫无发作的概率低,则应该在使用三种以上抗癫痫药物治疗无效后,方可诊断为药物难治性癫痫(Wellmer et al. 2009)。

参考文献

Fisher RS, van Emde Boas W, Blume W, Elger C, Genton P, Lee P, Engel J Jr (2005) Epileptic seizures and epilepsy: definitions proposed by the International League Against Epilepsy (ILAE) and the International Bureau for Epilepsy (IBE). Epilepsia 46(4): 470–472. doi:10.1111/j.0013-9580.2005.66104.x

Kwan P, Arzimanoglou A, Berg AT, Brodie MJ, Allen Hauser W, Mathern G, Moshe SL, Perucca E, Wiebe S, French J (2010) Definition of drug resistant epilepsy: consensus proposal by the ad hoc task force of the ILAE commission on therapeutic strategies. Epilepsia 51(6):1069–1077. doi:10.1111/j.1528-1167.2009.02397.x

Olafsson E, Ludvigsson P, Gudmundsson G, Hesdorffer D, Kjartansson O, Hauser WA (2005) Incidence of unprovoked seizures and epilepsy in Iceland and assessment of the epilepsy syndrome classification: a prospective study. Lancet Neurol 4(10):627–634. doi:10.1016/S1474-4422(05)70172-1

Wellmer J, Weber B, Urbach H, Reul J, Fernandez G, Elger CE (2009) Cerebral lesions can impair fMRI-based language lateralization. Epilepsia 50(10):2213–2224. doi:10.1111/j.1528-1167.2009.02102.x

第 2 章 癫痫发作分类

袁冠前 黄平 张小斌 译 姚一 校

目录

摘要

患者是否需要 MRI 检查及如何检查,取决于癫痫发作类型和癫痫综合征。局灶性发作、全面性发作以及类似癫痫发作的非痫性事件都要考虑行 MRI 检查。

类似 1981 年和 1989 年的早期分类,最近国际抗癫痫联盟(International League Against Epilepsy, ILAE)提出的癫痫发作和癫痫的专业术语(Berg et al. 2010)把癫痫发作分为局灶性发作和全面性发作。对于不能明确为局灶性或全面性的发作,则归为不明类型发作(表 2-1)。一些早期应用的术语,如简单部分性发作和复杂部分性发作不再建议使用。本书将参照 2010 年 ILAE 推荐的专业术语。然而,由于旧的术语仍在普遍应用,为了更好地理解,旧的术语将会在括号中备注。

表 2-1 国际抗癫痫联盟(ILAE)癫痫发作分类概述
(改编自:Berg et al. 2010,经许可)

全面性发作
强直-阵挛(强直收缩后紧随阵挛,通常持续 1~2 分钟)
失神(意识改变和呆滞伴轻微运动症状,持续几秒)
典型失神
不典型失神
伴特殊表现:肌阵挛
伴特殊表现:眼睑肌阵挛
肌阵挛(突发、短暂(<400ms)、非节律性肌肉抽动)
肌阵挛失张力
肌阵挛强直
阵挛(拮抗肌群以 0.2~5Hz 频率的重复、短促抽动)
强直(肌肉持续收缩至少 3 秒以上)
失张力
局灶性发作
发作类型不明
癫痫性痉挛

局灶性(旧术语:部分性)发作(表2-2)起始并局限于一侧大脑半球网络,可呈局限性或更广泛分布,也可起始于皮质下结构。对于每一种发作类型而言,每次发作的起始、扩散模式恒定,且可累及对侧半球。在某些病例中,存在不止一个癫痫网络,有多种发作类型,但每一种发作类型的发作起始部位是恒定的(Berg et al. 2010)。

表2-2　ILAE局灶性发作分类概述(改编自 Berg et al. 2010,经许可)

无意识损害
　有客观运动和(或)自主神经症状(简单部分性发作)
　仅有主观感觉或精神症状(先兆)
有意识损害(复杂部分性发作)
有全面性强直、阵挛或强直-阵挛发作(继发全面性发作)

全面性癫痫发作起源于双侧大脑半球组成的网络中的某一点,并快速扩散;这种双侧分布的网络包括皮质和皮质下结构,但不一定包括整个皮质;虽然单次发作可表现为局灶性特征,但起源部位和侧别在各次发作之间并非恒定;全面性发作可不对称(Berg et al. 2010)。

根据临床表现,局灶性发作具有如下一个或更多个特征。

先兆(仅有主观感觉或精神症状:感觉、味觉、嗅觉、视觉、听觉、情感、似曾相识感)、运动症状(包括简单运动症状和自动症)和自主神经症状。意识或反应损害被描述为认知障碍(旧术语:复杂部分性发作)。局灶性发作可以演变成双侧惊厥性发作(旧术语:继发全面性发作)。

全面性发作分为强直-阵挛发作、失神发作、肌阵挛发作、强直发作、阵挛发作和失张力发作(表2-1)。

全面性强直-阵挛发作,也称为癫痫大发作,非癫痫专业人员都可容易识别。其特征是发作即跌倒、意识丧失,继之躯体肌群强直收缩;呼吸肌收缩导致被动呼气、伴哭叫或呻吟声;双眼上翻、瞳孔散大;强直期或强直后括约肌松弛,都可出现尿失禁。强直期,患者可能咬舌或咬唇、呼吸中断、发绀;发作初期的全身僵硬逐渐演变为全身快速抽动时,即阵挛期。全身屈肌交替性痉挛与松弛,导致呼吸不节律,这种呼吸经常和唾液分泌及吞咽功能丧失有关。大部分强直-阵挛发作在2分钟内结束,之后进入发作后期,即全身张力低下、深慢呼吸、无应答;随后数分钟或数小时的恢复期,表现为嗜睡、程度不等的头痛、清醒后肌肉酸痛。背部持久疼痛需注意强直期发生的脊椎压缩性骨折。

典型失神发作表现为短暂呆滞,意识很快恢复,常常持续几秒钟,这种发作常起始于儿童期。不典型失神发作持续时间更长,大于几秒钟,有跌倒、自动症,与复杂部分性发作鉴别较难。

肌阵挛发作是指癫痫样放电所致的肌肉阵挛性抽搐。肌阵挛抽搐表现为突发、短促、电击样收缩,不仅在一些癫痫综合征,而且在非癫痫疾病中均可发生。术语"进行性肌阵挛性癫痫"指的是几种以癫痫样或是非癫痫样肌阵挛、进行性神经功能障碍为显著特征的进行性疾病。

失张力发作是指突发的姿势性张力消失、患者跌倒或倒地,也被称为跌倒发作或者站立不能发作,发作可导致头部撞伤和牙齿损伤。

癫痫大发作主要是指全面性发作,也可由局灶性发作演变而至(双侧惊厥性发作,旧术语:继发性全面性发作),两者间的区别,需要目睹发作的旁人提供的观察记录。睡眠中醒来或醒后2小时内发生的发作(觉醒发作)是一个线索,此多提示为全面性发作,而非局灶性发作;另一方面,如果一个局灶性起始的局灶性发作,因电活动很快扩散,导致双侧半球惊厥性发作,则可能被误诊为全面性发作,致痫病灶位于前额、枕叶或者皮质哑区时,这种情况尤其常见。

癫痫持续状态是指发作时间延长,或者发作频率过快,两次发作间期意识或认知尚未完全恢复。各种类型癫痫持续状态特征如下:

1. 癫痫大发作持续状态是指强直-阵挛发作的发作频率过高,每一次发作的间歇期,患者无反应。如果每一次发作的间歇期,患者反应恢复,则称为成串的大发作。

2. 局灶性(简单部分性)发作持续状态即部分性癫痫持续状态,是指无诱因发生的节律或非节律的阵挛性肌肉抽动,仅累及局部身体,有时动作或者感觉刺激可加重发作,发作持续最少1小时,间隔不超过10秒。

3. 非惊厥性(复杂部分性)癫痫持续状态是指癫痫发作无明显运动症状,伴程度不等的意识障碍、行为异常。脑电图可能表现为局灶性改变或是频繁的反复放电。非惊厥性癫痫持续状态可持续几天到数周。

4. 失神发作持续状态

5. 慢波睡眠期癫痫性电持续状态

热性惊厥是指6月龄至5岁年龄段儿童发热时发生的抽搐,需要排除颅内感染、代谢紊乱和无热惊厥病史。这是婴幼儿期最常见的惊厥性事件,5岁以前发病率为2%~5%,而18~24月龄发生最频繁(90%在3岁以下,50%在2岁的时候)。

热性惊厥可分为两类：单纯型（80%～90%）和复杂型（10%～20%），单纯型热性惊厥发作持续少于 15 分钟，为全面性发作（无局灶性发作成分），24 小时仅发作一次；而复杂型热性惊厥时间较长（超过 15 分钟），为局灶性发作，24 小时内发作不止一次。单纯型热性惊厥与以后的癫痫或认知障碍无关，而复杂型热性惊厥可能进展为颞叶癫痫和海马硬化。是复杂热性惊厥导致颞叶癫痫，还是胎儿期或围产期的海马损害或遗传倾向导致复杂型热性惊厥，仍然存在争论。当前的观念是复杂型热性惊厥和颞叶癫痫的关系，是若干个遗传和环境因素间复杂的相互作用所致。

单纯型热性惊厥无须检查 MRI，而复杂型热性惊厥则需要（King et al. 1998；Bernal and Altman 2003）。在颞叶癫痫患者中，30% 有海马硬化的患者和 6% 无海马硬化的患者，儿童时期有过复杂热性惊厥史（Falconer et al. 1964）。

基于临床和（或）脑电图检查，癫痫发作被分类为局灶性或全面性发作。

通过放置于头皮的电极（图 2-1）来记录电位，公认的痫性放电是：棘波、尖波、棘-慢复合波，或者发作性节律演变。有多少种发作类型，就有多少种

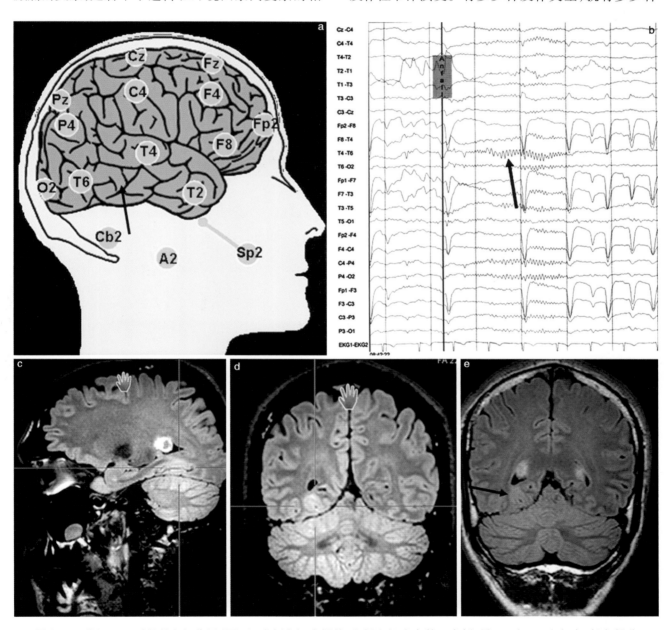

图 2-1　国际 10-20 系统的电极位置（图 a）：右侧电极为偶数，左侧电极为奇数。病例：男，24 岁，18 岁起病，复杂部分性发作，T4-T6 记录到颞枕区发作性脑电图活动（图 b），有助于辨认右侧枕颞回小的局灶性皮质发育不良（图 c,d 十字线处；图 e 箭头处）

富有特征性的癫痫脑电图模式。可记录发作间期的（癫痫发作之间）、发作期的（癫痫发作时）或发作后（发作后几分钟内）的脑电图。在癫痫患者发作间期，单次脑电图记录到异常的约50%，如间隔记录3或4次脑电图、或者采用特殊电极、睡眠剥夺、闪光刺激、过度换气，则检出率将提升到80%。发作间期脑电图正常，不能排除癫痫的可能，所以即便发作间期脑电图正常、而临床症状很可能是癫痫发作者，给予治疗是合理的。发作期脑电图通常存在异常，但极少部分人会出现假阴性，可能致癫病灶位置深在或者很小。

采用国际10-20系统安装电极，使脑电图记录和报告标准化。根据鼻根、枕外粗隆、左、右耳屏这4个解剖标记定位电极，相邻电极距离是鼻根-枕外粗隆连线的10%或20%，或者双侧耳屏连线的10%或20%，每个点用一个字母代表脑叶、数字代表半球脑区，"C"表示中央区，"Z"指电极在中线上，偶数(2,4,6,8)代表电极位于右侧半球，奇数(1,3,5,7)则是左侧半球。

常规脑电图通常仅20~30分钟，很难记录到发作，而长程录像脑电监测记录到发作的概率高，监测期间还可将患者行为与脑电活动比较、分析。录像脑电图监测，患者需要入住有摄像头与多通道数字化脑电图机的病房。

对于非癫痫专家，并非所有的癫痫发作症状均能辨认出来，故下表中列举了一些范例。尽管如此，不可否认，由于症状相似，某些非痫性发作事件与癫痫发作很相似。最常见的非痫性发作是心因性发作和晕厥，表2-3是一个非痫性发作事件的概述。

表2-3　类似癫痫发作的非痫性发作事件

疾 病 类 型	临 床 表 现
心因性发作	最常见的非痫性发作事件。尿失禁不常见、可能有精神病史、患者通常一动不动或拮抗肌群收缩，强迫性闭眼
晕厥	短暂的意识丧失，很快恢复正常，由于缺氧（惊厥性晕厥），在晕厥结束时可能会出现肌肉抽动
短暂性脑缺血发作	突发的神经功能障碍，症状与供血区域相关。以负性症状（失语、运动不能或感觉缺失）为主
过度换气	深和（或）快的呼吸，唇周青紫；手异常感觉，手足痉挛
复杂或典型偏头痛	头痛后出现神经症状，进展缓慢，但也可能症状轻微或无神经症状
短暂性全面遗忘症	突然发生的顺行性和逆行性遗忘，常持续2~8小时。
惊恐发作	突然发生的强烈恐惧感，无意识丧失，有自主神经症状（心动过速，恶心，大汗淋漓）
睡眠障碍（发作性睡病、猝倒、睡眠周期性运动）	发作性睡病：白天出现不可控制的睡眠，伴随程度不等的持续思睡 猝倒：肌张力突然丧失，大笑或兴奋后猛然摔倒，无意识丧失 睡眠周期性运动：肢体节律性重复运动
前庭疾病（良性位置性眩晕、梅尼埃病、内耳炎）	主要症状为头晕、眼球震颤和眩晕
代谢性—中毒（内分泌、低血糖症、尿毒症、嗜铬细胞瘤、甲状腺功能不全、类癌、药物过量或撤药）	无症状和反应迟钝。
感染（脑膜炎、脑炎）	发热、意识障碍、反应迟钝为主要表现
运动障碍、舞蹈症和手足徐动症、抽搐和抽动秽语综合征、局灶性肌张力障碍、震颤、肌阵挛	无意识丧失，主要表现为不自主运动。
婴幼儿和儿童 　Sandifer综合征 　夜惊 　屏气发作	Sandifer综合征（裂孔疝-捩颈综合征）：颈部突然角弓反张状，常伴头部扭转。与裂孔疝和（或）胃食管反流有关 夜惊：见于18个月至8岁。熟睡中觉醒、尖叫、坐起、不认识父母 屏气发作：见于5岁以下。受到惊恐、疼痛、发怒、挫折等刺激后诱发的无损害发作，以哭叫为开始、继之屏气、出现发绀、丧失意识、重新呼吸
震荡性惊厥	罕见的非痫性发作，发生于撞击后几秒，如足球、橄榄球等体育运动中的碰撞。开始是强直僵硬，其后阵挛性抽搐（达150秒），很快意识恢复。影像学无脑损伤表现（McCrory et al. 1997）

以下是癫痫发作和非痫性发作病例。

患者 42 岁,反复发生的上腹部不适 3 年,一种"烧心"的感觉,胃镜检查正常。其家人报告患者有时像梦游样,时长约 30 秒,答非所问,还有咂嘴和吞咽动作,患者有时候会说一些莫名其妙、不着边际的事情,这些现象没有被认为是癫痫发作。患者现在发生了首次强直-阵挛性发作。事实上,上述症状是起源于颞叶内侧结构的局灶性癫痫发作。分类如下:局灶性发作,先兆是上腹不适、运动症状是咂嘴和吞咽、意识受损;现在从局灶性发作演变为双侧惊厥性发作。

女,24 岁,在她起床 20 分钟后,于早上 7:15 发生第一次强直-阵挛性发作而被收入院。发病前一天晚上,她参加了一个聚会并仅睡了 3 小时。自述既往无类似病史,但是她确认从 14 岁开始,在清晨时会出现发作性阵挛性肌肉抽动,但未被认为是癫痫。事实上,她是全面性癫痫患者,发作类型为肌阵挛发作和强直-阵挛发作(青少年肌阵挛性癫痫)。

女,35 岁,15 岁出现突然跌倒和持续性双侧抽搐,发作持续达 20 分钟,急救时给苯二氮䓬类药物常常无效。没有确切的诱发因素,也无其他症状,5 种不同的抗癫痫药联用,发作控制不好。在癫痫门诊观察到一次发作,表现为手臂拮抗肌群快速抽动伴腿部的蹬踏运动,此为非痫性发作运动模式,故诊断为心因性发作。

男,28 岁,因被人发现在公交车站跌倒,持续阵挛性抽搐约 10 秒后自行站立,随后被送入院。之前也有过相似经历,绝大多数是因为站立时间过久,但也有一次是看牙医时发生,也无其他症状。其实,患者是惊厥性晕厥。

参考文献

Berg AT, Berkovic SF, Brodie MJ, Buchhalter J, Cross JH, van Emde BW, Engel J, French J, Glauser TA, Mathern GW, Moshe SL, Nordli D, Plouin P, Scheffer IE (2010) Revised terminology and concepts for organization of seizures and epilepsies: Report of the ILAE commission on classification and terminology, 2005–2009. Epilepsia 51(4):676–685. doi:10.1111/j.1528-1167.2010.02522.x

Bernal B, Altman NR (2003) Evidence-based medicine: neuroimaging of seizures. Neuroimaging Clin N Am 13(2):211–224

Falconer MA, Serafetinides EA, Corsellis JA (1964) Etiology and pathogenesis of temporal lobe epilepsy. Arch Neurol 10: 233–248

King MA, Newton MR, Jackson GD, Fitt GJ, Mitchell LA, Silvapulle MJ, Berkovic SF (1998) Epileptology of the first-seizure presentation: a clinical, electroencephalographic, and magnetic resonance imaging study of 300 consecutive patients. Lancet 352(9133):1007–1011. doi:10.1016/S0140-6736(98)03543-0

McCrory PR, Bladin F, Berkovic SF (1997) Retrospective study of concussive convulsions in elite Australian rules and rugby league footballers: phenomenology, etiology, and outcome. BMJ 314(7075):171–174

第 3 章　局灶性发作的定位

王克万　张小斌 译　姚一 校

目录

摘要

不伴全面性发作或在演变为双侧惊厥发作(继发全面性发作)前,局灶性发作的症状学可以引导影像科医生定位致痫病灶。制订 MRI 扫描计划、解读 MRI 检查结果时,应综合这些信息。

影像科医生更关注的是局灶性(部分性)发作,局灶性发作分为不伴意识障碍的局灶性发作(旧术语:简单部分性发作)、伴有意识障碍的局灶性发作(认知障碍发作;旧术语:复杂部分性发作)和双侧惊厥性发作(旧术语:继发全面性发作)。在局灶性发作中,先兆(定义为发作终止后,所能回忆的部分性发作起始症状)和(或)临床症状(表 3-1)常常能反映产生癫痫发作的脑区(Urbach 2005)。

- 局灶性运动或局灶性运动发作伴逐步扩散(杰克逊发作)→中央前回。局灶性运动发作后,累及的肌群可能持续数小时无力(Todd 瘫痪)。

- 偏转发作,表现为姿势性强直或阵挛发作,伴头、眼偏转,有时整个身体转向一侧,偏转方向常常背离致痫病灶。有时患者呈击剑样姿势,一侧上肢伸直,眼睛目视此臂,对侧上肢屈曲、上举过头,发作很快终止→中央前回运动前区皮质=辅助运动区=Brodmann 6 区,伸直的上肢对侧。

- 过度运动绝大多数发生于睡眠期,表现为躯体沿长轴水平旋转、躯体摇摆、爬行、哭闹、惊恐面容,发作后即刻恢复正常,对发作过程能够回忆→额叶前内侧,如前扣带回(Leung et al. 2008)。

- 躯体感觉异常为发作最早症状→中央后回。

- 初级或简单视幻觉、错觉、视觉丧失等视觉症状→枕叶>前内侧颞叶或颞枕叶。复杂的幻觉(如动物、人、场景等)和管状视野→前内侧颞叶或颞枕叶,但不在枕叶(Bien et al. 2000)。

表 3-1　局灶性发作症状学

解 剖 部 位	症　状
颞叶	
内侧	先兆(上腹部不适,嗅觉异常,味觉异常,似曾相识,旧事如新)(80%)
	口咽自动症(34%)
	凝视(40%)
	动作停止(20%)
	头向同侧偏转(27%)
	对侧手臂肌张力障碍(38%)
	(同侧)擦鼻(在发作期或发作终止60秒内摩擦鼻部)(50%～85%)
外侧	先兆(上腹部不适,嗅觉异常,味觉异常,似曾相识,旧事如新)(50%)
	口咽自动症(45%)
	凝视(40%)
	动作停止(10%)
	头向同侧偏转(20%)
	对侧手臂肌张力障碍(20%)
额叶	
中央前回	简单部分性运动发作,伴或不伴强直-阵挛
	杰克逊发作
	部分性肌阵挛,主要是肢体远端
	强直性姿势性运动发作,伴阵挛
	单侧部分性阵挛发作
	癫痫部分性发作持续状态
	反射诱发的运动性发作
运动前区(辅助运动区)	双侧不对称强直性姿势,伴头眼偏转(击剑样姿势),语言停顿
内侧(扣带回,胼胝体下区)	发作性躯体沿长轴水平旋转(58%)
	面部焦虑和恐惧表情(40%)
	吼叫(31%)
额盖	语言停顿、发音困难和(或)发声(在语言优势半球);面部阵挛性抽搐、手臂和面部强直-阵挛性运动、流涎、吞咽动作
前额叶背侧	强迫性思维,眼球定向自动,假性强迫行为,眼球强直性偏转,后带动头部偏转(累及额眼区)
前额叶腹侧	
前额叶腹外侧部	发作性躯体沿水平轴旋转(6%),发作性躯体沿轴线旋转导致坐立(16%),躁动(23%)
眶额部	发作性躯体沿轴线旋转导致坐立(19%),躁动(6%)
顶叶	
中央后回	躯体感觉性发作
	单侧发作性感觉异常、感觉迟钝或疼痛
枕叶	简单视觉症状
岛叶	喉部不适,喉部、胸腹部紧缩感或呼吸困难伴随令人不快的异常感觉或局部运动症状
	发作快速扩散所致的各种内脏、运动和体感症状

改编自:Elger CE.(2000),Leung et al.(2008),and Foldvary-Schaefer and Unnwongse(2011)

- 听觉性发作→颞横回(Heschl's gyrus)。尽管每侧半球接受双侧听觉信息传入,但以对侧占优势,因此,听觉是在对侧皮质或双侧皮质形成(Foldvary-Schaefer and Unnwongse 2011)。
- 嗅觉或味觉性发作→内侧颞叶。
- 眩晕性发作(天旋地转的感觉)→岛叶或环外侧

裂颞顶叶皮质。

- 嗅觉症状(令人不愉快的气味,常伴随相关味觉)→杏仁核、嗅球、岛叶、眶额后部皮质(Foldvary-Schaefer and Unnwongse 2011)。

- 伴自主神经症状的发作:腹部不适、头部和胸部异常感觉(包括疼痛)、呼吸困难、呼吸频率或心律改变、面色苍白或潮红、出汗、瞳孔散大、呕吐、流涎、口渴、尿失禁和性冲动或性高潮。腹部不适或头部异常感觉常见于颞叶内侧型癫痫和岛叶癫痫。

- 痴笑发作(短暂的大笑或怪异表情,伴或不伴喜悦的感觉)→灰结节、内侧颞叶。

- 癫痫部分性发作持续状态(阵挛或肌阵挛性发作,持续数小时或数天,睡眠期也常持续发作)→中央前回。

颞叶发作和起源于中央前回、中央后回的发作较起源于其他脑叶的发作容易定位。额叶发作扩散快,发作后精神错乱少,发作频繁但短暂,且多在睡眠中发作。大多数顶叶发作的患者都无顶叶定位症状,扩散模式高度不确定,仅单侧发作性感觉异常、感觉迟钝和疼痛具有定位价值。

枕叶发作的患者在癫痫外科中心所占比例最少(低于10%)。枕叶发作通常迅速传播到前头部,甚至同一个患者可能有多种传播形式。几乎所有患者描述的主观症状都是视觉症状,如幻觉、错觉、黑矇和视物模糊。眼前出现闪光、色彩、间断黑环或黑点以及连续或间断的单一图形,通常(但也并非肯定)位于对侧视野,属于简单视幻觉,与枕叶和颞叶有关。相反,复杂的视幻觉如动物、人物和场景,发作并非起源于枕叶(Bien et al. 2000)。

需要提醒的是,由患者或目击者描述的发作症状可能并不全面或遗漏某些细节,甚至把有定侧价值的症状记忆错误,故最客观的方式为观看录像脑电监测记录到典型发作,采集发作症状来定位发作起始区。因此,在临床实践中,对于 MRI 初次阅片未发现病灶者,如果有新的临床信息,重新评估 MRI 是有价值的。如果后续检查了 PET、SPECT 或 MEG,且获得新的定位信息,同样如此。

参考文献

Bien CG, Benninger FO, Urbach H, Schramm J, Kurthen M, Elger CE (2000) Localizing value of epileptic visual auras. Brain 123(Pt 2): 244–253

Elger CE (2000) Semeiology of temporal lobe seizures: In: Oxbury JM, Polkey CE, DuchownyM (eds) Intractable focal epilepsy. pp 63–69

Foldvary-Schaefer N, Unnwongse K (2011) Localizing and lateralizing features of auras and seizures. Epilepsy Behav 20(2):160–166. doi:10.1016/j.yebeh.2010.08.034

Leung H, Schindler K, Clusmann H, Bien CG, Popel A, Schramm J, Kwan P, Wong LK, Elger CE (2008) Mesial frontal epilepsy and ictal body turning along the horizontal body axis. Arch Neurol 65(1):71–77. doi:10.1001/archneurol.2007.22

Urbach H (2005) Imaging of the epilepsies. Eur Radiol 15(3):494–500. doi:10.1007/s00330-004-2629-1

第4章 癫痫综合征

郭效东 张小斌 译 姚一 校

目录

摘要

本章节介绍国际抗癫痫联盟（ILAE）癫痫综合征的分类，并对特定的癫痫综合征的 MRI 可能是正常或异常给予提示。

ILAE 在 1981 年、1989 年将癫痫分为三种类型：

1. 特发性癫痫，有明确或可能的遗传性病因。
2. 症状性癫痫，有明确的结构性病因。
3. 隐源性癫痫，未发现明确病因。

2010 年，此分类方案被另外一种"三分法"的方案取代（Berg et al. 2010），将癫痫分为：①遗传性癫痫；②结构性和（或）代谢性癫痫；③癫痫病因不明。

上述两种分类法都只是框架性方案，允许后续修订。在很多癫痫综合征中，遗传因素和环境因素共同起作用。仔细推敲，这两种分类方案存在明显缺陷，例如，结节性硬化症就是遗传缺陷导致的结构性病灶（皮质结节和其他病损）。

某些癫痫，无论病因是否明确，临床表现富有特征，根据特定的癫痫发作起始年龄、特征性的脑电图、发作类型及其他一些特征，综合分析后可作出一个特定的诊断，即所谓的"电临床综合征"（Berg et al. 2010）。除了一部分有确切的发育和遗传病因的电临床综合征外，还有许多癫痫不能准确归类于电临床综合征，但基于特定的病灶或其他病因，这类癫痫也是一组特殊的临床症候群。对于有明确结构性或代谢性病因的癫痫综合征，可以根据病因来命名（表4-1）。某些年龄相关性电临床综合征有自限性，而另外一些导致中等程度脑损害或脑损害呈不可逆、进行性加重的电临床综合征，则称为脑病综合征，可通过癫痫发作起始年龄、发作期和发作间期脑电图与认知功能损害或者运动功能、感觉功能损害时效关系来确定（Berg et al. 2010）。

表 4-1 电临床综合征和其他癫痫

综合征和癫痫	概 述	MRI
电临床综合征		
新生儿期(胎龄小于 44 孕周)		
良性家族性新生儿癫痫	年龄:1 周至 6 个月 常染色体显性遗传性疾病:位于染色体 20q13 的 KCNQ2 基因缺陷,位于染色体 8q24 的 KCNQ3 基因缺陷 临床表现为在新生儿期或婴儿早期无诱因的部分性或全面性阵挛性发作,预后良好 EEG:脑电图正常或局灶性异常	MRI 正常
早发性肌阵挛性脑病	年龄:新生儿 生后 10 天内出现部分性或肌阵挛发作 EEG:爆发抑制	多种病因 MRI 表现因病因不同而异
大田原综合征	年龄:新生儿 生后 10 天出现的强直发作的脑病综合征 EEG:爆发抑制	多种病因 MRI 表现因病因不同而异
婴儿期		
婴儿游走性部分性发作	年龄:生后 6 月内发病 脑病综合征,癫痫发作表现为游走性、多种形式 EEG:多灶放电	早期 MRI 多正常,随后 MRI 可能出现脑萎缩现象,大约 15% 患者存在海马硬化(Caraballo et al. 2011)
婴儿痉挛症(West 综合征)	发病年龄:3~8 个月 脑病综合征,发作表现为突然近端肢体和躯干为主的屈曲、伸展或伸展-屈曲交替 一次发作仅几秒钟,成簇发作,每簇多达 50 余次,期间有意识障碍 EEG:高幅失律	61% 病例 MRI 有病损(Osborne et al. 2010)
良性家族性婴儿癫痫	发病年龄:3~9 个月 丛集性、局灶性发作,精神运动发育正常	MRI 正常(Striano et al. 2007)
婴儿严重肌阵挛癫痫(Dravet 综合征)	发病年龄:6 月龄左右 脑病综合征,反复发生的热性偏侧阵挛性发作、肌阵挛发作、大发作(译者注:原文是 grandmal)和不典型失神发作 预后不良,相当一部分患儿在儿童时期夭折 到成人则表现为智力低下、自闭症、夜间大发作 约 80% 患者神经元钠通道 α1 亚单位基因(SCN1A)突变,该基因位于染色体 2q24,编码中枢神经系统、周围神经系统和心肌电压门控性钠通道 EEG:起病初期可正常,随后呈多灶性异常放电(棘波、棘-慢复合波、多棘波、慢波)(Guerrini et al. 2011) 肌阵挛性癫痫在婴儿期会被认为是良性癫痫变异类型	起病早期 MRI 常无异常 但随后少数患者表现出一些异常改变,包括皮质萎缩、海马硬化(3%~71%)、灰白质交界不清,和其他细微的皮质发育不良(Siegler et al. 2005; Striano et al. 2007)

续表

综合征和癫痫	概　　述	MRI
非进行性脑病中的肌阵挛状态	发病年龄:1~5 岁 几种以肌阵挛为特征的家族性癫痫综合征,50% 患者染色体异常(如 Angelman 综合征,4p 综合征),20% 有癫痫家族史	20% 病例 MRI 异常
儿童期(1~12 岁)		
早发型良性儿童枕叶癫痫(panayitopoulos 综合征)	发病年龄:1~14 岁,平均 4.7 岁 夜间发作,持续时间较长 自主神经症状(呕吐、面色苍白、出汗),继之眼球强直性偏转和意识障碍,可进展为偏侧阵挛或全面性发作 预后良好,常无须治疗 EEG:发作间期在枕区出现尖波、尖慢复合波,闭眼敏感	MRI 正常(Specchio et al. 2010)
肌阵挛-失张力癫痫(以前称站立不能)(Doose 综合征)	年龄:2~4 岁 手臂肌阵挛样抽搐,继之不能保持直立姿势、跌倒、面部肌肉抽动,伴或不伴意识障碍 仅部分患儿发展为癫痫性脑病 EEG:不规则的棘波、多棘波、多棘慢复合波	MRI 正常,也可异常
良性儿童癫痫伴中央颞区棘波(Rolandic 癫痫)	年龄:1~14 岁,75% 在 7~10 岁 男:女为1.5:1 单侧面部感觉运动症状(30%),口咽喉部症状(53%),语言停顿(40%),唾液分泌过多(30%),约半数患儿可进展为偏侧惊厥或大发作 发作时间短,1~3 分钟,主要在睡眠中或觉醒前发作 中央颞区棘波,主要位于 C3 和 C4,常双侧,思睡期和慢波睡眠期(NREM)增多	MRI 正常 无须检查 MRI(Gaillard et al. 2009)
常染色体显性遗传夜间额叶癫痫	位于染色体 20q13 的基因 *CHRNA4*,位于染色体 8q 的基因 *CHRNA2*,位于染色体 1q21 的基因 *CHRNA2* 年龄:范围较大,多在儿童期或青少年发病,并延续到成年 每夜有 3 次或更多的发作,每次发作为几秒至 3 分钟 表现为夜间、短暂、丛集性过度运动发作或强直发作 EEG:发作期 EEG 大多正常或被运动伪迹所掩盖,痫样放电检出率<10%	MRI 正常
晚发型儿童枕叶癫痫(Gastaut 型)	年龄:3~16 岁,平均 8 岁 频发、短暂、日间发作 以视幻觉起始,简单部分性发作,发作后头痛,意识障碍罕见 2~5 年发作缓解 有较高的癫痫(21%~37%)和偏头痛(9%~16%)家族史 EEG:发作间期枕区为主的尖波、尖慢复合波,闭眼敏感	MRI 正常

综合征和癫痫	概 述	MRI
特发性光敏性枕叶癫痫	年龄:5～17岁 电视、电子游戏诱发发作,日间、短暂、视幻觉、头眼强直性偏转 EEG:宽频带的闪光刺激可诱发枕区光阵发性反应	MRI正常
肌阵挛失神癫痫	年龄:儿童期,高峰年龄为7岁 肌阵挛失神,主要是肩、臂和腿的节律性抽搐 EEG:3Hz棘慢复合波	MRI正常(Caraballo et al. 2011)
Lennox-Gastaut综合征	年龄:1～7岁,平均2岁 癫痫性脑病,多种形式的全面性发作、跌倒发作,药物难治,精神运动发育迟滞 EEG:弥漫性慢棘慢复合波	多种病因 MRI因病因不同而异
慢波睡眠中持续棘慢复合波的癫痫性脑病	年龄:4～5岁 神经心理和运动功能障碍,与癫痫病因相关,也可无关 EEG:慢波睡眠中持续性棘慢复合波发放	MRI正常
获得性癫痫性失语(Landau-Kleffner综合征)	年龄:3～8岁 2岁后进行性语言功能衰退 EEG:清醒期,颞区或颞枕区爆发性棘慢复合波放电;85%病例慢波睡眠期持续性棘慢复合波发放	MRI正常
儿童失神癫痫	年龄:4～14岁 皮肤苍白,凝视几秒,意识即刻恢复 对发作无记忆 手臂、眼、头部的节律性抖动 发作时间:几秒 每日可达100余次发作 EEG:3Hz棘慢复合波	MRI正常 无需检查MRI(Gaillard et al. 2009)
青少年(12～18岁)和成年(>18岁)		
青少年失神癫痫	年龄:5～20岁 失神发作、全面性强直-阵挛发作(80%)、肌阵挛发作(20%)	MRI正常 无须检查MRI(Gaillard et al. 2009)
青少年肌阵挛癫痫(Janz综合征)	年龄:14～17岁 易感位点定位于染色体6q12-p11-12的基因EJM1、染色体15q14的基因EJM2 肩部及上肢反复阵挛性抽搐,意识清楚,每次发作持续2～3秒 EEG:多棘慢复合波	MRI正常 无需检查MRI(Gaillard et al. 2009)
觉醒期全面性强直-阵挛发作的癫痫(觉醒期大发作癫痫)	年龄:6岁至成年 全面性强直-阵挛发作,多发生在觉醒后 EEG:全面性棘慢复合波	MRI正常 陷阱:继发性全面性强直-阵挛发作
进行性肌阵挛癫痫	一组常染色体隐性遗传或线粒体遗传疾病 肌阵挛发作、强直-阵挛发作、进行性神经功能障碍	多种病因 MRI表现因病因不同而异

续表

综合征和癫痫	概　　述	MRI
家族性颞叶内侧型癫痫	遗传异质性 起病年龄:青少年或成人 常见的特征性表现是发作性似曾相识感、梦境样感觉、恐惧、恶心,简单部分性或复杂部分性发作,继发全面性发作稀少	MRI 正常(Crompton et al. 2010)
家族性颞叶外侧型癫痫	特发性或常染色体显性遗传(定位于染色体 10q24,OMIM 600512 的 *LGI1* 基因)部分性癫痫,伴听觉症状 年龄:10~30 岁起病 反复发作的听觉先兆,常继发全面性发作 发作频率较低,药物治疗效果好	MRI 正常(Michelucci et al. 2009)
与年龄相关性小		
病灶多变的家族性局灶性癫痫	儿童至成人	MRI 正常(Callenbach et al. 2003)
反射性癫痫,如原发性阅读性癫痫	原发性阅读性癫痫:青少年起病,阅读时发生感觉运动或运动语言先兆,下颌抽动,如果患者继续阅读,发生全面性发作	MRI 正常
特征性癫痫症候群		
伴海马硬化的颞叶内侧型癫痫		
Rasmussen 脑炎		
下丘脑错构瘤伴痴笑发作		
偏侧惊厥-偏瘫癫痫综合征		
结构-代谢所致的癫痫		
皮质发育畸形(半侧巨脑畸形,灰质异位等。)		
神经皮肤综合征(结节性硬化症、Sturge-Weber 综合征等。)		
肿瘤		
感染		
外伤		

改编自:Berg et al(2010),经许可

除外已经明确的遗传性(特发性)电临床综合征之外,新出现发作或发作不能被药物完全控制的患者,建议检查 MRI(Berg et al. 2010)。

参考文献

Berg AT, Berkovic SF, Brodie MJ, Buchhalter J, Cross JH, van Emde Boas W, Engel J, French J, Glauser TA, Mathern GW, Moshe SL, Nordli D, Plouin P, Scheffer IE (2010) Revised terminology and concepts for organization of seizures and epilepsies: report of the ILAE commission on classification and terminology, 2005–2009. Epilepsia 51(4):676–685. doi:10.1111/j.1528-1167.2010.02522.x

Callenbach PM, van den Maagdenberg AM, Hottenga JJ, van den Boogerd EH, de Coo RF, Lindhout D, Frants RR, Sandkuijl LA, Brouwer OF (2003) Familial partial epilepsy with variable foci in a dutch family: clinical characteristics and confirmation of linkage to chromosome 22q. Epilepsia 44(10):1298–1305

Caraballo RH, Darra F, Fontana E, Garcia R, Monese E, Dalla Bernardina B (2011) Absence seizures in the first 3 years of life: an electroclinical study of 46 cases. Epilepsia 52(2):393–400. doi:10.1111/j.1528-1167.2010.02926.x

Crompton DE, Scheffer IE, Taylor I, Cook MJ, McKelvie PA, Vears DF, Lawrence KM, McMahon JM, Grinton BE, McIntosh AM, Berkovic SF (2010) Familial mesial temporal lobe epilepsy: a benign epilepsy syndrome showing complex inheritance. Brain 133(11):3221–3231. doi:10.1093/brain/awq251

Gaillard WD, Chiron C, Cross JH, Harvey AS, Kuzniecky R, Hertz-Pannier L, Vezina LG (2009) Guidelines for imaging infants and children with recent-onset epilepsy. Epilepsia 50(9):2147–2153. doi:10.1111/j.1528-1167.2009.02075.x

Guerrini R, Striano P, Catarino C, Sisodiya SM (2011) Neuroimaging and neuropathology of Dravet syndrome. Epilepsia 52(Suppl 2):30–34. doi:10.1111/j.1528-1167.2011.02998.x

Michelucci R, Pasini E, Nobile C (2009) Lateral temporal lobe epilepsies: clinical and genetic features. Epilepsia 50(Suppl 5):52–54. doi:10.1111/j.1528-1167.2009.02122.x

Osborne JP, Lux AL, Edwards SW, Hancock E, Johnson AL, Kennedy CR, Newton RW, Verity CM, O'Callaghan FJ (2010) The underlying etiology of infantile spasms (West syndrome): information from the United Kingdom Infantile Spasms Study (UKISS) on contemporary causes and their classification. Epilepsia 51(10):2168–2174. doi:10.1111/j.1528-1167.2010.02695.x

Siegler Z, Barsi P, Neuwirth M, Jerney J, Kassay M, Janszky J, Paraicz E, Hegyi M, Fogarasi A (2005) Hippocampal sclerosis in severe myoclonic epilepsy in infancy: a retrospective MRI study. Epilepsia 46(5):704–708. doi:10.1111/j.1528-1167.2005.41604.x

Specchio N, Trivisano M, Di Ciommo V, Cappelletti S, Masciarelli G, Volkov J, Fusco L, Vigevano F (2010) Panayiotopoulos syndrome: a clinical, EEG, and neuropsychological study of 93 consecutive patients. Epilepsia 51(10):2098–2107. doi:10.1111/j.1528-1167.2010.02639.x

Striano P, Mancardi MM, Biancheri R, Madia F, Gennaro E, Paravidino R, Beccaria F, Capovilla G, Dalla Bernardina B, Darra F, Elia M, Giordano L, Gobbi G, Granata T, Ragona F, Guerrini R, Marini C, Mei D, Longaretti F, Romeo A, Siri L, Specchio N, Vigevano F, Striano S, Tortora F, Rossi A, Minetti C, Dravet C, Gaggero R, Zara F (2007) Brain MRI findings in severe myoclonic epilepsy in infancy and genotype-phenotype correlations. Epilepsia 48(6):1092–1096. doi:10.1111/j.1528-1167.2007.01020.x

第5章 术语"致痫病灶"及其应用

徐伦山 张小斌 译 陈蕾 姚一 校

目录

摘要

本章节介绍术语"致痫病灶"和"典型的致痫病灶"的应用。

致痫病灶是指引起癫痫发作的影像学病灶（Rosenow and Luders 2001）。尽管影像科医师不一定清楚影像学病灶是否真正引起癫痫发作,但是一些影像学病灶的典型临床表现就是癫痫发作,故赋予其术语典型致痫病灶恰如其分。

为达到手术后无癫痫发作,部分病例（但并非所有）,不仅要切除致痫病灶本身,同时还需要切除病灶周围部分脑组织。理论上,致痫区,即癫痫

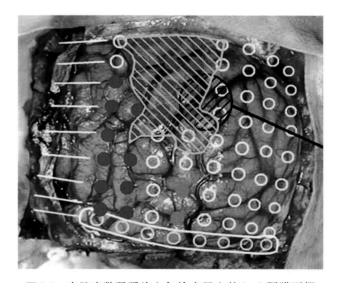

图 5-1 在脑表数码照片上勾绘出置入的 8×8 硬膜下栅状电极,继之在其上详细标记电刺激和发作期/发作间期脑电活动结果。蓝色电极触点代表功能区,此病例为运动区。黑色区域代表致痫病灶,即导致癫痫发作的影像学病灶。黄色区域代表发作起始区。发作起始区是产生临床发作的区域,致痫区为癫痫发作所必需的皮质区域,发作起始区常常与致痫区一致,但并非绝对

发作所必需的皮质,必须切除;但实际操作中,是把发作起始区,即癫痫发作时脑电活动起始的皮质区域,作为切除目标。致痫病灶和发作起始区通常至少有部分重叠,因此,致痫病灶是一个很好的定位指标(图5-1)。

其他常用的术语包括:激惹区,即发作间期放电的皮质区域;功能区,即负责语言、运动和视野等重要功能的皮质;症状产生区,即痫性电活动产生临床症状的皮质区域。如果痫性电活动扩散迅速,致痫病灶和症状产生区可以彼此相隔较远(图5-2)。另

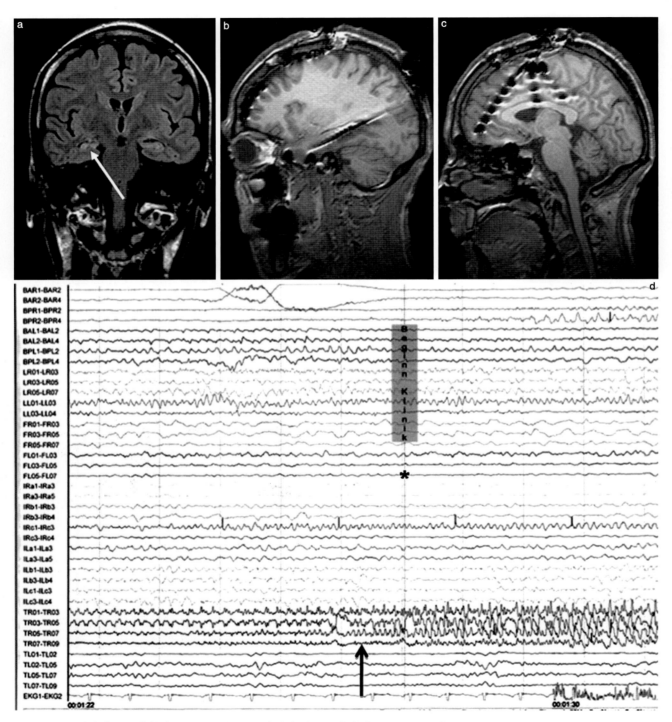

图 5-2　致痫病灶和症状产生区。40 岁女性,复杂部分性发作伴惊恐面容和躯体摇摆。症状提示额叶内侧起始,MRI提示右侧海马硬化(图 a 箭头处)。半球内侧面(图 c)和凸面置入条状电极、海马置入深部电极(图 b)并监测录像脑电图,显示发作起始于右侧海马(图 d 箭头处),临床症状约在 1s 后出现(图 d 星号处)

一个术语:功能缺损区,即在发作间期功能失常的皮质区域,可通过神经系统检查、神经心理学测试和功能影像或非痫性脑电图表现或异常的脑磁图来确定。

参考文献

Rosenow F, Luders H (2001) Presurgical evaluation of epilepsy. Brain 124(9):1683–1700

第6章　首次发作后该如何检查？

游宇　刘智良　译　陈蕾　张小斌　姚一　校

目录

摘要

本章介绍首次发作后 MRI 的检查方案,应严格根据发作类型、发病年龄来选择。

双侧惊厥性发作(旧术语:全面性强直阵挛发作),对目击者而言是一种恐惧损害性事件,通常被认为是首次癫痫发作,然而,约 17% 的患者之前有过强直-阵挛发作,28% 患者有别的发作形式,如失神发作、肌阵挛发作、先兆或其他症状。

在患者首次发作稳定后,通过可靠的现场目击者提供的病史,和检查是否存在如睁眼、(一侧)舌咬伤、遗尿、发绀、流涎和发作后嗜睡等癫痫发作后的体征,明确该临床事件是否为癫痫发作。

单次发作的鉴别诊断涉及面很广(见第 2 章"癫痫发作分类"表 2-3),包括短暂性脑缺血发作、晕厥、偏头痛、药物反应或中毒、精神障碍如心因性发作,以及罕见的运动障碍(Krumholz 1999;Beghi 2008)等。

下一步就是明确发作病因,鉴别是否为急性症状性发作、诱发性发作或非诱发性发作。急性症状性发作或特殊情况下的发作是某些病因(如脑膜炎、低血糖、低钠血症等)的急症表现,常常需要尽快诊断和治疗(Wiebe et al. 2008)。诱发性发作需要发作诱发因素,如睡眠剥夺等;而非诱发性发作则不需要一个直接的突发因素,且提示可能是潜在的癫痫综合征,病因可能是遗传、结构、代谢或其他不明原因(Herman 2004)。

非诱发性发作复发风险在最初 2 年约为 40%(Berg and Shinnar 1991),临床检查或脑电图(EEG)异常者,以及局灶性发作预示复发风险增加。首次发作后 EEG 显著异常者为 8% ～ 50%,平均 29%(Krumholz et al. 2007),MRI 检查存在明显异常者至少为 10%～15%（King et al. 1998；Wiebe et al. 2008；Pohlmann-Eden and Newton 2008）。此外，大约 25% 首次发作患者是 EEG 证实的遗传性癫痫，且这些患者 MRI 检查未发现病灶。不管怎样，需要注意的是，某些脑电图双侧异常放电者，可能是由邻近中线部位、枕叶的单个致痫病灶放电后快速扩散所致。对于这些罕见病例，局灶性（部分性）癫痫综合征可能会被误诊为全面性癫痫综合征（King et al. 1998）。

　　首次发作的患者如何、何时做影像学检查，除外检查设备有无，还取决于怀疑的致痫病因。

　　对于急性症状性发作的患者，必须尽快明确病因，并给予妥当治疗，而且这类患者 CT 平扫往往足

以排除意外疾病。但是也有一些临床疾病，如疑似静脉窦血栓形成，则需要行如 CT 血管造影、MRI，甚至导管造影（图 6-1，图 6-2）。对于儿童（除外 6 月龄以下婴幼儿）、可疑颅内脑感染或者无法用颅脑以外原因解释发热的成人患者，建议行脑脊液检验（Hirtz et al. 2000；Beghi 2008）。

　　对于非诱发性发作，根据病史、发病年龄，尤其是脑电图结果怀疑遗传性癫痫的患者，"常规" MRI 检查用于排除潜在病变。发作后 24 小时内检查脑电图更有意义（King et al. 1998），而睡眠剥夺脑电图对诊断阳性率意义不明确（King et al. 1998；Schreiner and Pohlmann-Eden 2003）。

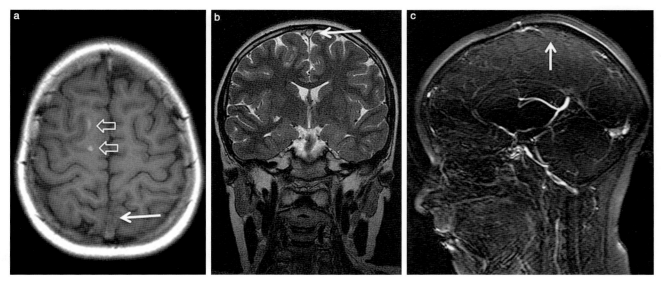

图 6-1　8 岁女童，发生 2 次局灶性运动发作，发作后左上肢瘫痪。MRI 显示上矢状窦血栓形成（**图 a-c** 箭头处），右侧额叶灰白质交界区两个小出血灶（**图 a** 空心箭头处）

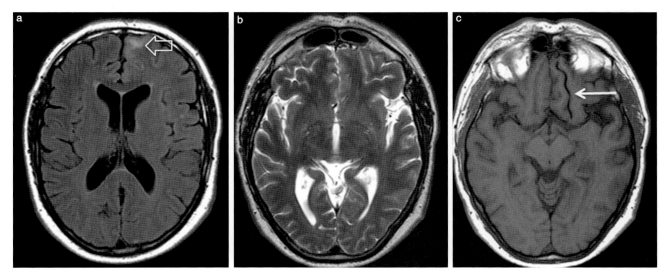

图 6-2　硬脑膜动静脉瘘。53 岁男性，发生 2 次强直-阵挛发作。MRI 显示左侧额叶局灶水肿（**图 a** 空心箭头处），左侧嗅沟内异常血管走行（**图 c** 箭头处）

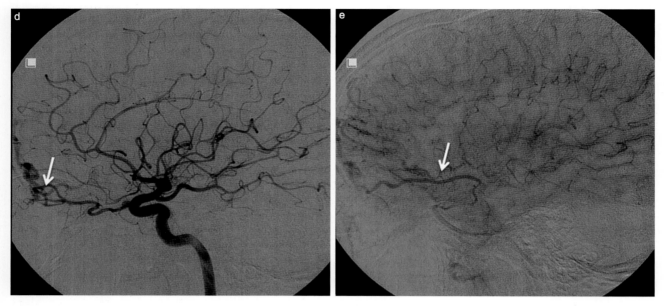

图 6-2（续） 左侧颈内动脉数字减影血管造影显示额底硬脑膜动静脉瘘，筛前动脉（**图 d** 箭头处）为供血动脉，前述异常血管为引流静脉（**图 e** 箭头处）

对于非诱发性发作、怀疑为局灶性发作的患者，应行癫痫序列磁共振检查。对于这些患者，首先行 CT 检查排除其他疾病，待病情平稳并能够配合长达 30 分钟检查时，再行高分辨率 MRI 检查。

参考文献

Beghi E (2008) Management of a first seizure. General conclusions and recommendations. Epilepsia 49(Suppl 1):58–61. doi:10.1111/j.1528-1167.2008.01452.x

Berg AT, Shinnar S (1991) The risk of seizure recurrence following a first unprovoked seizure: a quantitative review. Neurology 41(7): 965–972

Herman ST (2004) Single unprovoked seizures. Current treatment options in neurology 6(3):243–255

Hirtz D, Ashwal S, Berg A, Bettis D, Camfield C, Camfield P, Crumrine P, Elterman R, Schneider S, Shinnar S (2000) Practice parameter: evaluating a first nonfebrile seizure in children. Report of the Quality Standards Subcommittee of the American Academy of Neurology, the Child Neurology Society, and the American Epilepsy Society. Neurology 55(5):616–623

King MA, Newton MR, Jackson GD, Fitt GJ, Mitchell LA, Silvapulle MJ, Berkovic SF (1998) Epileptology of the first-seizure presentation: aclinical, electroencephalographic, and magnetic resonance imaging study of 300 consecutive patients. Lancet 352(9133):1007–1011. doi:10.1016/S0140-6736(98)03543-0

Krumholz A (1999) Nonepileptic seizures: diagnosis and management. Neurology 53(5 Suppl 2):S76–S83

Krumholz A, Wiebe S, Gronseth G, Shinnar S, Levisohn P, Ting T, Hopp J, Shafer P, Morris H, Seiden L, Barkley G, French J (2007) Practice parameter: evaluating an apparent unprovoked first seizure in adults (an evidence-based review). Report of the Quality Standards Subcommittee of the American Academy of Neurology and the American Epilepsy Society. Neurology 69(21):1996–2007. doi:10.1212/01.wnl.0000285084.93652.43

Pohlmann-Eden B, Newton M (2008) First seizure: EEG and neuroimaging following an epileptic seizure. Epilepsia 49(Suppl 1):19–25. doi:10.1111/j.1528-1167.2008.01445.x

Schreiner A, Pohlmann-Eden B (2003) Value of the early electro-encephalogram after a first unprovoked seizure. Clin Electroence-phalogr 34(3):140–144

Wiebe S, Tellez-Zenteno JF, Shapiro M (2008) An evidence-based approach to the first seizure. Epilepsia 49(Suppl 1):50–57. doi: 10.1111/j.1528-1167.2008.01451.x

第7章　如何行磁共振检查

张凯 译　陈蕾　颜志平　张小斌　姚一 校

目录

摘要

本章介绍有关 MRI 癫痫序列的检查方案,以及在扫描角度、空间分辨率和信噪比方面的相关知识。

1　概述

对于致痫病灶尚未明确的局灶性(部分性)癫痫的患者,应行磁共振(MR)检查,磁共振场强 $B0$ 至少在 1.5T 以上,理论及临床实践结果表明,3.0T 的磁共振机器更具优势。

2　理论基础

随着磁共振场强的增加,平行自旋(parallel spins)的质子数量也相应增加,因此 MR 信号与磁共振场强 $B0$ 成正例(信噪比与 $B0$ 成正比)。理论上,随着 MRI 场强由 1.5 Tesla 增至 3.0 Tesla,信号也应该增加至原来的 2 倍;实际上,这一信号只增加至原来的 1.7～1.8 倍。可利用这种信号增益来增加信噪比和空间分辨率,或减少扫描时间(Willinek and Kuhl 2006;Willinek and Schild 2008)。必须注意如扫描层厚减半或扫描矩阵翻倍,则 MR 信号随之衰减,衰减程度与 $B0$ 的平方成比例。

对于 3.0T MRI,理论上高射频脉冲(RF)能量沉积使其具有一定局限性,而射频脉冲能量沉积与 $B0$ 的平方成正比,其大小可通过测量特异性吸收率进行监测。特异性吸收率在 15 分钟内不能超过 4W/kg,而绝大多数移动电话的 RF 能量沉积在 0.5～0.75W/kg。高射频脉冲能量沉积可通过平行数据采集进行补偿,后者通过减少给定回波时间内的相位编码数(由衰减系数 R 决定)或通过缩短回波链长度从而产生一个更短和更有效的回波时间来降低射频脉冲能量沉积（Pruessmann et al, 1999；Bammer et al, 2001），由此可以降低图像的变形，提高图像的质量。此外，回波时间缩短有利于防止运动伪影造成的图像模糊。

MR 信号与衰减系数的平方根和激励数量的平方根成比例。如果衰减系数和激励数量增加，其纯信号和采集时间是不变的。然而，当采用平行数据采集的时候，图像可能变得不同，尽管图像的噪声大些，但对于兴趣区的特异性结构可能更容易辨认（见图 7-1）。

磁化系数 ω 被定义为某一物质被置于磁场中的时候被磁化的程度，磁化系数与磁场强度 B0 成正比，因此，对于 3.0T MRI 来说，各种磁化伪影也更多见，主要的磁化伪影有金属置入物，如颅内电极、动脉瘤夹周围的信号缺失，软组织与颅骨或空气之间的界面，尤其是颅底的图形失真。此外，平行采集影像技术可通过缩短回波链长来减少这种伪影，而 3.0T 磁共振上更强的磁敏感性也使微小的含铁血黄素或钙化性病灶更容易显示出来，而这些病灶在 1.5T 的磁共振机器上较易漏诊。

3   临床应用

对于 3.0T MRI，每一序列的扫描层厚应为 2～3mm，影像具有良好的对比度，每一序列扫描时间又不长。癫痫患者由于疾病原因，很难保持安静不动来完成持续时间超过 5 分钟的序列扫描。空间分辨率与信噪比呈负相关，如延长采集时间，出现运动伪影的可能性将增大，因此，必须平衡影像质量与采集时间之间的关系。对于某些儿童患者，如运动伪影严重影响了影像的质量，则需要在全身麻醉下进行磁共振扫描。

4   MR 的质控要求

4.1   扫描方向

冠状位扫描一般需要垂直于海马长轴，为此，先扫描一个矢状位序列，标准的 3DT1 加权梯度回波序列，使用显示海马长轴的旁中线层面做冠状位的扫描计划。为避免冠状位扫描偏移，还可以利用轴位像上一些对称性解剖结构，如半规管或内听道作为标志来调节冠状位扫描的角度（图 7-1）。

轴位扫描的角度为平行前后联合连线或平行海马长轴（"颞角度"）。选择前后联合连线时，在正中矢状面上做计划，而选择颞角度时，在经过海马的矢状位层面上做计划。也可在正中矢状位上按照颞角度做计划，平行前颅窝底背侧面与胼胝体压部连线扫描，此扫描层面与前后联合连线的扫描层面间的夹角为 25°（图 7-1）。

大多数药物难治性局灶性癫痫和约 1/3 的首次癫痫发作患者为颞叶癫痫，海马硬化是最常见的手术切除病灶（King et al, 1998）。采用与海马长轴垂直的冠状位扫描显示海马最佳，沿海马长轴的轴位扫描可在一个层面上显示海马完整结构，而常规的沿前后联合连线的轴位扫描则要在 5mm 层厚的相邻三层图像上方可显示海马头、体和尾部。

在磁共振应用的早期，由于大多数病灶性癫痫患者都有颞叶的病灶，因此，通常推荐患者采用平行或垂直于海马长轴（颞角度）的扫描方式进行各序列的扫描（ILAE 1997—1998 年的推荐）。近年来，细小皮质发育不良的比例逐年上升。对于额叶和顶叶背侧的皮质发育不良，如采用平行颞角度进行轴位扫描容易漏掉病灶，因此，我们推荐增加采用沿前后联合连线定位，采用轴位液体反转恢复序列（FLAIR）扫描。

4.2   空间分辨率

致痫病灶通常较小，且终生固定不变。必须记住，只有当病灶达到单位体素大小的 2 倍时，病灶与周围组织之间的信号对比才会变得明显，才会被发现。如果病灶很小，部分容积效应可能会妨碍病灶的检出。

我们采用 3D T1 加权梯度回波序列进行扫描，扫描层厚 1mm，体素大小 1mm^3，扫描时间合理。FLAIR 序列扫描的层厚为 2mm 或 3mm，如层厚更薄，可能会降低信噪比，从而使较小的病灶无法显示出来。如果不能对全脑做 3mm 层厚的 FLAIR 序列扫描，也应该选择性地对临床怀疑的区域做上述扫描（Urbach et al, 2004）。

近来，我们的 MRI 扫描方案增加了 3D FLAIR 快速自旋回波序列，此序列采用各向同性的 1mm^3 的体素，可以高分辨率地显示全脑的结构，同时对于多平面重建和基于体素的分析技术均具有重要价值（Kassubek et al, 2002；Wilke et al, 2003；Wagner et al, 2011）（图 7-2）。

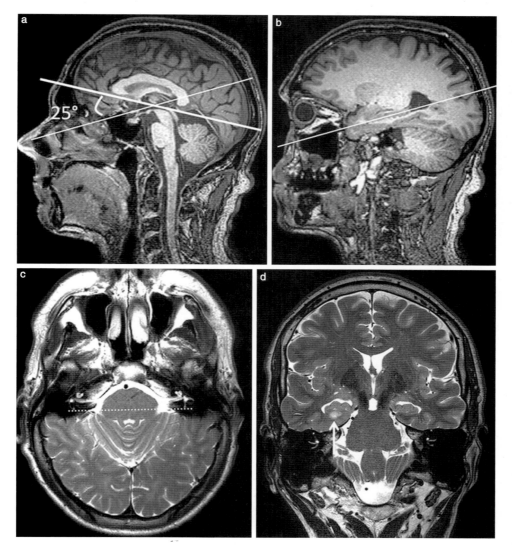

图 7-1　3D T1 加权梯度回波的正中矢状位图像,可在此层面设定平行于 AC-PC 连线的轴位扫描(**图 a**)。在显示海马的旁正中矢状位图像设定平行于海马长轴的轴位扫描(**图 b**)。用轴位 T2 加权序列显示内耳结构,可避免冠状位扫描定位线的偏移(**图 c**)。此例中虚线连接两侧后半规管,显示冠状位偏移,高分辨率的冠状位图像便于颅脑两侧对称结构的对比观察。2mm 层厚扫描海马头(**图 d**)的冠状位图像显示双侧半规管位于同一层面。在海马头(箭头处)下方的海马旁回白质内可见小的高信号病灶,组织病理学证实为 WHO 1 级的神经节神经胶质瘤

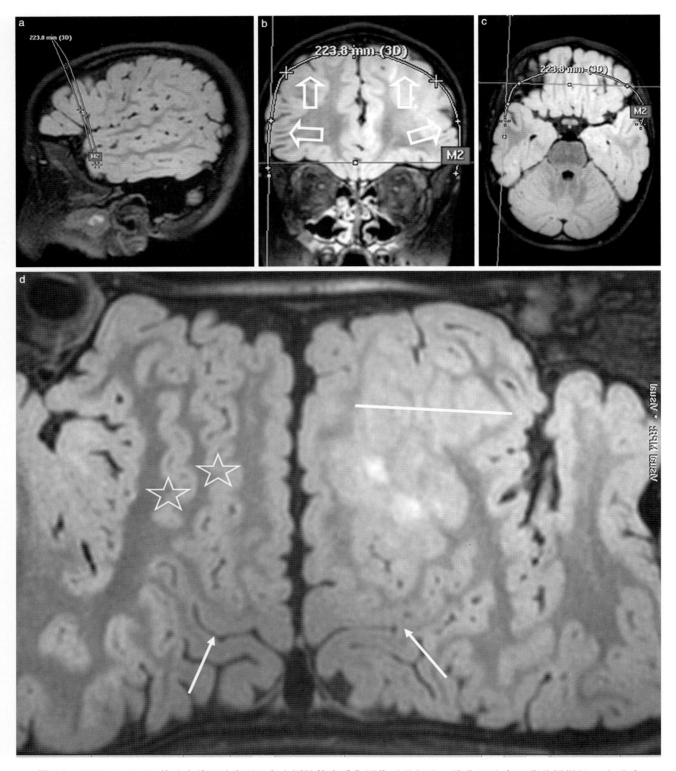

图 7-2　运用 3D FLAIR 快速自旋回波序列以各向同性体素采集图像后进行脑二维曲面重建("薄煎饼样")。在重建的冠状位图像上沿脑表面建立一个路径(**图 b** 空心箭头处)。然后按此路径将脑表面展开,可以更加容易地显示额叶各结构的解剖位置。星号标记处为正常侧右侧额上沟和额下沟(**图 d**)。箭头处为中央沟手节,线条显示病灶 FCD Ⅱ b 型前后方向分布情况(**图 d**),病灶累及中央前沟,但中央前回并未受累

4.3　对比度

由于在灰质与脑脊液之间具有很好的对比度，至今 FLAIR 序列诊断检出率最高。在 FLAIR 序列上不同灰质结构的信号也不相同：杏仁核、海马、扣带回、胼胝体下区及岛叶的信号强度比凸面皮质更高（Hirai et al，2000）。致痫病灶通常为灰质病灶，而且即便较大的病灶在 T2 加权序列上也会被忽略。由于某些细微灰质病灶累及皮质下结构，在冠状位或矢状位层面上更容易显示出来，反之亦然，因此，FLAIR 序列应分别进行轴位、冠状位和矢状位扫描。不过，前述的矢状位各向同性 1mm³ 体素的 3D FLAIR 序列可能在不久后就将取代目前标准的 2D 序列，尽管其重建的 2mm 层厚的轴位或 3mm 层厚的冠状位图像在信噪比上较相应的 2D 略低。

高分辨率的 T2 加权快速自旋回波序列具有高空间分辨率和高信噪比，尤其适合评估白质病灶。然而，由于脑脊液也是高信号的，因此，高信号的皮质病灶容易遗漏。

4.4　造影剂的使用

对于癫痫患者，MRI 检查的首要目的是检出致痫病灶。通过仔细的 MRI 影像分析，通常可以发现致痫病灶，而无须静脉注射造影剂进行增强扫描。使用造影剂的目的仅仅是为了明确病灶的性质，而非发现病灶（Elster 和 Mirza，1991）。对于海马硬化以外的其他致痫病灶，有时采用增强的 T1 加权自旋回波序列，目的是明确病灶的性质。

5　MRI 影像分析

MRI 影像分析需要先明确下列问题：①灰质、白质和脑脊液之间的对比度是否充分（图 7-3）？②空间分辨率和扫描方向是否适于检出与发作症状学吻合的细小致痫病灶（图 7-4）？③为了采用双侧对比发现细小的致痫病灶，显示的解剖结构是否双侧对称，有无伪影（图 7-1）？

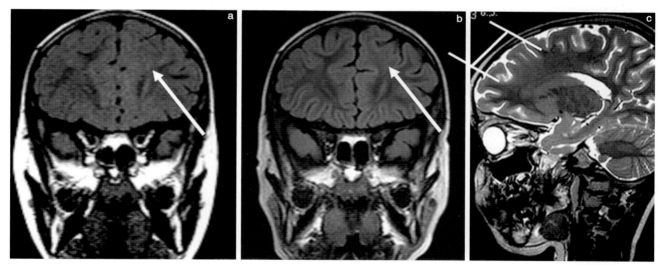

图 7-3　由于信噪比偏低，相对于 3.0T MRI（图 b 箭头处，图 c 前、后线条处），在 1.5T MRI 上，左侧额叶灰白质交界的轻度不清没有显示（图 a 箭头处）

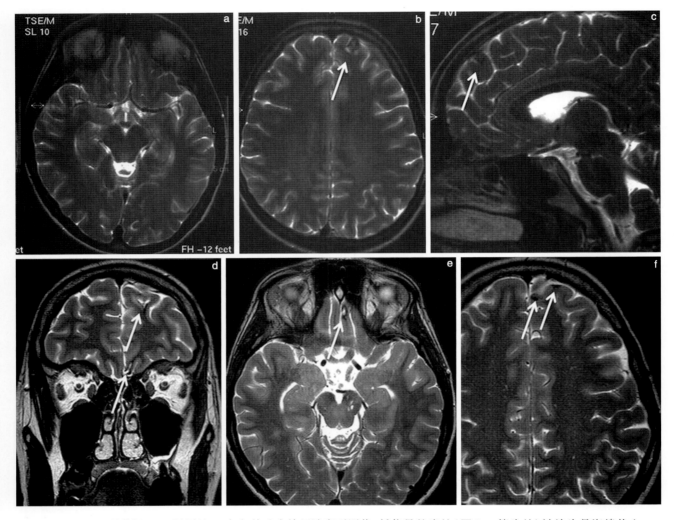

图 7-4　1.5T 磁共振 5mm 层厚的 T2 加权快速自旋回波序列图像,低信号的病灶(**图 b,c** 箭头处)被认为是海绵状血管瘤,而高分辨率的 3.0T 磁共振 T2 加权快速自旋回波序列图像则显示至少有 3 个含铁血黄素沉积的病灶(**图 d,e** 箭头处),提示为陈旧性皮质挫伤

6　MRI 扫描方案

表 7-1 和表 7-2 列举了癫痫患者 MRI 检查方案。

影像学有发现或临床上有线索,在此基础上应加做其他序列扫描。如果致痫病灶非海马硬化,可加做自旋回波序列的平扫和增强扫描,其目的是为了病灶定性,非检出(Urbach et al,2002);局灶性皮质发育不良仅极个别病例出现强化(Urbach et al,2002)。如果发现局部皮质和(或)皮质下病灶伴有强化,更可能是癫痫相关性肿瘤。

近年来,我们还在扫描方案中增加了磁敏感加权序列(SWI),如果不能做此序列,也可采用 T2 加权梯度回波序列(FFE),这一序列对于检出小的含铁血黄素沉积灶或钙化灶非常敏感(Saini et al,2009)。

矢状位 3D 梯度回波序列可产生具有各向同性的 1mm³ 的体素,基于此可在轴位和冠状位上对影像进行重建。沿脑表面的路径在前后方向上通过平行位移,可以重建出冠状位的二维曲面图像("薄煎饼样")。如果此表面梯度方向的路径发生变化,则全脑将发生重建,任何深部的结构会变得可视。在这些二维脑表面重建的影像中,双侧大脑半球呈镜像显示,从半球间裂至外侧裂,中央沟和邻近的脑回都可以连续观察(Hattingen et al,2004)。脑表面重建影像更容易进行解剖定位,并且有助于确定致痫病灶的边界(图 7-2)。

少于 1% 的癫痫患者在弥散加权影像上胼胝体压部可见可逆性的异常信号影,在术前评估过程中,为了诱发癫痫发作而快速减停抗癫痫药可能是导致这一结果的风险因素。如果在 T2 加权或 FLAIR 加

表 7-1　MRI 基本扫描序列

Sequence	3D T1-weighted FFE	FLAIR TSE	T2-weighted TSE	FLAIR TSE	T2-weighted TSE	FLAIR TSE	SWI
Orientation	Sagittal	Sagittal	Axial	Coronal	Coronal	Axial	Axial
FOV	256	240	230	230	240	256	220
RFOV	0. 95	0. 9	0. 8	0. 8	0. 9	1	0. 8
Matrix	256	256	512	256	512	256	256
Scan(%)	100	72. 6	80	70. 6	80	100	100
TI(ms)	833	2850		2850		2850	
TR(ms)	8. 2	12 000	3272	12 000	5765	12 000	16
TE(ms)	3. 7	120	80	140	120	140	23
FA(°)	8	140	90	90	90	90	10
Turbo factor	193	36	15	36	25	32	
SENSE factor	1. 3(AP), 1. 7(RL)	No	No	No	3(RL)	No	1. 5(RL)
Slice thickness	1	3. 5	5	3	2	2	1
Interslice gap	0	0	1	0	0	0	0
No. of slices	140	40	24	40	40	60	200
No. of excitations	1	1	1	1	6	1	1
Acquisition voxel size (mm³)	1×1×1	0. 98×1. 26×3. 5	0. 57×0. 72×5	0. 9×1. 27×3	0. 47×0. 64×2	1×1×2	1×1×1
Recorded voxel size (mm³)	1×1×1	0. 49×0. 49×3. 5	0. 45×0. 45×5	0. 45×0. 45×3	0. 23×0. 23×2	1×1×2	0. 43×0. 43× 0. 5
Acquisition time	3min 11s	4min 48s	1min 58s	4min	4min 53s	5min 24s	3min 17s

FFE fast field echo, *FLAIR* fluid-attenuated inversion recovery, *TSE* turbo spin echo, *FOV* field of view, *RFOV* rectangular field of view, *TI* inversion time, *TR* repetition time, *TE* echo time, *FA* flip angle, *SENSE* sensitivity encoding, *AP* anterior to posterior, *RL* right to left

表 7-2　附加或备选的 MRI 扫描序列

Sequence	T1-weighted TSE	T2-weighted FFE	DWI	DTI	3D FLAIR
Orientation	Coronal	Axial	Axial	Axial	Sagittal
FOV	230	230	256	256	250
RFOV	0. 8	0. 8	1	1	100
Matrix	256	256	128	128	228
Scan(%)	79. 9	79. 9	97. 8	98. 4	100
TI(ms)					1600
TR(ms)	550	601	3151	11 374	4800
TE(ms)	13	18	69	63	309
FA(°)	90	18	90	90	90
SENSE factor	No	No	3(AP)	2. 2(AP)	2. 5(AP),2(RL)
Slice thickness	5	5	5	2	1. 1
Interslice gap	1	1	1	0	0
No. of slices	24	24	24	60	327
No. of excitations	1	1	2	1	2
Acquisition voxel size(mm³)	0. 9×1. 12×5	0. 9×1. 12×5	2×2. 4×5	2×2. 03×2	1. 1×1. 1×1. 1
Recorded voxel size(mm³)	0. 45×0. 45×5	0. 45×0. 45×5	1×1×5	2×2×2	0. 43×0. 43×0. 55
Acquisition time	4min 33s	1min 41s	1min 9s	6min 26s	4min 43s

DWI diffusion-weighted imaging, *DTI* diffusion tensor imaging, *SWI* susceptibility-weighted imaging

权,胼胝体压部发现一个略高信号而无占位效应的病灶,弥散加权显示弥散度下降,则更加提示系此判断(Nelle et al,2006)(见图26-7)。

参考文献

Bammer R, Keeling SL, Augustin M, Pruessmann KP, Wolf R, Stollberger R, Hartung HP, Fazekas F (2001) Improved diffusion-weighted single-shot echo-planar imaging (EPI) in stroke using sensitivity encoding (sense). Magn Reson Med 46(3):548–554

Elster AD, Mirza W (1991) MR imaging in chronic partial epilepsy: role of contrast enhancement. Am J Neuroradiol 12(1):165–170

Hattingen E, Hattingen J, Clusmann H, Meyer B, Koenig R, Urbach H (2004) Planar brain surface reformations for localization of cortical brain lesions. Zentralbl Neurochir 65(2):75–80. doi:10.1055/s-2004-816271

Hirai T, Korogi Y, Yoshizumi K, Shigematsu Y, Sugahara T, Takahashi M (2000) Limbic lobe of the human brain: evaluation with turbo fluid-attenuated inversion-recovery MR imaging. Radiology 215(2):470–475

Kassubek J, Huppertz HJ, Spreer J, Schulze-Bonhage A (2002) Detection and localization of focal cortical dysplasia by voxel-based 3-D MRI analysis. Epilepsia 43(6):596–602

King MA, Newton MR, Jackson GD, Fitt GJ, Mitchell LA, Silvapulle MJ, Berkovic SF (1998) Epileptology of the first-seizure presentation: a clinical, electroencephalographic, and magnetic resonance imaging study of 300 consecutive patients. Lancet 352(9133):1007–1011. doi:10.1016/S0140-6736(98)03543-0

Nelles M, Bien CG, Kurthen M, von Falkenhausen M, Urbach H (2006) Transient splenium lesions in presurgical epilepsy patients: incidence and pathogenesis. Neuroradiology 48(7):443–448. doi:10.1007/s00234-006-0080-5

Pruessmann KP, Weiger M, Scheidegger MB, Boesiger P (1999) Sense: sensitivity encoding for fast MRI. Magn Reson Med 42(5):952–962

Saini J, Kesavadas C, Thomas B, Kapilamoorthy TR, Gupta AK, Radhakrishnan A, Radhakrishnan K (2009) Susceptibility weighted imaging in the diagnostic evaluation of patients with intractable epilepsy. Epilepsia 50(6):1462–1473

Urbach H, Hattingen J, von Oertzen J, Luyken C, Clusmann H, Kral T, Kurthen M, Schramm J, Blumcke I, Schild HH (2004) MR imaging in the presurgical workup of patients with drug-resistant epilepsy. Am J Neuroradiol 25(6):919–926

Urbach H, Scheffler B, Heinrichsmeier T, von Oertzen J, Kral T, Wellmer J, Schramm J, Wiestler OD, Blumcke I (2002) Focal cortical dysplasia of Taylor's balloon cell type: a clinicopathological entity with characteristic neuroimaging and histopathological features, and favorable postsurgical outcome. Epilepsia 43(1):33–40

Wagner J, Weber B, Urbach H, Elger CE, Huppertz HJ (2011) Morphometric mri analysis improves detection of focal cortical dysplasia type II. Brain 134(Pt 10):2844–2854. doi:10.1093/brain/awr204

Wilke M, Kassubek J, Ziyeh S, Schulze-Bonhage A, Huppertz HJ (2003) Automated detection of gray matter malformations using optimized voxel-based morphometry: a systematic approach. Neuroimage 20(1):330–343

Willinek WA, Kuhl CK (2006) 3.0 T neuroimaging: technical considerations and clinical applications. Neuroimaging Clin N Am 16 (2):217–228. doi:10.1016/j.nic.2006.02.007

Willinek WA, Schild HH (2008) Clinical advantages of 3.0 T MRI over 1.5 T. Eur J Radiol 65(1):2–14. doi:10.1016/j.ejrad.2007.11.006

第8章 儿童磁共振成像

朱丹 郭强 杨骐 译 梁树立 颜志平 姚一 张建国 校

目录

摘要

癫痫患儿的 MRI 与成人不同,其原因主要有二:①大多数患儿在行 MRI 检查时无法静卧,为了获取高分辨率的 MR 图像,全身麻醉是首选镇静方法;②儿童 2~3 岁前大脑进行中的髓鞘化使得 MR 判读困难。在儿童 6 月龄之前,高分辨率 T2-加权成像最具诊断价值。而到了信号反转期(6~18 月龄),致痫病灶则可能难以被发现。如果这一年龄段的 MRI 是"阴性",则应在 2 岁或 3 岁后复查 MRI。

1 临床表现

临床特点决定患儿是否及如何进行 MRI 检查。

1.1 儿童首次癫痫发作

当一个儿童首次出现癫痫发作时,需要注意的是,人类在 1 岁内以及 65 岁后出现首次癫痫发作的风险最高(Olafsson et al. 2005)。儿童最常见的发作类型是热性惊厥。来自急诊科的研究结果表明,"首次"癫痫发作的儿童,约 1/3 是癫痫综合征(Gaillard et al. 2009)。首次癫痫发作的儿童中,约 1/4 是遗传性(以前称特发性)全面性癫痫,另有 1/5 为遗传性部分性癫痫,主要是良性 Rolandic 癫痫和良性枕叶癫痫(King et al. 1998)。

对首次癫痫发作的患儿进行影像学检查是为了发现需要紧急干预的病变(如脑积水、肿瘤、卒中、脑出血、静脉窦血栓、代谢性疾病,等等)(见"首次发作后该做什么"章节图 6-1,图 6-2)。然而,如果患儿的病史及 EEG 检查指向遗传性癫痫综合征且神经系统检查未见明显异常,通常 MRI 也无阳性发现。影像学无显著异常的遗传性癫痫综合征包括良性 Rolandic 癫痫、儿童失神癫痫、青少年失神癫痫以及青少年肌阵挛癫痫（见"癫痫综合征"章节表 4-1）（Gaillard et al. 2009）。

热性惊厥的定义为出现在 6 月龄至 5 岁龄的发热患儿的惊厥发作，排除颅内感染或代谢性疾病，且排除无热惊厥病史。5 岁前发病率为 2% ~ 5%，发病高峰在 18 ~ 24 月龄（90% 为 3 岁以前，50% 发生于 2 岁时）。热性惊厥可分为两个亚型：单纯型（80% ~ 90%）和复杂型（10% ~ 20%）。单纯型热性惊厥发作持续时间 <15 分钟，常为全面性发作（无局灶性成分），24 小时内仅一次发作。而复杂型热性惊厥持续时间较长（>15 分钟），为局灶性发作，或 24 小时内多次发作。单纯型热性惊厥通常不出现日后癫痫发作或认知功能损害，而复杂型热性惊厥则可能会演变为颞叶癫痫和海马硬化。然而，究竟是复杂型热性惊厥导致颞叶癫痫，还是因产前、围产期损害或遗传易感因素导致海马损害、继而引起复杂型热性惊厥，目前仍有争议。目前的观点是复杂型热性惊厥与颞叶癫痫关系密切，是多种遗传因素和环境因素相互作用的结果。单纯型热性惊厥无需检查 MRI，而复杂型热性惊厥则需要（King et al. 1998；Bernal and Altman 2003）。在颞叶癫痫中，伴有海马硬化的患者 30% 在其幼年期发生过复杂型热性惊厥，而在不伴有海马硬化的患者中，这一比例为 6%（Falconer et al. 1964）。

1.2　儿童癫痫综合征

对癫痫性脑病患儿（见"癫痫综合征"章节表 4-1）行 MRI 检查是为了发现潜在的结构性病变。例如，在婴儿痉挛症（West 综合征）患儿中，结节性硬化为常见病变。然而，大约 40% 的婴儿痉挛症患儿并无颅内可见病变（Osborne et al. 2010）。仅有少数患儿病灶为局限性病变，此类患儿如果能够获得手术切除，他们的预后将得到极大改善（图 8-1）。

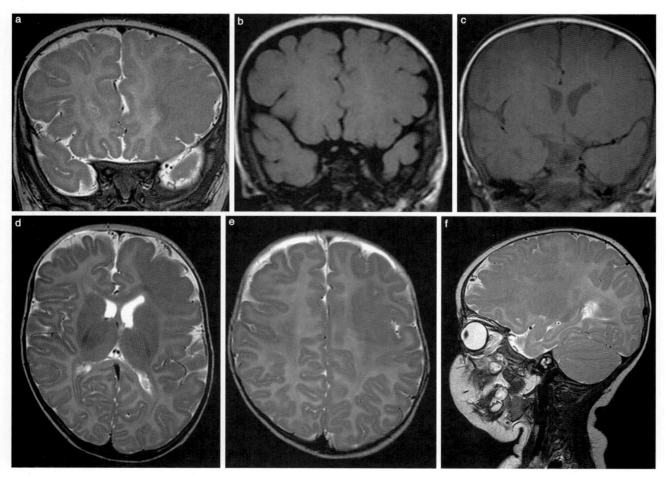

图 8-1　3 月龄女性患儿，患有婴儿痉挛症（West 综合征），左额叶巨大局灶性皮质发育不良 Ⅱb 型。病变在 T2 加权像上最为明显（**图 a，图 d-f**），在 FLAIR 序列上则容易被漏诊（**图 b**），而在 T1 加权像上则无法看到病变（**图 c**）。注意，无髓鞘化的白质在 T2 加权像上呈高信号。与 1.5T 场强对比，3T 场强下由于 T1 弛豫时间缩短约 30%，且灰质和白质的弛豫时间相近，灰白质在 T1 加权图像中对比较差。随白质发育成熟，在 T1 加权像上出现信号逐渐增高，该过程由后头部深部白质开始，逐渐延伸到额叶和颞叶皮质下白质（Barkovich. Pediatric Neuroimaging. Lippincott Williams and Wilkins，Philadelphia 2000）

在患儿癫痫发作类型、起病年龄及脑电图表现提示为遗传性癫痫综合征时（见上文），通常 MRI 无阳性发现。由于有些非遗传性癫痫的临床表现与上述遗传性癫痫综合征表现相似，因此，当患儿出现任何不典型临床表现如神经或智能发育异常、难以控制的癫痫发作或反常的疾病进程时，推荐对患儿行 MRI 检查。目前还没有足够的证据支持对一些不太常见的"良性"或全面性癫痫综合征无须 MRI 检查，这些癫痫类型很难和症状性癫痫相鉴别[如其他特发性局灶性癫痫（儿童癫痫伴有枕叶爆发）、原发性阅读性癫痫、特发性全面性癫痫（良性新生儿惊厥、良性婴儿肌阵挛癫痫或特定刺激因素诱发发作的癫痫）]（Caraballo et al. 1997a,b）。

对于局灶性的、可能的药物难治性癫痫综合征患儿来说，努力获得高质量的 MRI 影像是很重要的。若患儿难以配合检查，或不能坚持超过 5 分钟的序列扫描时间，则需要全身麻醉，给镇静药和气管插管。之所以如此，是因为局灶性皮质发育不良可能细微、不易发现，但又是儿童药物难治性癫痫最常见的病因，且 3 岁以下外科治疗的患儿中，近 80% 病例的病因是局灶皮质发育不良（Cepeda et al. 2006）。

2 检查前准备

低龄儿童以及学习障碍患儿通常无法静卧行影像检查时。如果不能全身麻醉，可以用口服水合氯醛镇静（50～100mg/kg，最大剂量 2g）替代（Cox et al. 2011；Schulte-Uentrop and Goepfert 2010）。因为药物味道不好，患儿拒绝服用而吐出，或者呕吐，所以要达到水合氯醛的有效镇静剂量较困难。如果患儿需要注射对比剂时，应在服用水合氯醛之前埋置留置针，否则可能会弄醒患儿，而导致无法完成增强 MRI 成像检查。大约 20% 的患儿在检查期间需要吸氧，以维持氧饱和度在 92% 以上。打鼾可导致晃动伪迹，引起头部震动从而影响检查结果，故头和颈部在扫描床上需要摆放特定体位。

3 影像

儿童 3 岁以前因大脑白质髓鞘化尚未完成，其大脑 MRI 影像与成年人有很大区别。而 3 岁以后的 MRI 图像信号特点基本与成年人相似，仅头颅容积较小。8 岁后，头部大小随年龄的增长不再明显增加。

髓鞘是一种富含脂质而蛋白和水分较少的膜性结构，含水量仅 40%，而白质非髓鞘部分含水量高达 80%（van der Knaap and Valk 1990, 2005, p 1-19）。中枢神经髓鞘化过程始于 5 月胎龄，由尾端向头端、背侧向腹侧、中心向外周逐渐形成。功能系统（中央前回、中央后回、枕叶皮质）的髓鞘化早于联络纤维（顶叶后部、额叶及颞叶）。周围白质的髓鞘最后形成。后头部髓鞘化开始于出生后 9～12 月龄，额叶是 11～14 月龄，颞叶继之。大多数海马硬化的患儿同时伴有颞叶白质信号增高，这可能是髓鞘化障碍，并非皮质发育不良（Schijns et al. 2011）。

在髓鞘形成过程中，MRI 影像改变可表现为 T1、T2 弛豫时间缩短、水分子弥散减低、弥散各向异性增加以及磁化转移率升高。与灰质相比，白质在髓鞘形成过程中，T1 加权序列信号逐渐增高，T2 加权序列信号则逐渐减低（Barkovich 2000；Barkovich et al. 1988）。在信号反转期（6～18 月龄），微小的致痫病灶难以发现。2～3 岁之后，灰白质信号差异将再次出现，所以在出生后不久或 2～3 岁以后 MRI 显示局灶性皮质发育不良等局限性病变则较为容易（Eltze et al. 2005）。如果在 9～18 月龄行 MRI 检查未发现阳性征象，通常需要在 2 岁后再复查 MRI（Vezina 2011）。

白质髓鞘化不成熟表现为 T2 加权序列高信号，增加扫描重复时间（至少 4000～5000ms）可显著提高对比度。此外，对于婴儿，增加回波时间利于获得最小的可用对比度，由于 T2 加权快速自旋回波序列本身具有较高的信噪比，因此，这些参数调整对整体图像质量并无不良影响。

婴儿大脑富含水分，而磷脂含量极少，故其 T1 加权自旋回波成像噪声较大。在高场强、长 T1 弛豫时间、缩短灰白质 T1 弛豫时间以及固有的磁化转移效应的作用下，图像对比度将进一步降低。至儿童 3 岁时，自旋回波 T1 加权对比已接近成人。3D T1 加权梯度回波成像较 T1 加权自旋回波成像具有更好的空间分辨率、信噪比和 T1 图像对比度。但是，病变的对比增强则不同，其在自旋回波成像中却更加明显。

FLAIR 序列因其固有的 T1 图像对比和反转恢复技术的低信噪比，在儿童 3 岁前应用价值有限（图 8-2）。此外，低龄儿童心率较快，流动伪影较成年人更为明显。

对于 3 岁后儿童，磁化转移成像序列（MT）是一种非常有价值的 MRI 检查技术。磁化转移效应是

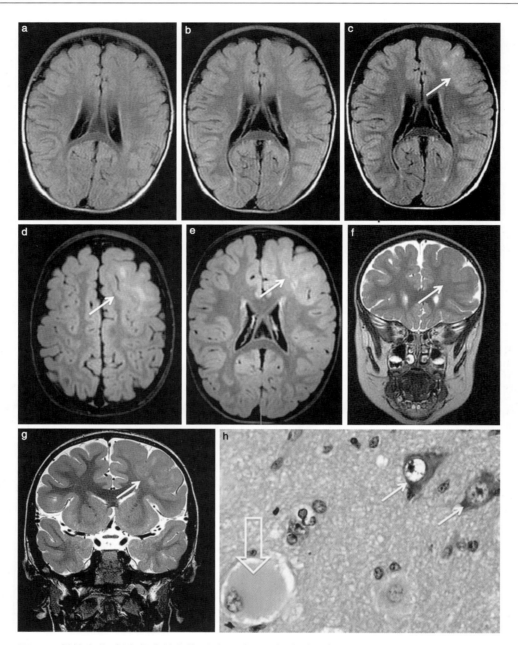

图8-2　男性患儿,复杂部分性发作,左额巨大局灶性皮质发育不良Ⅱb型。FLAIR像轴位2岁(图a)、2.5岁(图b)、3.5岁(图c)、4岁时扫描(图d-f,e为3D FLAIR矢状位重建图像,层厚1mm,与图a-c基本处于同一层面),FLAIR序列在3岁前应用价值较小,因为此时灰质和白质的信号差别不大,并且皮质下反映着富含气球样细胞且未充分髓鞘化区域的高信号并未显现出来。在此阶段,T2加权像显示了异常的皮质解剖结构(图f),在高场强MRI中,因其较高的信噪比和空间分辨率,病变更为明显。HE染色(×400)显示气球样细胞(箭头所示),核畸形,细胞质巨大不透明,呈嗜酸性。小箭头所示为临近正常神经元(图h)(Courtesy of A. Becker, Department of Neuropathology, University of Bonn)

基于自由水质子与大分子结合质子的相互作用而产生的。当一个偏振脉冲使大分子结合质子(主要发生于髓鞘)获得能量而饱和后,由于自旋-自旋作用,能量将传递给周围的自由水质子使之饱和,从而使得自由水质子的信号减弱以达到脑组织信号广泛抑制。如果病变含髓鞘成分较少或含有异常的磷脂,

信号抑制程度将低于正常脑白质,这时病变在磁化转移成像序列则呈高信号。因此,在发现脑白质病变如结节性硬化及局灶性皮质发育不良等疾病方面,磁化转移成像序列优势明显(Pinto Gama et al. 2006;Woermann and Vollmar 2009;Rugg-Gunn et al. 2003)。

对于 3 岁前的儿童,高分辨率 T2 加权快速自旋回波序列在致痫病灶定位和定性方面具有很高的诊断价值(见图 8-1),其中 FLAIR 序列最为重要。如果没有 3D FLAIR 序列,建议采用 FLAIR 序列进行轴位、冠状位、矢状位扫描。

对癫痫患儿进行 MRI 检查的首要目的是查找致痫病灶。仔细分析 MRI 影像资料常常可以发现病灶,而无须注射对比剂做增强扫描。增强扫描通常是为了病变定性诊断而非发现病变(Elster and Mirza 1991)。就像成人一样,除了海马硬化外,采用 T1 加权自旋回波序列对比增强扫描是为了对其他致痫病灶定性诊断(Gaillard et al. 2009)。

参考文献

Barkovich AJ (2000) Concepts of myelin and myelination in neuroradiology. AJNR Am J Neuroradiol 21(6):1099–1109

Barkovich AJ, Kjos BO, Jackson DE Jr, Norman D (1988) Normal maturation of the neonatal and infant brain: MR imaging at 1.5 T. Radiology 166(1 Pt 1):173–180

Bernal B, Altman NR (2003) Evidence-based medicine: neuroimaging of seizures. Neuroimaging Clin N Am 13(2):211–224

Caraballo R, Cersosimo R, Galicchio S, Fejerman N (1997a) Benign infantile familial convulsions. Rev Neurol 25 (141):682–684

Caraballo RH, Cersosimo RO, Medina CS, Tenembaum S, Fejerman N (1997b) Idiopathic partial epilepsy with occipital paroxysms. Rev Neurol 25 (143):1052–1058

Cepeda C, Andre VM, Levine MS, Salamon N, Miyata H, Vinters HV, Mathern GW (2006) Epileptogenesis in pediatric cortical dysplasia: the dysmature cerebral developmental hypothesis. Epilepsy Behav 9(2):219–235. doi:10.1016/j.yebeh.2006.05.012

Cox RG, Levy R, Hamilton MG, Ewen A, Farran P, Neil SG (2011) Anesthesia can be safely provided for children in a high-field intraoperative magnetic resonance imaging environment. Paediatr Anaesth 21(4):454–458. doi:10.1111/j.1460-9592.2011.03528.x

Elster AD, Mirza W (1991) Mr imaging in chronic partial epilepsy: role of contrast enhancement. AJNR Am J Neuroradiol 12(1):165–170

Eltze CM, Chong WK, Bhate S, Harding B, Neville BG, Cross JH (2005) Taylor-type focal cortical dysplasia in infants: some MRI lesions almost disappear with maturation of myelination. Epilepsia 46(12):1988–1992. doi:10.1111/j.1528-1167.2005.00339.x

Falconer MA, Serafetinides EA, Corsellis JA (1964) Etiology and pathogenesis of temporal lobe epilepsy. Arch Neurol 10:233–248

Gaillard WD, Chiron C, Cross JH, Harvey AS, Kuzniecky R, Hertz-Pannier L, Vezina LG (2009) Guidelines for imaging infants and children with recent-onset epilepsy. Epilepsia 50(9):2147–2153. doi:10.1111/j.1528-1167.2009.02075.x

King MA, Newton MR, Jackson GD, Fitt GJ, Mitchell LA, Silvapulle MJ, Berkovic SF (1998) Epileptology of the first-seizure presentation: a clinical, electroencephalographic, and magnetic resonance imaging study of 300 consecutive patients. Lancet 352(9133):1007–1011. doi:10.1016/S0140-6736(98)03543-0

Olafsson E, Ludvigsson P, Gudmundsson G, Hesdorffer D, Kjartansson O, Hauser WA (2005) Incidence of unprovoked seizures and epilepsy in Iceland and assessment of the epilepsy syndrome classification: a prospective study. Lancet Neurol 4(10):627–634. doi:10.1016/S1474-4422(05)70172-1

Osborne JP, Lux AL, Edwards SW, Hancock E, Johnson AL, Kennedy CR, Newton RW, Verity CM, O'Callaghan FJ (2010) The underlying etiology of infantile spasms (West syndrome): information from the United Kingdom Infantile Spasms Study (UKISS) on contemporary causes and their classification. Epilepsia 51(10):2168–2174. doi:10.1111/j.1528-1167.2010.02695.x

Pinto Gama HP, da Rocha AJ, Braga FT, da Silva CJ, Maia AC Jr, de Campos Meirelles RG, Mendonca do RJI, Lederman HM (2006) Comparative analysis of MR sequences to detect structural brain lesions in tuberous sclerosis. Pediatr Radiol 36(2):119–125. doi:10.1007/s00247-005-0033-x

Rugg-Gunn FJ, Eriksson SH, Boulby PA, Symms MR, Barker GJ, Duncan JS (2003) Magnetization transfer imaging in focal epilepsy. Neurology 60(10):1638–1645

Schijns OE, Bien CG, Majores M, von Lehe M, Urbach H, Becker A, Schramm J, Elger CE, Clusmann H (2011) Presence of temporal gray-white matter abnormalities does not influence epilepsy surgery outcome in temporal lobe epilepsy with hippocampal sclerosis. Neurosurgery 68 (1):98–106; discussion 107. doi:10.1227/NEU.0b013e3181fc60ff

Schulte-Uentrop L, Goepfert MS (2010) Anaesthesia or sedation for MRI in children. Curr Opin Anaesthesiol 23(4):513–517. doi:10.1097/ACO.0b013e32833bb524

van der Knaap M, Valk J (1990) MR imaging of the various stages of normal myelination during the first year of life. Neuroradiology 31(6):459–470

van der Knaap M, Valk J (2005) Magnetic resonance of myelination and myelin disorders. Springer Berlin Heidelberg, New York, pp 1–19

Vezina LG (2011) MRI-negative epilepsy: protocols to optimize lesion detection. Epilepsia 52(Suppl 4):25–27. doi:10.1111/j.1528-1167.2011.03147.x

Woermann FG, Vollmar C (2009) Clinical MRI in children and adults with focal epilepsy: a critical review. Epilepsy Behav 15(1):40–49. doi:10.1016/j.yebeh.2009.02.032

第9章 功能磁共振成像

王蕾 刘翔宇 译 郭岗 张小斌 姚一 校

目录

摘要

功能磁共振成像（Functional magnetic resonance imaging, fMRI）是一项广泛用于术前脑功能定位和（或）定侧的技术。fMRI 作为一种无创技术，对于接受检查的患者表面上无风险。然而，fMRI 的特殊风险在于其方法学上的局限性，它会引起误判，从而导致灾难性的手术决策，例如：将未能检查出的功能区皮质误切除，或者保留了必须切除方可获得癫痫无发作的组织。本章节阐述 fMRI 的方法学，重点讨论其局限性，并推荐 fMRI 安全的临床应用方案。

1 概述

癫痫手术的目的是在不造成意外的神经功能后遗症的同时，通过切除致痫区来获得术后无癫痫发作。所面临的严峻挑战就是癫痫患者的感觉运动、语言和记忆的功能解剖存在明显个体差异（Helmstaedter et al. 1997；Staudt 2010），此外，发作间期、发作期痫性放电或结构性病灶是导致脑功能在半球内或半球间迁移的可能原因（Staudt 2010；Janszky et al, 2003；Weber et al, 2006）。传统上个体化定位脑功能区的方法都是抑制法，如 Wada 试验（Baxendale 2009）或电刺激定位（electrical stimulation mapping, ESM）（Berger et al. 1989；Hamberger 2007）。这些方法通过诱发短暂的功能抑制来表明该区域的手术是否会导致永久性的神经功能障碍。两种方法都有一定致残风险，大量的研究表明 Wada 试验的永久性神经功能障碍率仅为 0.5%（Loddenkemper et al. 2008；Haag et al. 2008），同样，非术中电刺激定位的风险-效益比也是可接受的（Wellmer et al. 2012）。

多种不同的无创性脑功能定位和定侧的方法逐

步推出,其中应用最广泛的是功能磁共振成像(fM-RI)。与绝大多数无创性的方法一样,fMRI 是一种"任务激活"的检测方法(Desmond and Annabel Chen 2002)。患者在严格规范指导下完成特定设计任务,通过代表参数(激活任务相关大脑皮质灌注的空间分布)来进行脑功能区的定位(图 9-1)。事实上,许多研究已证实 fMRI、Wada 试验(Binder et al. 1996)和 ESM 三者之间结果的一致性(FitzGerald et al.

1997;Yetkin et al. 1997),尤其是语言功能的定位和定侧。尽管如此,fMRI 在方法学上的一些缺陷仍可能会影响结果的可靠性。临床医师在申请或实施术前 fMRI 评估时必须了解 fMRI 的这些局限性。所以,本章节首先阐述 fMRI 的方法学及其局限性,其后对于 fMRI 临床应用安全性给出建议。为求简明扼要,本章节重点介绍感觉运动、语言和记忆功能的 fMRI 的应用。

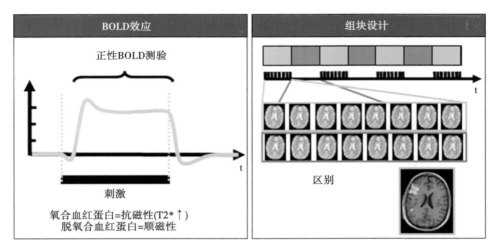

图 9-1　fMRI 原理,组块设计方案。方案 A:血氧水平依赖(BOLD)效应:在一个特定刺激后,处理刺激任务的相关脑区氧需求量增加,导致局部一过性的氧合血红蛋白减少(1),由于神经血管耦合作用,局部氧合血红蛋白供应增加,超过耗氧量(2)。当刺激结束时(3),局部的灌注停止并且氧合血红蛋白的水平恢复至基线。方案 B:氧合血红蛋白的逆磁性明显高于脱氧血红蛋白。局部的氧合血红蛋白的高灌注导致核磁信号发生微弱改变,这种微弱的变化可以被 T2* 加权成像检测到。统计学比较激活状态和参照状态下的 MRI 图像,与刺激相关 T2* 的变化能够识别并可以可视化,例如,可以融合到患者的结构 MR 图像中。除了组块设计方案外,也可以采用事件相关任务方案。但在临床应用中,其统计结果的鲁棒性较低

1.1　功能磁共振成像方法学

为行 fMRI 检查,患者需平躺在磁共振扫描床上,根据预设定的时间表,患者通过听觉(耳机)或视觉(镜子或目镜)来接受指令,按要求交替做简单的运动任务和复杂的认知任务。对于感觉系统的 fMRI 检查时,患者需接受触觉刺激,作为对刺激的应答,任务相关的脑区的神经元活动和耗氧量明显升高(例如:手指敲击导致手的皮质运动区神经元活动增多)。耗氧量增加导致一过性的还原血红蛋白(脱氧血红蛋白)升高,但神经血管耦合作用导致局部氧合血红蛋白即刻过剩,此现象在该脑区持续存在直到任务结束为止,之后氧合血红蛋白/脱氧血红蛋白比值很快恢复至基线水平。由于氧合血红蛋白的逆磁性高于脱氧血红蛋白,在 T2* 加权序列上可检出由氧合血红蛋白高灌注引起的轻微改变(见综

述 Logothetis 2002)。通过 SPM 软件(http://www.fil.ion.ucl.ac.uk/spm/)或其它方法,可评估出激活状态和参照状态下的一系列磁共振图像。通过这样的方式,激活状态和参照状态下磁共振信号改变的区域可被辨识和可视化。

1.2　功能磁共振成像的缺陷

虽然 fMRI 的原理简单明了,但在解释其激活模式时,在技术层面上有许多局限,需要谨慎。以下为六种 fMRI 的缺陷。

1. 激活和非激活体素的阈值。脑区(准确的说,应称之为体素)是否被激活取决于阈值设定。激活状态和静息态 T2* 信号强度的变化通常用 p 值或 z 值表示。为防止任务相关的非特异性激活,只有高于设定阈值的激活才被认为有显著的临床意义。然而,没有一个标准的阈值可以同时满足不同

任务、不同患者、甚至同个患者的重复任务的要求（Loring et al. 2002；Jansen et al. 2006）。因此，任务相关的功能皮质范围根据人为设定的阈值高低不同而不同。在语言 fMRI 检查中，不同的激活阈值甚至可以影响优势半球定侧（Ruff et al. 2008）。为了避免假阳性结果或假阴性结果（Desmond and Annabel Chen 2002；Loring et al. 2002），为此尝试进行个体化的激活阈值设定。Fernandez（2001）建议根据以下原则设定 z 值：取最大激活改变 5% 体素中位数 z 值的 50% 为 z 值。其他可以克服阈值依赖的方法有基于自举算法的应用，该方法可以考虑不同水平阈值并可检测统计离群点（Wilke and Schmithorst 2006）。尽管如此，阈值选择一定程度上仍受人为因素影响，使得 fMRI 的结果仍有相当的主观性（Jansen et al. 2006）。

2. 感兴趣区的选择。语言和记忆任务较感觉运动任务的激活模式更为复杂，然而，不是所有激活的体素均和任务目标相关（如语言任务表现为视皮质激活）。预先设定感兴趣区（ROIs）有助于重点评估任务目标，并从偏侧性指数（LIs）测量的结果中剔除非特异性激活（Rutten et al. 2002；Spreer et al. 2002；Loring et al. 2002）。事实上，与检测整个半球相比，为确定左侧和右侧半球激活设定的 ROI 时，LIs 值更高（Rutten et al. 2002）。然而，协议特定的 ROIs 的设定通常是根据正常对照组的随机效应分析来建立的，而在癫痫患者中，语言功能区因大脑重塑可转移到正常 ROIs 之外，使得 LI 值过低，从而得出双侧语言功能区的错误结果。

3. 任务协议的选择。对于感觉运动的 fMRI 检测，激活任务选择较为简单：静息态下重复运动或触觉刺激；语言和记忆 fMRI 检测中，简单的激活任务常常不能展现功能区的全貌（Price 2000；Swanson et al. 2007；Bonelli et al. 2010）。对一个仅能反映部分功能区的任务进行评估可能会导致定侧错误，例如，表达和接受语言功能均为交叉支配（Kurthen et al. 1994）或记忆功能的排挤效应（Helmstaedter et al. 2004）。语言任务依赖于语义决策，然而，它可以激活多个子系统（Swanson et al. 2007）。在更为复杂的语言和记忆检测中，除 ROI 之外，还应检测其它部位，这样有助于识别潜在的功能区（Wellmer et al. 2008；Bonelli et al. 2010），应用任务组检测可增加非典型语言结构的敏感性，因此，为定位非典型语言功能区，每一种任务均需独立测试。联合任务分析（Ramsey et al. 2001）虽可获得显著的统计结果，但

也有可能遗漏某一个任务的激活区。

不仅检测时的激活状态对检查结果有影响，而且 fMRI 最终激活模式通常是从激活状态去除阴性结果而产生。在语言和记忆 fMRI 中，当对照状态为非激活时（白屏或交叉线准心），持续或自激活语义或语言加工状态不能被排除（Binder et al. 1999；Swanson et al. 2007），然而，这将导致对比语言减去语言，所以，即使非常明显的语言功能定侧也可能出现偏差。在记忆任务的检测中也存在同样的结果。理想状态下，语言和记忆 fMRI 检测方法应遵循"严格比对"原则（Donaldson and Buckner 2001）并且要注意进行非语言和非记忆参照状态的连续对照。

4. 单侧或双侧语言、记忆功能的偏侧性指数（LI）选择。临床上将语言或记忆激活状态分为左侧优势、双侧支配和右侧优势三类，根据此分类计算激活指数并设定激活阈值。同样，目前尚无被广泛接受的阈值。许多对单侧优势者的语言 fMRI 和 Wada 的对照研究阈值设定范围较大，一般在 0.1 ~ 0.265（Liegeois et al. 2004；Adcock et al. 2003）。但低 LI 阈值可能带来以下两方面问题，首先，会导致单侧语言支配的过度诊断。例如 Wada 试验中显示双侧支配的患者在 fMRI 检查中部分误诊为单侧优势语言支配（例如 LI 指数高于 0.2），在语义比较任务中（单词配对 vs 字母串配对），研究者发现只有将 LI 限定在 0.85，并至少测试三个 ROI 才能根据 Wada 试验诊断单侧优势支配（Wellmer et al. 2008）。最小的 ROI 时 LI 指数低于 0.85，fMRI 不能区别单侧或双侧语言优势。

其次，LI 指数阈值设置过低会导致 fMRI 检查和 Wada 试验结果的符合率过高。在 Sabbah（2003）的研究中，LI 指数阈值设为 0.2，fMRI 与 Wada 检验的符合率为 95%，而 LI 指数阈值设为 0.4、0.6 或 0.8 时，相应的符合率分别为 80%，35% 和 15%，由此可推测那些比较 fMRI 和 Wada 试验的研究符合率过高的原因。

5. 无法区别必需功能皮质和功能联络皮质。与那些采用抑制方法来检测非抑制区域功能保留能力的方法相反，fMRI 显示的是与特定任务相关的脑区所发生的暂时性代谢变化。这并不意味着激活的脑区是正确执行任务的必需脑区并且癫痫手术中不能切除（Desmond and Annabel Chen 2002）。

6. 病变附近区域 fMRI 结果的可信度。fMRI 检查关键是证实脑内病灶是位于还是毗邻相关脑功能区，但前提条件是病灶本身不影响 fMRI 结果。一项

关于颅内无病灶与颅内有病灶患者 fMRI 对照研究表明,颅内病灶会影响血氧水平依赖(BOLD)(例如血管反应性改变或含铁血黄素沉积引起的磁敏感伪影)或大的缺损影响磁共振自动校准,因此病灶附近的 fMRI 激活模式的可靠性有待商榷(Wellmer et al. 2009),同时有必要做进一步的检查、证实结果的准确性,避免盲目认同。

1.3　功能磁共振成像在临床不同适应证的应用安全性

方法学的缺陷在不同程度上影响 fMRI 的应用。

与感觉运动 fMRI 密切相关的是缺陷 1。通过改变激活或非激活体素的统计阈值可以得出从无激活(高阈值)至双侧大量激活等不同的结果(低阈值)(图 9-2),因此,fMRI 无法准确界定脑功能区边界,神经外科医生绝对不能用主观选择的阈值所确定的激活状态区域来实施手术切除。缺陷 6 是关于病灶附近的 fMRI 结果的可信度。不管怎样,病灶对 fMRI 结果的影响需进一步的研究。感觉运动 fMRI 的结果仅具有指导意义,fMRI 上高度激活强烈提示该区域是功能区,但精确的必需功能区定位仍需要 ESM。

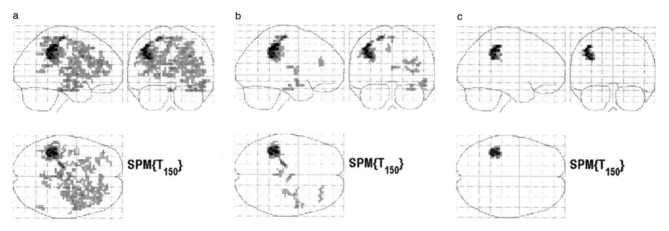

图 9-2　手指轻叩实验(右手)。激活的水平取决于选择的激活或非激活的统计阈值。A:T=1.29;B:T=1.66;C:T=2.61 如果选择较高的阈值,则激活区消失。阈值的选择具有主观性,因此,外科医生不能根据 fMRI 激活区来确定功能区的切除边界

语言 fMRI 容易受到上述所有缺陷的影响,对于单侧语言支配的受试者,安全应用语言 fMRI 检查需要最大化其特异性,并且与 Wada 试验和 ESM 结果相验证。如同表 9-1,激活体素的阈值需要根据个人激活状态水平或其它经过成功验证的阈值决定因素进行调整,并应用特定的扫描方案的 ROI。单侧语言优势的受试者应选取高 LI 值,理想状态下最好是根据研究方法选择特定的扫描方案,并用 Wada 试验进行验证。扫描方案的设计应该严格比较是否语言——控制对照中仅仅只准确地反映语言功能,并且能刺激语言接受和表达功能。

如果每个任务都单独检测,联合任务的应用可以提高非典型优势支配的检出敏感性。对照组应排除自激活语义加工,并且激活和对照组均应同时进行连续的检测结果控制。如果脑内病变可能影响 ROI 区域或其附近区域 BOLD 效应,fMRI 的结果需要严格校对(尤其是未发现激活状态的情况下)。如果 fMRI 应用方法得当,且明确显示患者为单侧语

言优势,可用于术前评估。如果 fMRI 结果不明确,不能证实是单侧优势,则应放弃该结果,行 Wada 试验或 ESM。fMRI、Wada 试验和 ESM 在语言定侧和定位时应用原则见图 9-3。

表 9-1　主观预设阈值对语言定侧和定位结果的影响,和前文讨论的 6 项缺陷相关。如果临床上需根据 fMRI 结果作决策,其特异性必须最大化(小 α)。如果 fMRI 无法得出明确的结果,则需根据指征按照相应流程选择诸如 Wada 试验和 ESM 等抑制技术作评估(图 9-3)

	I 类错误	II 类错误	临床要求
激活阈值	低	高	小 α
感兴趣区	大	小	小 α
定侧指数	低	高	小 α
方法设计	宽松比较	严格比较	小 α
对照任务	被动	主动	小 α
病灶效应	忽略	考虑	小 α

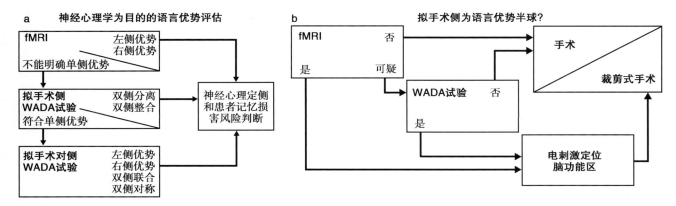

图 9-3　**图 a** 为 fMRI 和 Wada 试验语言优势评估流程图,以解读神经心理学结果。关键问题是患者是否为单侧(左侧或右侧)语言优势(Helmstaedter et al. 2004)。如果 fMRI 检查方法得当,在特定的任务协议中明确显示患者为单侧语言优势,则结果可靠,不需要进一步检查。如果 fMRI 结果不明确,应该对拟手术侧半球实施单侧 Wada 试验。如果单侧 Wada 试验证实为双侧语言支配,则为非典型语言优势,无需行对侧 Wada 试验。如果第一次 Wada 试验符合语言单侧优势,则对侧 Wada 试验必须实施,随后计算分值以明确语言优势侧别。关于实施单侧或双侧 Wada 试验的方法请参照:(Wellmer et al. 2005)。**图 b** 为 fMRI、Wada 试验和电刺激定位语言区流程图。关键问题是排除拟手术区域语言功能皮质。如果根据所要求的方法检查 fMRI,结果为拟手术对侧单侧语言优势,则无需作进一步检查确定语言侧别。如果 fMRI 检测语言侧别不明确,则需要行拟手术侧半球的单侧 Wada 试验。如果单侧 Wada 试验确定语言区不在拟手术侧(语言功能无变化),则评估流程可以中止。如果 fMRI 或 Wada 试验提示语言区位于拟手术侧半球,应实施电刺激定位语言皮质范围,明确与癫痫发作起始区关系。语言区电刺激定位的方法请参照(Wellmer et al. 2009)

　　记忆 fMRI 是本章讨论的 3 种应用中最具有挑战性的一种,需要考虑到上述所有方法学的限制。其中,最复杂的部分是记忆 fMRI 任务协议的定义。在记忆 fMRI 检查中,无论选择语言测试材料,还是选择非言语测试材料都与量化优势侧或非优势侧颞叶或额叶功能、对侧功能储备能力有关。探讨的下一个问题是编码测试材料还是提取试材料,评估记忆质量(例如牢记与理解),还有受试者的编码策略是取决于所提供的测试材料(例如图像材料的言语表达),这些问题参考 Golby 等的综述(2001)。记忆 fMRI 需要考虑的另一个问题是与记忆关系最密切的区域是颞叶内侧结构,而该区域可因磁敏感性伪影和邻近副鼻窦所致的解剖形状不规则,影响结果。一些研究已经尝试去预测手术对个体记忆力的影响。迄今为止,在一项最为精致的研究中,Bonelli 认为记忆 fMRI 无法单独预测术后记忆损害。由于大量的假阳性结果,明确预测术后言语或视觉记忆变化的准确度仅为 30% 左右。只有结合术前语言 fMRI 语言优势半球的定侧和术前的神经心理评估记忆评分一并考虑,记忆 fMRI 的预测的准确性才能达到可接受范围(分别为 70% 和 100%)(Bonelli et al. 2010)。由于记忆 fMRI 仍有许多问题需要大量研究,因此仍不能将其作为非专业人士使用的临床常规检查项目。

　　致谢:非常感谢 Bonelli 博士严格的审校。

参考文献

Adcock JE, Wise RG, Oxbury JM, Oxbury SM, Matthews PM (2003) Quantitative fMRI assessment of the differences in lateralization of language-related brain activation in patients with temporal lobe epilepsy. Neuroimage 18(2):423–438

Baxendale S (2009) The Wada test. Curr Opin Neurol 22(2):185–189.

Berger MS, Kincaid J, Ojemann GA, Lettich E (1989) Brain mapping techniques to maximize resection, safety, and seizure control in children with brain tumors. Neurosurgery 25(5):786–792

Binder JR, Swanson SJ, Hammeke TA, Morris GL, Mueller WM, Fischer M, Benbadis S, Frost JA, Rao SM, Haughton VM (1996) Determination of language dominance using functional MRI: a comparison with the Wada test. Neurology 46(4):978–984

Binder JR, Frost JA, Hammeke TA, Bellgowan PS, Rao SM, Cox RW (1999) Conceptual processing during the conscious resting state. A functional MRI study. J Cogn Neurosci 11(1):80–95

Bonelli SB, Powell RH, Yogarajah M, Samson RS, Symms MR, Thompson PJ, Koepp MJ, Duncan JS (2010) Imaging memory in temporal lobe epilepsy: predicting the effects of temporal lobe resection. Brain 133(Pt 4):1186–1199

Desmond JE, Annabel Chen SH (2002) Ethical issues in the clinical application of fMRI: factors affecting the validity and interpretation of activations. Brain Cogn 50(3):482–497

Donaldson DI, Buckner RL (2001) Effective paradigm design. In: Mathews PM, Jezzard P, Evans AC (Eds.) Functional magnetic resonance imaging of the brain: methods for neuroscience. Oxford University Press, Oxford 177–95

Fernandez G, de Greiff A, von Oertzen J, Reuber M, Lun S, Klaver P, Ruhlmann J, Reul J, Elger CE (2001) Language mapping in less than 15 min: real-time functional MRI during routine clinical investigation. Neuroimage 14(3):585–594

FitzGerald DB, Cosgrove GR, Ronner S, Jiang H, Buchbinder BR, Belliveau JW, Rosen BR, Benson RR (1997) Location of language in the cortex: a comparison between functional MR imaging and electrocortical stimulation. AJNR Am J Neuroradiol 18(8): 1529–1539

Golby AJ, Poldrack RA, Brewer JB, Spencer D, Desmond JE, Aron AP, Gabrieli JD (2001) Material-specific lateralization in the medial temporal lobe and prefrontal cortex during memory encoding. Brain 124(Pt 9):1841–1854

Haag A, Knake S, Hamer HM, Boesebeck F, Freitag H, Schulz R, Baum P, Helmstaedter C, Wellmer J, Urbach H, Hopp P, Mayer T, Hufnagel A, Jokeit H, Lerche H, Uttner I, Meencke HJ, Meierkord H, Pauli E, Runge U, Saar J, Trinka E, Benke T, Vulliemoz S, Wiegand G, Stephani U, Wieser HG, Rating D, Werhahn K, Noachtar S, Schulze-Bonhage A, Wagner K, Alpherts WC, Boas WE, Rosenow F (2008) The Wada test in Austrian, Dutch, German, and Swiss epilepsy centers from 2000 to 2005: a review of 1421 procedures. Epilepsy Behav 13(1):83–89

Hamberger MJ (2007) Cortical language mapping in epilepsy: a critical review. Neuropsychol Rev 17(4):477–489

Helmstaedter C, Kurthen M, Linke DB, Elger CE (1997) Patterns of language dominance in focal left and right hemisphere epilepsies: relation to MRI findings, EEG, sex, and age at onset of epilepsy. Brain Cogn 33(2):135–150

Helmstaedter C, Brosch T, Kurthen M, Elger CE (2004) The impact of sex and language dominance on material-specific memory before and after left temporal lobe surgery. Brain 127(Pt 7):1518–1525

Jansen A, Menke R, Sommer J, Forster AF, Bruchmann S, Hempleman J, Weber B, Knecht S (2006) The assessment of hemispheric lateralization in functional MRI—robustness and reproducibility. Neuroimage 33(1):204–217

Janszky J, Jokeit H, Heinemann D, Schulz R, Woermann FG, Ebner A (2003) Epileptic activity influences the speech organization in medial temporal lobe epilepsy. Brain 126(Pt 9):2043–2051

Kurthen M, Helmstaedter C, Linke DB, Hufnagel A, Elger CE, Schramm J (1994) Quantitative and qualitative evaluation of patterns of cerebral language dominance. An amobarbital study. Brain Lang 46(4):536–564

Liegeois F, Connelly A, Cross JH, Boyd SG, Gadian DG, Vargha-Khadem F, Baldeweg T (2004) Language reorganization in children with early-onset lesions of the left hemisphere: an fMRI study. Brain 127(Pt 6):1229–1236

Loddenkemper T, Morris HH, Moddel G (2008) Complications during the Wada test. Epilepsy Behav 13(3):551–553

Logothetis NK (2002) The neural basis of the blood-oxygen-level-dependent functional magnetic resonance imaging signal. Philos Trans R Soc Lond Ser B Biol Sci 357(1424):1003–1037

Loring DW, Meador KJ, Allison JD, Pillai JJ, Lavin T, Lee GP, Balan A, Dave V (2002) Now you see it, now you don't: statistical and methodological considerations in fMRI. Epilepsy Behav 3(6):539–547

Price CJ (2000) The anatomy of language: contributions from functional neuroimaging. J Anat 197(Pt 3):335–359

Ramsey NF, Sommer IE, Rutten GJ, Kahn RS (2001) Combined analysis of language tasks in fMRI improves assessment of hemispheric dominance for language functions in individual subjects. Neuroimage 13(4):719–733

Ruff IM, Petrovich Brennan NM, Peck KK, Hou BL, Tabar V, Brennan CW, Holodny AI (2008) Assessment of the language laterality index in patients with brain tumor using functional MR imaging: effects of thresholding, task selection, and prior surgery. AJNR Am J Neuroradiol 29(3):528–535

Rutten GJ, Ramsey NF, van Rijen PC, van Veelen CW (2002) Reproducibility of fMRI-determined language lateralization in individual subjects. Brain Lang 80(3):421–437

Sabbah P, Chassoux F, Leveque C, Landre E, Baudoin-Chial S, Devaux B, Mann M, Godon-Hardy S, Nioche C, Ait-Ameur A, Sarrazin JL, Chodkiewicz JP, Cordoliani YS (2003) Functional MR imaging in assessment of language dominance in epileptic patients. Neuroimage 18(2):460–467

Spreer J, Arnold S, Quiske A, Wohlfarth R, Ziyeh S, Altenmuller D, Herpers M, Kassubek J, Klisch J, Steinhoff BJ, Honegger J, Schulze-Bonhage A, Schumacher M (2002) Determination of hemisphere dominance for language: comparison of frontal and temporal fMRI activation with intracarotid amytal testing. Neuroradiology 44(6):467–474

Staudt M (2010) Reorganization after pre- and perinatal brain lesions. J Anat 217(4):469–474

Swanson SJ, Sabsevitz DS, Hammeke TA, Binder JR (2007) Functional magnetic resonance imaging of language in epilepsy. Neuropsychol Rev 17(4):491–504

Weber B, Wellmer J, Reuber M, Mormann F, Weis S, Urbach H, Ruhlmann J, Elger CE, Fernandez G (2006) Left hippocampal pathology is associated with atypical language lateralization in patients with focal epilepsy. Brain 129(Pt 2):346–351

Wellmer J, Fernández G, Linke DB, Urbach H, Elger CE, Kurthen M (2005) Unilateral intracarotid amobarbital procedure for language lateralization. Epilepsia 46:1764–1772

Wellmer J, Weber B, Urbach H, Reul J, Fernandez G, Elger CE (2009) Cerebral lesions can impair fMRI-based language lateralization. Epilepsia 50(10):2213–2224

Wellmer J, von der Groeben F, Klarmann U, Weber C, Elger CE, Urbach H, Clusmann H, von Lehe M. (2012) Risk-benefit ratio of chronic invasive presurgical evaluation of epilepsy patients using subdural and intracerebral electrodes. Epilepsia 2012 Aug 53(8):1322–1332. doi:10.1111/j.1528-1167.2012.03545.x

Wellmer J, Weber B, Weis S, Klaver P, Urbach H, Reul J, Fernandez G, Elger CE (2008) Strongly lateralized activation in language fMRI of atypical dominant patients—implications for presurgical work-up. Epilepsy Res 80:67–76

Wilke M, Schmithorst VJ (2006) A combined bootstrap/histogram analysis approach for computing a lateralization index from neuroimaging data. Neuroimage 33(2):522–530

Yetkin FZ, Mueller WM, Morris GL, McAuliffe TL, Ulmer JL, Cox RW, Daniels DL, Haughton VM (1997) Functional MR activation correlated with intraoperative cortical mapping. AJNR Am J Neuroradiol 18(7):1311–1315

第 10 章　Wada 试验

郭强　朱丹　杨骐 译　梁树立　王逢鹏　姚一 校

目录

摘要

Wada 试验或称颈内动脉异戊巴比妥试验（intracarotid amobarbital procedure，IAP）即向一侧颈内动脉（internal carotid artery，ICA）注射异戊巴比妥或其他短效麻醉剂，短暂抑制同侧大脑半球的功能活动。在抑制期内测试记忆、语言等功能，以评估对侧半球的神经功能储备能力。少数情况下，Wada 试验还可用于评估大脑半球运动功能和鉴别脑电图（EEG）继发性双侧同步化的放电。由于高分辨率结构性磁共振（MRI）能够就对侧颞叶或大脑半球形态的完整性进行明确判断，再加之功能磁共振（fMRI）的出现，Wada 试验在癫痫患者的术前评估中的应用逐渐减少。然而，如果出现 fMRI 提示语言激活区不典型或双侧激活、存在影响局部血氧变化的病变（例如海绵状血管瘤）、儿童或智力低下患者无法配合 fMRI 检查等情况，Wada 试验仍不失为一种有效的术前评估方法。

1　概述

1949 年，神经病学家 Juhn Wada 最先在日文期刊上报道了向一侧颈内动脉注射异戊巴比妥后对语言功能的影响（Wada 1949，翻译在 Wada 1997）。在 19 世纪 50 年代，Wada 在蒙特利尔神经研究所介绍了他的这种方法，对癫痫患者进行术前评估时，运用该方法来判断患者语言优势半球功能（Wada and Rasmussen 1960）。在随后几年内，该方法也被证实能够用于预测颞叶切除或海马杏仁核切除患者的记忆功能。在影像学技术不发达的时代，该方法还可进一步用于致痫区的定侧及癫痫手术疗效的预测（Spencer et al. 2000；Lee et al. 2003；Baxendale et al.

2008；Baxendale 2009）。为了进行更高选择性的记忆功能测试，同时避免半球语言功能受抑制对记忆测试的影响，选择性 Wada 试验应运而生，即将异戊巴比妥注入大脑后动脉、脉络膜前动脉、大脑中动脉或其分支（Jack et al. 1988，1989；Wieser et al. 1997；Urbach et al. 2001，2002）。然而，作为一种有创性操作，并有造成永久性神经功能损伤的风险，目前 Wada 试验仅选择性地应用于部分患者（Haag et al. 2008；Wagner et al. 2012）。

2　血管造影术

2.1　颈内动脉异戊巴比妥试验（IAP）

使用 5F 动脉鞘穿刺拟给药颈内动脉同侧的股动脉，将 5F 椎动脉导管分别置入双侧颈总动脉，在导管进入给药侧颈内动脉前先对双侧颈总动脉进行数字减影血管造影。先进行双侧前循环进行血管造影是为了排除颈内动脉与椎基底动脉之间存在的粗大吻合支，并评估半球的血供情况（图 10-1）。若一侧颈内动脉供应双侧大脑前动脉，在该侧颈内动脉内注射异戊巴比妥常导致患者在测试时出现"缄默不语"。

经导管注射异戊巴比妥前，癫痫团队开始对患者进行连续脑电图监测，并向患者出示初始记忆测试材料，为之后的再认测试做准备。波恩检测方案中，要求患者在测试时抬起双臂并从 100 开始倒数，在倒数时，匀速（1ml/s）注射 10% 异戊巴比妥溶液 2ml（含异戊巴比妥 200mg）（Kurthen et al. 1994；Wellmer et al. 2005）。其他可选麻醉药物见后文。

在药物注射时，患者会出现对侧上肢肌力下降，需由助手协助轻轻抓住跌落上肢（以避免肢体突然跌落受伤）。当患者对侧上肢出现偏瘫、脑电图显示同侧出现慢波时，提示半球功能已受到抑制，此时即可撤出导管，同时，神经科医生对患者进行功能测试。

2.2　选择性 Wada 试验

使用 6F 导管通过动脉鞘置入颈内动脉或优势侧椎动脉（译者注：根据上下文语境可推断原文"placed in the ICA the dominant vertebral artery"中少写一个"or"），在荧光屏和"路径图"引导下将 0.010 微导管置入大脑后动脉 P2 段（图 10-2，图 10-3）、脉络膜前动脉起始段或大脑中动脉（图 10-4）。根据拟麻醉脑区的不同，可仅选择如在大脑中动脉 M1 末端或其上、下主干内给药。血流量可通过缓慢注射造影剂来显示，导管应避免楔形插入。手动注射 1% 异戊巴比妥溶液 4～8ml（含异戊巴比妥 40～80mg），注速约 0.5ml/s。

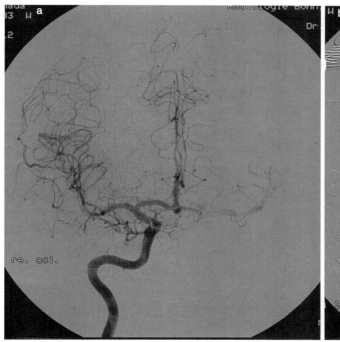
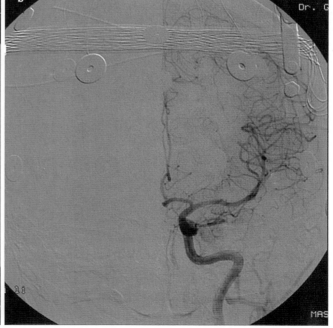

图 10-1　女性患者，28 岁，诊断为右侧额叶癫痫，fMRI 提示双侧语言功能激活，对其进行 IAP。在进行左侧 IAP 前，双侧颈内动脉造影提示右侧大脑前动脉 A1 段较左侧优势。在右侧颈内动脉高压手推注射造影剂，左侧大脑前动脉及大脑中动脉均逆行显影。然而，在双侧颈内动脉内缓慢注射异戊巴比妥，每侧半球均受同侧颈内动脉注射的药物麻醉

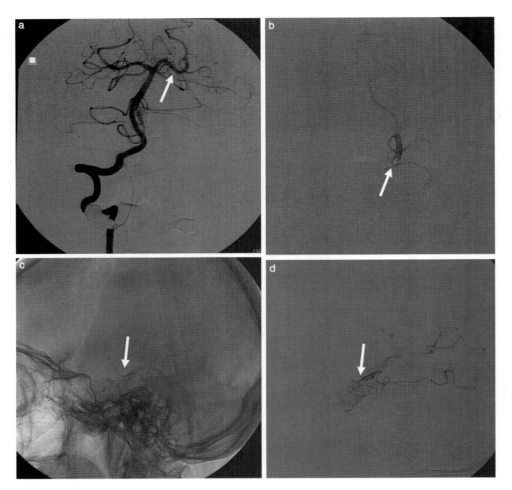

图 10-2　女性患者,53 岁,诊断为左侧海马硬化,对其行选择性大脑后动脉 Wada 试验。6F 导管置入优势侧椎动脉(**图 a**)。微导管置入左侧大脑后动脉 P2 段(**图 b-d** 箭头示微导管头端),1% 异戊巴比妥溶液(80mg)与 99mTc-HMPAO 同时注射。在测试期间,患者出现右侧视野同向性偏盲,未出现肢体偏瘫及失语。患者不能回忆在注射前呈现的词语,提示语言记忆优势侧位于左侧海马

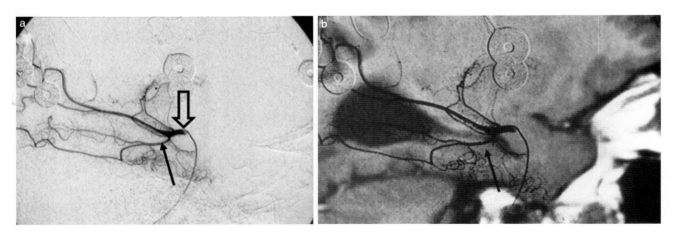

图 10-3　将微导管头端置入大脑后动脉侧位片造影(**图 a**),将血管造影图像与颞叶内侧结构 T1 加权像矢状位图像进行叠加(**图 b**),提示颞下动脉供应大部分颞叶内侧结构

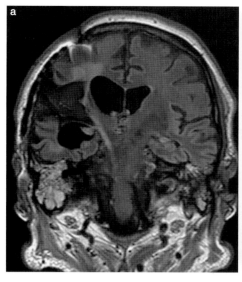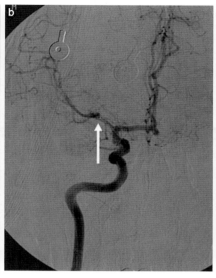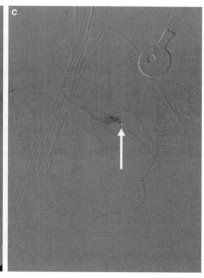

图 10-4　男性患者,45 岁,诊断为右侧外伤后脑组织缺损、癫痫持续状态(外伤后 3 个月以来)。行右侧大脑中动脉 Wada 试验。为了验证"EEG 双侧棘慢波是由右侧起源并向左侧传播"的假设,故行右侧 IAP。右侧颈内动脉造影显示右侧大脑中动脉较细,右侧大脑前动脉 A1 段优势供应双侧大脑前动脉(图 a)。因此,注射异戊巴比妥后,药物很可能向左侧大脑前动脉支配区域扩散。因此,我们决定向大脑中动脉 M1 段末端置入微导管(图 b,c 箭头处示),注射 100mg 的 1% 异戊巴比妥溶液。随着异戊巴比妥注入 MCA,脑电图的双侧棘慢复合波,在右侧注射时消失,而左侧注射时不消失

异戊巴比妥在大脑半球的分布情况,可通过同时注射六甲基丙烯胺肟(HMPAO)来显示。在给药 2 小时后,HMPAO 的分布可通过将单光子发射计算机化断层显像(single photon emission tomography,SPECT)与 MRI 图像融合来显示(Coubes et al. 1995;Von Oertzen et al. 2000;Brechtelsbauer et al. 1998)。但 Wada 试验通常在没有 SPECT 对照的情况下进行。

3　Wada 试验相关并发症

在一项纳入了 1421 例 Wada 试验的大型多中心调查中,共 15 例出现并发症(1.09%),其中 4 例与动脉血栓形成有关,1 例出现于大脑后动脉 Wada 试验。永久性损害的发生率为 0.36%(Haag et al. 2008)。Loddenkemper 等的报道与上述结果相似,在 1225 例患者中永久损害的发病率为 0.3%(Loddenkemper et al. 2008)。与因发生脑血管事件而接受血管造影的患者相比,这两项研究的永久性损害的发生率极低,其原因可能与 Wada 试验多用无血管病变的相对年轻的患者有关。

4　神经心理学检查

Wada 试验具体的神经心理学检查方法超出本

书涉及范围,此处不再详述。而且各中心均有不同的方法(Kurthen et al. 1994;Woremann et al. 2003;Wellmer et al. 2005;Haag et al. 2008)。大多数中心都会用一定的方法来评估患者的语言表达和理解功能,以及语言记忆和视觉图形记忆功能(Haag et al. 2008)。语言和记忆检测的结果通常分类表述为左、右侧语言优势,或者不同程度的双侧优势(Kurthen et al. 1994)。通过测试结果来预判患者术后出现语言或记忆缺陷的风险,通常要需要结合更多的病史资料,如癫痫的发病年龄等(Helmstaedter 2004)。

无论测试方法如何,评价测试时麻药的作用时间是非常重要的,这可通过 EEG(出现同侧半球慢波)或临床表现(握力下降或上肢轻瘫)来判断。如果麻醉作用减弱,为防止出现假阳性或假阴性结果,神经心理学检测也必须停止。追加注射麻醉药是可行的,但追加给药的剂量必须根据麻醉药的半衰期来决定,以避免麻药在体内的蓄积作用。

使用相同的方法对双侧半球进行 Wada 试验。若使用大剂量异戊巴比妥注射,一侧半球试验结束后,建议间隔一夜再进行对侧半球试验。若使用无药物蓄积作用的短效麻醉药,一侧半球试验结束后,经短暂休息即可进行对侧半球试验。

5　常用药物

5.1　异戊巴比妥

因异戊巴比妥作用机制简单、毒性低，以及其大量的成功案例，在很长一段时间内，该药物被看做是 Wada 试验的理想药物。波恩癫痫外科流程中，分两天在患者左侧或右侧颈内动脉内注射起始剂量 200mg 的异戊巴比妥钠（Kral et al. 2002；Kurthen et al. 1994；Urbach et al. 1999）。采用该方法的原因是连续注射大剂量异戊巴比妥可导致患者出现严重的嗜睡，而在一天内隔开给药是不能完全避免该反应出现的，而药物剂量低于 200mg 降低了抑制一侧大脑半球的可靠性（Wellmer et al. 2005）。不过，双侧 Wada 试验并不是在任何情况下都是必需的。如果 Wada 试验是在拟手术侧进行，大多数情况下单侧的 Wada 试验已足够预测患者术后是否会有语言功能损伤（Wellmer et al. 2005），因此大剂量异戊巴比妥注射的 Wada 试验是可行的。

自从异戊巴比妥在一些国家出现短缺之后，已有多种替代药物被测试和评价。我们认为，目前没有任何一种替代药物的安全性和有效性能和异戊巴比妥相比。

5.2　美索比妥

Buchtel 等最先将美索比妥用于 Wada 试验，因其是一种短效麻醉剂，所以每侧半球需要连续两次给药（Buchtel et al. 2002）。在 2005—2007 年的一组病例中，我们人工注射 0.1% 美索比妥溶液 3ml（含美索比妥 3mg），注速为 1ml/s。如果预计美索比妥作用消失（临根据床经验判断或给药 90 秒后），需要追加给药 2mg。当一侧半球测试结束后，将导管置入对侧颈内动脉，重复上述步骤。然而，美索比妥有很大的缺点。根据我们的经验，首剂量 3mg 美索比妥的作用时间在不同患者中差异很大。在 EEG 监测下，54 次测试中有 7 次（13%）出现美索比妥（译者注：原书为异戊巴比妥）的作用时间短于 90 秒，这意味着在二次给药之前，可能存在药物作用的缺口。而在其他一些患者中，单次给药 3mg 后，同侧 EEG 慢波持续时间长达 260 秒，在这部分患者中，二次给药（90 秒后）使得患者出现长时间的嗜睡，妨碍了后续测试（结果未发表）。此外，美索比妥的短效性特点限制了更精细的临床测试，使得临床持续的症状检查与神经心理学评估变得困难。美索比妥的另一

个缺点是会降低癫痫发作的阈值并诱发癫痫发作（Loddenkemper et al. 2008）。目前我们已不用美索比妥而用异戊巴比妥。

5.3　依托咪酯

依托咪酯是一种非巴比妥类镇静催眠药，无镇痛作用，起效快，作用时间短。Jones-Gotman 等报道了其 30 次试验中，使用首剂注射 2mg（0.03 ~ 0.04mg/kg）依托咪酯后，继续按 0.003 ~ 0.004mg/kg/min 维持给药，可以更有效的保证半身麻醉效果，使平均麻醉时间超过 4 分钟。据蒙特利尔中心报道，约 50% 的患者出现对侧上肢震颤，以及多数患者出现对侧半球慢波活动或同侧半球间期棘波放电增多（Jones-Gotman et al. 2005）。其他需要注意的是依托咪酯可导致肾上腺皮质功能不全，这在危重病患者中尤为明显（Grote and Meador 2005）。

5.4　丙泊酚

丙泊酚的作用似乎与异戊巴比妥相似（Takayama et al. 2004），但其出现不良反应的风险更高。Mikuni 等报道，大约 1/3 的患者在注射丙泊酚后出现不良反应，其中 12% 的患者出现肌张力增高，通常伴随抽搐、节律性运动或强直姿势。年龄大于 55 岁或总给药量超过 20mg，通常预示着更显著的不良反应，而出现不良反应可能导致 Wada 试验无法完成或结果不准确（Mikuni et al. 2005）。以往研究也报道了与注射丙泊酚有关的不良反应，包括注射时疼痛及过敏反应（Grote and Meador 2005）。

参考文献

Baxendale S (2009) The Wada test. Curr Opin Neurol 22(2):185–189

Baxendale S, Thomson PJ, Duncan JS (2008) Evidence-based practice: a reevaluation of the intracarotid amobarbital procedure (Wada test). Arch Neurol 65:841–845

Brechtelsbauer D, Klemm E, Urbach H, Koehler W, Solymosi L (1998) Amobarbitalverteilung im intrakarotidalen Wadatest: korrelation von Angiogramm und hochauflösendem SPECT. Klin Neuroradiol 8:182–185

Buchtel HA, Passaro EA, Selwa EM, Deveikis J, Gomez-Hassan D (2002) Sodium methohexital (Brevital) as an anaesthetic in the Wada test. Epilepsia 43:1056–1061

Coubes P, Baldy-Moulinier M, Zanca M et al (1995) Monitoring sodium methohexital distribution with (99mTc)HMPAO single photon emission computed tomography during Wada test. Epilepisa 36:1041–1049

Grote CL, Meador K (2005) Has amobarbital expired? considering the future of the Wada. Neurology 65:1692–1693

Haag A, Knake S, Hamer HM, Boesebeck F, Freitag H, Schulz R, Baum P, Helmstaedter C, Wellmer J, Urbach H, Hopp P, Mayer T, Hufnagel A, Jokeit H, Lerche H, Uttner I, Meencke HJ, Meierkord H, Pauli E, Runge U, Saar J, Trinka E, Benke T, Vulliemoz S,

Wiegand G, Stephani U, Wieser HG, Rating D, Werhahn K, Noachtar S, Schulze-Bonhage A, Wagner K, Alpherts WC, Boas WE (2008) Arbeitsgemeinschaft für prächirurgische epilepsiediagnostik und operative epilepsietherapie e.V. The Wada test in Austrian, Dutch, German, and Swiss epilepsy centers from 2000 to 2005: a review of 1421 procedures. Epilepsy Behav 13(1):83–89

Helmstaedter C (2004) Neuropsychological aspects of epilepsy surgery. Epilepsy Behav 5:S45–S55

Jack CR, Nichols DA, Sharbrough et al (1988) Selective posterior cerebral artery amytal test for evaluating memory function before surgery for temporal lobe seizures. Radiology 168:787–793

Jack CR, Nichols DA, Sharbrough et al (1989) Selective posterior cerebral artery injection of amytal: new method of preoperative memory testing. Mayo Clin Proc 64:965–975

Jones-Gotman M, Sziklas V, Djordjevic J et al (2005) Etomidate speech and memory test (eSAM): a new drug and improved intracarotid procedure. Neurology 65:1723–1729

Kral T, Clusmann H, Urbach H, Schramm J, Elger CE, Kurthen M, Grunwald T (2002) Prächiurgische abklärung bei der epilepsiechirurgie (bonner algorithmus). Zentralbl Neurochir 63:106–110

Kurthen M, Helmstaedter C, Linke DB, Hufnagel A, Elger CE, Schramm J (1994) Quantitative and qualitative assessment of patterns of cerebral language dominance: an amobarbital study. Brain Lang 46:534–564

Lee GP, Park YD, Westerveld M, Hempel A, Blackburn LB, Loring DW (2003) Wada memory performance predicts seizure outcome after epilepsy surgery in children. Epilepsia 44:936–943

Loddenkemper T, Moddel G, Schuele SU et al (2007) Seizures during intracarotid metohexital and amobarbital testing. Epilepsy Behav 10:49–54

Loddenkemper T, Morris HH, Möddel G (2008) Complications during the Wada test. Epilepsy Behav 13:551–553

Mikuni N, Takayama M, Satow T et al (2005) Evaluation of adverse effects in intracarotid propofol injection for Wada test. Neurology 65:1813–1816

Spencer DC, Morrell MJ, Risinger MW (2000) The role of the intracarotid amobarbital procedure in evealuation of patients for epilepsy surgery. Epilepsia 41:320–325

Takayama M et al (2004) Intracarotid propofol test for speech and memory dominance in man. Neurology 63:510–515

Urbach H, Kurthen M, Klemm E, Grunwald T, Van Roost D, Linke DB, Biersack HJ, Schramm J, Elger CE (1999) Amobarbital effects on the posterior hippocampus during the intracarotid amobarbital test. Neurology 52:1596–1602

Urbach H, Klemm E, Linke DB, Behrends K, Biersack HJ, Schramm J, Schild HH (2001) Posterior cerebral artery Wada test: amobarbital distribution and functional deficits. Neuroradiology 43:290–294

Urbach H, von Oertzen J, Klemm E, Koenig R, Kurthen M, Schramm J, Elger CE (2002) Selective middle cerebral artery Wada tests as a part of presurgical evaluation in patients with drug-resistant epilepsies. Epilepsia 43:1217–1223

Von Oerzten J, Klemm E, Urbach H, Kurthen M, de Greiff A, Linke DB, Biersack HJ, Elger CE (2000) SATSCOM- Selective amobarbital test intraarterial SPECT coregistered to MRI: description of a method assessing selective perfusion. Neuroimage 12:617–622

Wada J (1949) A new method for determination of the side of cerebral speech dominance: a preliminary report on the intracarotid injection of sodium Amytal in man. Igaku to Seibutsugaku 14:221–222

Wada J (1997) Clinical experimental observations of carotid artery injections of sodium Amytal. Brain Cogn 33:11–13

Wada J, Rasmussen T (1960) Intracarotid injections of sodium Amytal for the lateralization of cerebral speech dominance: experimental and clinical observations. J Neurosurg 17:266–282

Wagner K, Hader C, Metternich B, Buschmann F, Schwarzwald R, Schulze-Bonhage A (2012) Who needs a Wada test? Present clinical indications for amobarbital procedures. J Neurol Neurosurg Psychiatry 83(5):503–509

Wellmer J, Fernandez G, Linke DB, Urbach H, Elger CE, Kurthen M (2005) Unilateral intracarotid amobarbital procedure (IAP) for language lateralization. Epilepsia 46:1764–1772

Wieser HG, Mueller S, Schiess R et al (1997) The anterior and posterior selective temporal lobe amobarbital tests: angiographic, clinical, electroencephalographic, PET, SPECT findings, and memory performance. Brain Cogn 33:71–97

Woermann FG, Jokeit H, Luerding R, Freitag H, Schulz R, Guertler S, Okujava M, Wolf P, Tuxhorn I, Ebner A (2003) Language lateralization by Wada test and fMRI in 100 patients with epilepsy. Neurology 61:699–701

第 11 章　癫痫磁共振波谱成像

朱柳红　朱曦　陈蕾 译　梁树立　郭岗　张小斌　姚一 校

目录

摘要

结构成像技术是检测癫痫病灶的基本手段，尤其是磁共振成像技术。磁共振波谱成像（magnetic resonance spectroscopy，MRS）所获取的代谢相关信息可作为诊断致痫病灶的补充或替代性标志物；亦有助于鉴别常规 MRI 上表现相似的病灶；同时，还可检测出病灶对侧或远隔部位的功能障碍。然而，作为一个无创的诊断工具，MRS 的临床应用价值还不完全清楚。

MRS 可无创地检测到脑内代谢产物浓度。在癫痫患者中，MRS 旨在发现致痫病灶，且最终目的是希望 MRS 可以预测致痫病灶切除术后的疗效。对不同部位和不同病理的癫痫病灶的检测，MRS 均显示相似的异常表现，即神经元标志物的缺失（表11-1）。可以确信，MRS 在癫痫发生机制的研究上有一定的前景（McLean et al. 2008）。

1　方法学问题

　　MRS 的物理学原理和 MRI 一样，因此大部分临床 MR 设备可用于 MRS 扫描。质子 MRS 成像是癫痫中最常用的检查方法。人体富含 ^{1}H 原子核（单质子），MRS 利用不同代谢产物中质子共振频率的微小差异进行成像。特定脑代谢物的 MRS 分析需要通过一定的技术手段将来自水分子和大分子（如脂质和蛋白质等含有丰富质子的物质）的强信号过滤掉，进而突出被检测代谢产物（如氨基酸、糖类等）的微小信号。抑制水峰、减少或空间限制不需要的大分子信号是 MRS 检查中必有的技术，MRS 检查时可以受到来源于头皮脂肪信号的强烈干扰，必须应用空间限制法（又称为容积外抑制法）。由于致痫

表 11-1　　教科书知识*—可行外科治疗的致痫病灶 MRS 表现:常见低 NAA 和中度增高的 Cho

病理	MRS 表现
海马硬化/颞叶内侧硬化(MTS)	海马、颞叶:NAA↓;NAA/Cho<0.8 提示 MTS;若患者在发作后的 24 小时内行 MRS 检查,还可观察到乳酸峰或脂质峰
良性肿瘤	Cho↑,NAA↓(vs. 恶性肿瘤:Cho↑-↑↑↑,乳酸/脂质↑)
神经节细胞胶质瘤	Cho↑,NAA↓
弥漫性星形细胞瘤,低级别	Cho↑-↑↑,NAA↓(显著但非特异性);Ins/Cr 相对较高(与间变性星形细胞瘤相比)
胚胎发育不良性神经上皮肿瘤	无特异性(Cho↑,NAA↓),有些会出现乳酸峰
局灶性皮质发育不良	NAA↓,(Cho↑);但 NAA↓不如低级别星形细胞瘤
其他皮质发育畸形	异位:NAA 和 Cho 均多变 巨脑回-多小脑回:NAA↓
结节性硬化	NAA/Cr↓,Ins/Cr↑,癫痫发作时有时产生乳酸峰?
海绵状血管瘤	(-)
脑穿通畸形	正常脑代谢物缺失
慢性脑梗死后瘢痕	NAA↓
外伤后瘢痕	NAA↓
Rasmussen 脑炎	NAA↓,Cho↓;Ins↑,谷氨酰胺/谷氨酸↑
偏侧惊厥-偏瘫-癫痫综合征(热性惊厥持续状态后)	在持续状态的 24 小时内:可出现乳酸峰和脂质峰;之后:NAA↓
动静脉畸形	(-)
半侧巨脑畸形(半球皮质发育畸形)	进展性 NAA↓,Cho↑,Cr↑,Ins↑
Sturge-Weber 综合征	NAA↓,Cho↑
神经系统囊虫病	NAA↓,Cr↓;Cho↑,乳酸↑,丙氨酸↑

* 引自和改编自:Osborn A(Ed). Diagnostic Imaging-Brain. Amirsys, Salt Lake City, 2004
注:NAA. N-乙酰天门冬氨酸;Cho. 含胆碱化合物;Cr. 肌酸;Ins. 肌醇;↓. 下降;↑. 上升;(-). 未知

病灶多位于颞叶内侧或皮质,容易受到脂肪及颅底不均质的干扰,使得此部位的 MRS 检查具有一定的难度。

在活体中,MRS 仅能检测浓度等于或高于 1mM 的代谢物。图 11-1 所示为已知的代谢物情况。使用长回波时间(TE≥135ms)情况下,神经元标志物,更贴切地说是神经元功能的标志物 N-乙酰天门冬氨酸峰(NAA)会出现强信号。其他峰,如肌酸和磷酸肌酸(Cr)峰则代表能量水平和细胞密度;胆碱化合物峰(Cho)代表细胞膜翻转。使用短回波时间(如 30ms,图 11-1),还可以检测到来自肌醇(代表神经胶质增生)及谷氨酸类化合物(Glx:兴奋性氨基酸)的波峰,但后者需要应用较好的模型才能从许多重叠的峰中识别。基线不稳仍然是短回波时间成像引起误差的主要因素。

对于单体素 MRS(SV-MRS)定位成像,当选择好成像层面后,可在正交三平面中心处产生一体素(图 11-1);另外一种定位方法是类似于常规成像中运用到的相位编码法,称作磁共振谱成像(MRSI)或化学位移成像(CSI),成像层面为网格状多体素成像(图 11-2)。

由于代谢物信号曲线下的面积与其在组织中的浓度成正比,因此波谱可以对代谢物进行定性和定量。最常采用的数值为一种峰和另一种峰的比值,如 NAA/Cr 或 NAA/(Cr+Cho);采取比值的好处是可消除时间、空间或不同设备的差异。在不同脑组织和不同疾病中,比值变化范围较大。

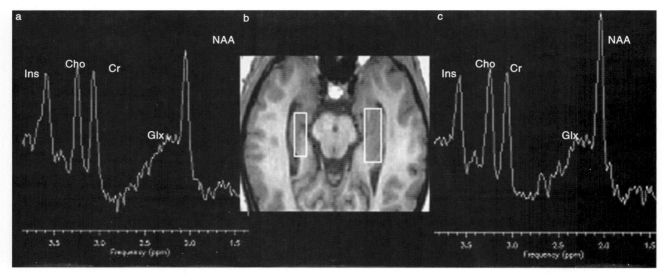

图 11-1   右侧海马硬化患者的单体素短 TE 磁共振波谱成像。患侧 NAA 峰（图 a）低于对侧（图 c）。为了减少邻近区域脑脊液的干扰,体素的大小依据右侧萎缩的海马做了相应调整（图 b）。引自 Woermann et al.（1999b）

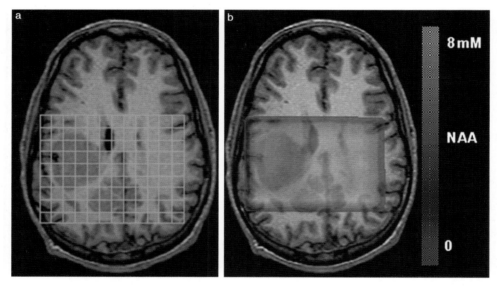

图 11-2   右侧旁中央区大块灰质异位的癫痫患者。对病灶区域层面进行了多体素磁共振波谱成像（图 a）。图 b 为 NAA 浓度的伪彩图,图中可见在大片皮质发育畸形内 NAA 含量不同 ［引自 Woermann et al.（2001）］

2   MRS：在癫痫诊断中的准确性

无论是 MRI 表现有明确病灶,还是表现正常（"磁共振阴性"）的癫痫患者,1H-MRS（或 MRSI）在癫痫患者评估中的潜在价值取决于该技术检测出代谢改变区域的能力。最终,1H-MRS 的临床意义基于术前 MRS 评估与术后癫痫发作情况以及神经心理学预后指标之间的相关性研究。

近年来,许多学者对不同磁共振成像技术在癫痫诊断中的准确性进行了全面回顾（Whiting et al. 2006；Burch et al. 2012）。包括了那些可提供共享数据来分析 MRS 结果与术后效果或其他金标准间相关性的癫痫 MRS 研究（Cross et al. 1996；Cendes et al. 1997；Knowlton et al. 1997；Achten et al. 1998；Kuzniec ky et al. 1998；Li et al. 2000；Antel et al. 2002；Lee et al. 2005）。这些回顾性研究作出非常谨慎的结论,"即倾向于异常区域的定位与较好疗效相关联",但总的来说,"由于纳入研究对象的局限性,回顾性研究结果对临床指导的意义有限。"

3　颞叶癫痫和海马硬化的 MRS

海马硬化可见神经元丢失和胶质增生。作为致痫病灶的海马，典型 MRS 表现为 NAA 降低，有时伴有 Cr 和 Cho 升高（或相应的 NAA/Cr，NAA/Cr + Cho，或 Cr/NAA 的比值发生改变）（见图 11-1）；对侧海马可正常或轻微异常。

一个最近评估术前[1]H-MRS 价值的 meta 分析（Willmann et al. 2006）研究，分析个体 MRS 数据与癫痫发作预后的相关性，结果为约 82% 单侧 MRS 改变的患者术后效果好，即此可预示术后无发作或发作显著改善。与双侧异常的 TLE 患者相比，单侧 MRS 异常的患者，术后无发作的概率明显大。

双侧 MRS 异常对不良预后的预测价值还不太清楚。不同的研究中，双侧颞叶 MRS 异常的患者为 0 ~ 70%（Cendes et al. 2002）。一项研究显示非手术侧的颞叶在术后代谢恢复正常（Ku-zniecky et al. 2001），该结果进一步说明双侧 MRS 异常的特异性差。这项研究结果提示 NAA 降低可能预示海马神经元的丢失，也可能仅是对侧海马中一种可逆的功能性标记物。

那些 MRI 正常（MRI 阴性）的颞叶癫痫患者是研究典型的 MRS 改变（与对侧相比，致痫病灶所在侧 NAA 峰降低）与术后良好效果相关性的研究对象，但 MRS 评估这类患者的有效性尚无定论（McLean et al. 2008）。

颞叶内侧硬化或海马硬化的癫痫患者伴有海马或颞叶以外的异常称为双重病理。采用靶向设定感兴趣区这种假设驱动的方法很难确定双重病理，只有将单体素或单层 MRSI 置于海马以外和/或颞叶以外，或采用多层 1H-MRSI，1H-MRS/MRSI 技术对发现这些异常病灶才有帮助（Mueller et al. 2002）。将多层 1H-MRSI 方法与组织图像分割的方法进行结合，可发现与正常对照组相比，同侧和对侧的额叶灰质和非额叶白质的 NAA 峰显著降低，尽管这种改变与术后疗效之间无关联。

尽管有学者提议将[1]H-MRS/MRSI 作为颞叶癫痫术前评估流程的一部分，但其有效性仍存在争议。^{1}H-MRS/MRSI（"NAA/Cho 是定位颞叶癫痫致痫病灶极好的一种标志物"Ng et al. 1994）作为一种无创方法，无论早期多么地热衷于它，仍终因其操作繁琐而不再用于颞叶癫痫术前评估（McLean et al. 2008）。

4　MRS 在颞叶外新皮质癫痫中的应用

在颞叶外新皮质癫痫中，分析术前[1]H-MRS/MRSI 数据与术后癫痫控制效果关系的研究较少，特别是可以评估实验质量的研究（Lee et al. 2005）。继颞叶之后，额叶是另一个常见的发病部位。由于相对其他脑叶，额叶较大，采用限制感兴趣区范围的成像方法（单体素或单层面），可降低[1]H-MRS/MRSI 对颞叶外病灶定位或定侧的敏感性（McLean et al. 2008）。

5　皮质发育畸形所致新皮质癫痫的 MRS

在皮质发育畸形（MCD）的患者中已经开展了部分 MRS 研究（Woer-mann et al. 2001）。NAA 降低是 MCD 患者同其他病例组比较时最常见的改变。但并非所有 MCD 患者均可发现代谢异常，提示 MCD 患者间的代谢情况并非完全相同。即使在单个 MCD 患者中，代谢异常区内也可见代谢正常区域（见图 11-2）。

目前，我们尚不清楚 MRS 是否可以区分低级别胶质瘤和局部皮质发育畸形（特别是局灶性皮质发育不良）。组间比较的研究结果令人振奋（即与皮质发育畸形相比，胶质瘤中的 NAA 更低），但有待验证，希望能够转化于临床实践（Vuori et al. 2004）。

结节性硬化症伴癫痫的患者，从双侧多发的病灶中确定某一病灶为顽固性癫痫的责任病灶，相当困难。在一些患者中，责任病灶在 MRS 上可出现乳酸峰（Yapici et al. 2005）

相对于[1]H-MRS 应用于颞叶癫痫的大量研究来说，应用于其他类型局灶性癫痫的研究报道就少得多。这些研究表明，MRS 在这些癫痫的定侧价值远小于颞叶癫痫。

6　肿瘤的 MRS

已经有大量文献报道了 MRS 在神经系统肿瘤中的应用（系统综述见 Hollingworth et al. 2006）。这些研究表明，恶性肿瘤的 MRS 可能具有以下特点：Cho 峰明显增高，NAA 峰下降，有时可见乳酸峰和脂质峰。Cho/NAA 比值 >2 与恶性脑肿瘤相关，但是该特点是否比增强 MRI（或者 MRI 灌注成像）获得的结果更加准确，目前尚不清楚。另外，MRS 是否

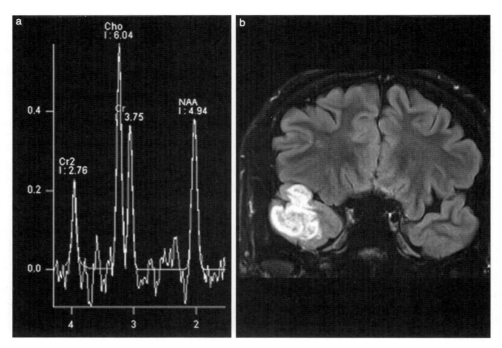

图 11-3　右侧颞叶低级别肿瘤(图 b)，MRS 见增高的 Cho 峰(图 a)

能够鉴别低级别和高级别脑肿瘤，目前亦未明确。

低级别肿瘤的 MRS 结果，可见增高的 Cho 峰(图 11-3)。

7　代谢性疾病相关癫痫的 MRS

神经元蜡样脂褐质沉积症(neuronal ceroid lipofuscinoses，NCL)是一组儿童常见的伴有癫痫发作的进行性代谢性脑病，MRS 有助于鉴别 NCL 的不同亚型。婴儿型 NCL 的特点是灰质和白质中 NAA 完全消失，Cr 和 Cho 显著减少，肌醇和乳酸增高。晚期婴儿型 NCL 的灰白质中，同样可见 NAA 减少和乳酸增多。相对于婴儿型 NCL，青少年型 NCL 则无代谢异常(McLean et al. 2008)。NCL 这些代谢上的改变是否比起病年龄更具有诊断价值，仍需进一步的研究。

在正常成人大脑 MRS 波谱中，通常没有乳酸峰。在线粒体脑病的患者中，可检测到乳酸峰，但是如同诊断罕见疾病的其他手段一样，MRS 并不能在所有线粒体脑病患者中都能检测到乳酸峰升高。

8　青少年肌阵挛癫痫的 MRS

青少年肌阵挛癫痫是一种常见的电临床癫痫综合征，是一种通过药物而非手术治疗的全面性癫痫。

长期以来的观点是这类患者在神经影像学上无改变。近年来，以体素为基础的形态测量学研究提示，额叶内侧皮质及其所形成的脑网络假说(Woermann et al. 1999a)与青少年肌阵挛癫痫形成有关，MRS 研究表明额叶内侧、旁中央区及丘脑 NAA/Cr 比值下降(Lin et al. 2009)，支持这一假说。

9　结论

MRS 检测海马硬化和脑肿瘤患者的有关代谢物的改变，但这些结果对于临床决策的作用尚不可知。大多数癫痫手术都没有把 MRS 作为术前评估常规项目。不管怎样，一个神经影像学尚未解决的一个重要问题是：质子 MRS 能否鉴别局灶性皮质发育不良和低级别肿瘤？另外一个目标是，提高不同磁共振技术在癫痫上敏感性，以发现致痫病灶，并尽可能的实施手术治疗

参考文献

Achten E, Santens P, Boon P et al (1998) Single-voxel proton MR spectroscopy and positron emission tomography for lateralization of refractory temporal lobe epilepsy. Am J Neuroradiol 19:1–8

Antel SB, Li LM, Cendes F et al (2002) Predicting surgical outcome in temporal lobe epilepsy patients using MRI and MRSI. Neurology 58:1505–1512

Burch J, Hinde S, Palmer S et al (2012) The clinical effectiveness and costeffectiveness of technologies used to visualise the seizure focus in people with refractory epilepsy being considered for surgery: a systematic review and decision-analytical model. Health Technol Assess 16(34):1–164

Cendes F, Caramanos Z, Andermann F et al (1997) Proton MR spectroscopic imaging and MRI volumetry in the lateralization of temporal lobe epilepsy: a series of 100 patients. Ann Neurol 42:737–746

Cendes F, Knowlton RC, Novotny E et al (2002) Magnetic resonance spectroscopy in epilepsy: clinical issues. Epilepsia 43 (Suppl. 1):32–39

Cross JH, Connelly A, Jackson GD et al (1996) Proton magnetic resonance spectroscopy in children with temporal lobe epilepsy. Ann Neurol 39:107–113

Hollingworth W, Medina LS, Lenkinski RE et al (2006) A systematic literature review of magnetic resonance spectroscopy for the characterization of brain tumors. Am J Neuroradiol 27:1404–1411

Knowlton RC, Laxer KD, Ende G et al (1997) Presurgical multimodality neuroimaging in electroencephalographic lateralized temporal lobe epilepsy. Ann Neurol 42:829–837

Kuzniecky R, Hugg JW, Hetherington H et al (1998) Relative utility of 1H spectroscopic imaging and hippocampal volumetry in the lateralization of mesial temporal lobe epilepsy. Neurology 51:66–71

Kuzniecky R, Palmer C, Hugg J et al (2001) Magnetic resonance spectroscopic imaging in temporal lobe epilepsy: neuronal dysfunction or cell loss? Arch Neurol 58:2048–2053

Lee SK, Kim DW, Kim KK et al (2005) Effect of seizure on hippocampus in mesial temporal lobe epilepsy and neocortical epilepsy: an MRS study. Neuroradiology 47:916–923

Li LM, Cendes F, Antel SB et al (2000) Prognostic value of proton magnetic resonance spectroscopic imaging for surgical outcome in patients with intractable temporal lobe epilepsy and bilateral hippocampal atrophy. Ann Neurol 47:195–200

Lin K, Carrete H Jr, Lin J et al (2009) Magnetic resonance spectroscopy reveals an epileptic network in juvenile myoclonic epilepsy. Epilepsia 50:1191–1200

McLean MA, Koepp M, Woermann FG (2008) Magnetic resonance spectroscopy in patients with epilepsy. In: Lüders H (ed) Textbook of epilepsy Surgery. Informa Healthcare, London

Mueller SG, Suhy J, Laxer KD et al (2002) Reduced extrahippocampal NAA in mesial temporal lobe epilepsy. Epilepsia 43:1210–1216

Ng TC, Comair YG, Xue M et al (1994) Temporal lobe epilepsy: presurgical localization with proton chemical shift imaging. Radiology 193:465–472

Vuori K, Kankaanranta L, Hakkinen AM et al (2004) Low-grade gliomas and focal cortical developmental malformations: differentiation with proton MR spectroscopy. Radiology 230:703–708

Whiting P, Gupta R, Burch J et al (2006) A systematic review of the effectiveness and cost-effectiveness of neuroimaging assessments used to visualise the seizure focus in people with refractory epilepsy being considered for surgery. Health Technol Assess 10(4):1–164

Willmann O, Wennberg R, May T et al (2006) The role of 1H magnetic resonance spectroscopy in pre-operative evaluation for epilepsy surgery. A meta-analysis. Epilepsy Res 71:149–158

Woermann FG, Free SL, Koepp MJ et al (1999a) Abnormal cerebral structure in juvenile myoclonic epilepsy demonstrated with voxel-based analysis of MRI. Brain 122:2101–2108

Woermann FG, McLean MA, Bartlett PA et al (1999b) Short echo time single-voxel 1H magnetic resonance spectroscopy in magnetic resonance imaging-negative temporal lobe epilepsy: different biochemical profile compared with hippocampal sclerosis. Ann Neurol 45:369–376

Woermann FG, McLean MA, Bartlett PA et al (2001) Quantitative short echo time proton magnetic resonance spectroscopic imaging study of malformations of cortical development causing epilepsy. Brain 124:427–436

Yapici Z, Dincer A, Eraksoy M (2005) Proton spectroscopic findings in children with epilepsy owing to tuberous sclerosis complex. J Child Neurol 20:517–522

第 12 章　SPECT 和 PET

孙龙　吴华　译　王逢鹏　张凯　姚一　校

目录

摘要

脑代谢的发作期灌注单光子发射计算机断层扫描和正电子发射断层扫描是功能性核素成像技术，在难治性局灶性癫痫患者的术前评估中具有重要价值，能够提供发作起始区、发作扩散路径和功能缺损区的信息。结合电生理资料、与MRI 融合，该技术作为一项无创的术前评估手段，适用于越来越多的难治性局灶性癫痫患者，对于 MRI 正常、局灶性发育不良、双重病理以及发作症状学、电生理学、结构性影像表现不一致的患者尤其有价值。此外，该技术还可为规划侵袭性脑电图检查提供关键性信息。

1　概述

单光子发射计算机断层扫描（SPECT）和正电子发射断层扫描（PET）是都属于功能性核素成像技术。SPECT 用于研究发作期和发作间期脑灌注（Kapucu et al. 2009 年），而 PET 则用于研究脑组织代谢与神经化学过程。在癫痫的临床工作中，2-[18F]氟-2-脱氧-D-葡萄糖 PET（FDG-PET）成像主要常用于评估发作间期脑代谢，少数情况下，也可用于评估发作期脑代谢。

功能性核素成像是难治性局灶性癫痫患者术前评估中最有价值的方法，能够勾画出发作起始区、发作扩散路径和功能缺损区（Rosenow and Lüders 2001）。所谓"功能性"意味着成像结果取决于示踪剂注射时间（如发作期、发作后期或发作间期）和癫痫发作类型（Van Paesschen et al. 2007a；Goffin et al. 2008）。了解癫痫发作类型、注射时间、发作期症状与脑电图（EEG）资料对于分析发作期 SPECT 非常重要。FDG-PET 和发作期 SPECT 能够预测癫痫外科术

后癫痫发作控制效果（Knowlton et al. 2008）。发作期
SPECT 可能是评估颞叶外癫痫发作起始区最敏感的
成像方法（Knowlton et al. 2008；Kim et al. 2009）。

2　发作起始区，扩散路径和功能缺损区

局灶性发作起始于发作起始区，并在脑内扩散
（Rosenow and Lüders 2001）。功能缺损区是指发作
间期功能异常的皮质，系形态和/或功能因素所致。
理解这些概念对于分析功能核素影像至关重要。

2.1　发作期 SPECT

癫痫发作未扩散时，高 z 值的过度灌注区代表发
作起始区。这种现象通常在简单或复杂部分性发作的
早期注射示踪剂时出现，也可见于发作扩散很慢的脑
区，即使在不了解其他术前评估资料的情况下，也可
对发作起始区作出可靠的定位（Dupont et al. 2006）。

通常情况下，发作期 SPECT 所显示的是发作已
经扩散开的脑区，这是由于相对癫痫发作的扩散速
度，发作期 SPECT 的时间分辨率较低。示踪剂从手臂
静脉循环到脑动脉的时间约 30 秒，加之从发作开始

到示踪剂的注射还常常有延迟，再者神经细胞摄取的
示踪剂，仅 60% 为首次通过时所摄取的（剩余的 40%
是后续摄取的），这些都是造成 SPECT 时间分辨率低
的原因。扩散模式见于所有的局灶性癫痫，但在额叶
癫痫最常见（Dupont et al. 2006），在继发性全面性发
作时注射示踪剂，比在局灶性发作且未继发全面性发
作时注射示踪剂，发作期 SPECT 显示的扩散区域更广
（Varghese et al. 2009），在发作扩散情况下，发作起始
区以外也可见发作期过度灌注。扩散区表现为高 z
值的大片过度灌注，通过鼠尾样过度灌注带与发作起
始区相延续，即所谓"沙漏征"（Dupont et al. 2006）。
癫痫发作可向其他脑叶、同侧或对侧扩散。不参考其
他术前评估资料，仅仅依靠发作期 SPECT 减影与磁共
振融合成像（SISCOM）来评估是不可靠的。

2.2　2-[^{18}F]氟-2-脱氧-D-葡萄糖 PET

FDG-PET 低代谢区通常包含发作起始区，比发
作起始区范围大。发作间期，发作期起始区和发作
扩散路径都表现为低代谢，即功能缺损区（Rosenow
and Lüders 2001；Van Paesschen et al. 2007a）。低代
谢的模式反映了 PET 扫描前的癫痫发作类型（Savic

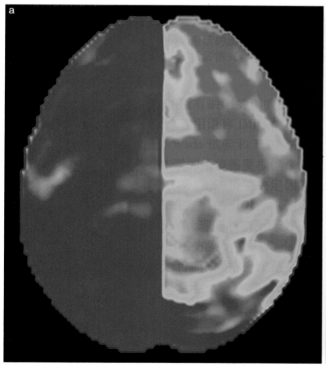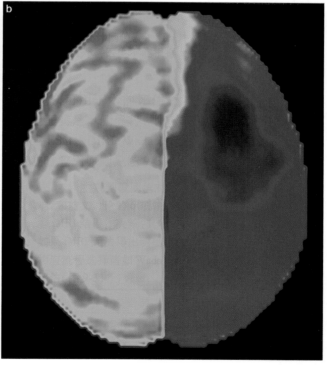

图 12-1　Rasmussen 脑炎的 FDG-PET 成像　图 a 为发作期 PET 三维立体脑表投影分析。女，26 岁，右侧半球 Rasmus-
sen 脑炎，表现为左侧部分性运动性癫痫持续状态。因脑电图不能定侧遂行发作期 PET 扫描，结果显示右侧半球高代
谢，与左侧癫痫持续状态相吻合。左侧半球呈明显低代谢。图 b 为右侧功能性大脑半球切除术后 1 年，术后无癫痫发
作。发作间期 PET 三维立体脑表面投影分析，右侧半球变为低代谢，正常的左侧半球代谢正常，同时患者认知功能显
著改善，符合 PET 显示的功能缺损区恢复表现

et al. 1997)。发作起始区和功能缺损区的差别在发作期 FDG-PET（罕见）中可很清楚地显示（Van Paesschen et al. 2007b），发作起始区为高代谢，功能缺损区为低代谢（图 12-1）。

3   SPECT、PET 与 MRI 融合

难治性局灶性癫痫最常见的病因有：海马硬化、皮质发育畸形、肿瘤、血管畸形和脑梗死/脑挫伤（Li et al. 1995）。发作期 SPECT 减影成像常规与磁共振影像融合（SISCOM），对临床定位发作起始区及判断手术预后很有帮助（O'Brien et al. 1998，2000）。FDG-PET/MRI 融合将提高发育不良性小病灶的检出率（Chassoux et al. 2010；Goffin et al. 2010；Salamon et al. 2008）。

4   功能性核素成像在难治性局灶性癫痫术前评估的应用

4.1   伴海马硬化的颞叶内侧癫痫

4.1.1   发作期 SPECT

伴海马硬化的颞叶内侧癫痫复杂部分性发作的发作期 SPECT 通常表现为：早期同侧颞叶新皮质高灌注、额叶低灌注（同侧比对侧更明显）、对侧小脑低灌注，后期顶叶低灌注（Van Paesschen et al. 2003；Blumenfeld et al. 2004）（图 12-2）。伴海马硬化的内侧颞叶癫痫单纯局灶性癫痫发作的发作期 SPECT 表现为颞叶局限的小范围高灌注，但也有约 40% 的病例无高灌注区（Van Paesschen et al. 2000；Van Paesschen et al. 2004），也许是因为高灌注区范围小，低于发作期 SPECT 的空间分辨率（约为 7mm）。发作扩散至同侧基底节区，导致的相关脑区低灌注与对侧上肢肌张力障碍姿势有关（Kim et al. 2007；Chassagnon et al. 2009）。由于发作可以传到至对侧颞叶，如果发作期 SPECT 在发作扩散后注射示踪剂，对侧颞叶在 SISCOM 可能呈高灌注（Cho et al. 2010）。而及时的示踪剂注射可以避免这个发作扩散的问题（Van Paesschen et al. 2000）。不同的扩散方式对于伴海马硬化的颞叶内侧癫痫的术后癫痫控制效果无明显影响（Kim et al. 2007）。

4.1.2   FDG-PET

伴海马硬化的颞叶内侧癫痫发作间期 FDG-PET

已有许多报道，95% 患者同侧颞叶低代谢，但除发作起始区外，对侧颞叶（超过 40%）、同侧基底节区（约 65%）、对侧基底节区（约 45%）、同侧岛叶（约 50%）、同侧额叶底面（约 30%）、同侧顶叶（超过 30%）也可表现为低代谢（Henry et al. 1990，1993）（图 12-2）。在伴海马硬化的颞叶内侧癫痫患者中，低代谢范围和严重程度与术后效果无关（Lee et al. 2002）。发作间期同侧额叶低代谢与发作期 SPECT 该区域低灌注相吻合，可能代表周边脑区功能抑制（Nelissen et al. 2006）。额叶低代谢也能解释该类患者额叶认知功能缺损。（Takaya et al. 2006；Jokeit et al. 1997）。

4.2   皮质发育畸形

皮质发育畸形代表一系列大脑皮质发育所致的先天性结构异常，是主要的难治性局灶性癫痫病因（Barkovich et al. 2005；Palmini et al. 2004）。异常增殖所导致的畸形（Barkovic I 型），有皮质错构瘤，皮质发育不良伴气球细胞、胚胎发育不良性神经上皮肿瘤、神经节神经胶质瘤、神经节细胞瘤等，较之神经元迁移障碍（Barkovic Ⅱ 型）和皮质构筑异常（Barkovic Ⅲ 型）所致的畸形预后好（Chang et al. 2011）。局灶性皮质发育不良的特点是神经胶质细胞异常增殖，是术前评估患者中最常见的皮质发育畸形（Lüders and Schuele 2006）。局灶性皮质发育不良分为三种类型（Blümcke et al. 2011）。彻底切除皮质脑电图和结构异常的部位是获得长期癫痫控制的最重要因素（Chang et al. 2011）。对于皮质发育畸形导致的难治性局灶性癫痫，功能性核素成像是一种有用的术前评估技术。

4.2.1   发作期 SPECT

因发作起始区位于发育不良的皮质内，故皮质发育畸形真正的致痫病变。并非发育不良的皮质都能在 MRI 上显示，所以，发作起始区可能位于 MRI 显示的发育不良病灶的边缘（Blümcke et al. 2011；Marusic et al. 2002）。发作期 SPECT 对于勾画出发作起始区特别有用，即使这些病变在 MRI 上没有显示（Van Paesschen et al. 2007a；Dupont et al. 2006；Kim et al. 2011）。O'Brien 等（2004）报道称：SISCOM 与手术切除部位、及 MRI 上病灶切除范围的一致性可预测术后癫痫控制效果。我们发现，MRI 单一局限的发育不良病变导致的难治性局灶性癫痫，在无创术前评估结果一致前提下，如果 SISCOM 高

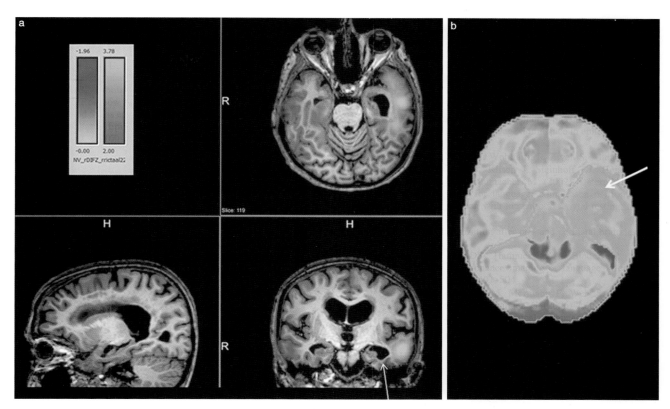

图 12-2　伴海马硬化的颞叶内侧癫痫的发作期 SPECT 与 FDG-PET。女,55 岁,颞叶内侧癫痫合并左侧海马硬化。图 a 为发作期 SPECT 减影与磁共振融合成像（SISCOM）,为复杂部分性发作,发作持续 73 秒,发作开始后 38 秒注射示踪剂。z 值最高的过度灌注区（黄-红）位于左侧颞上回、颞中回,通过鼠尾样过度灌注带（白色箭头处）与左侧海马硬化相连,提示最高过度灌注区可能代表癫痫发作扩散区。低灌注区（蓝色）位于对侧颞叶和额叶中线部位。图 b 为 FDG-PET 的三维立体脑表投影分析显示左颞叶低代谢（白色箭头处）

灌注区和 MRI 显示的局灶性发育不良病变重叠,手术中切除范围完全可以限定于 MRI 显示局限的发育不良病变和部位围绕病变的高灌注区（Dupont et al.2006）（图 12-3）。

4.2.2　FDG-PET

　　65% ~ 80% 的局灶性皮质发育不良病例,FDG-PET 呈局灶性或区域性低代谢（Chassoux et al.2010；Goffin et al.2010；Salamon et al.2008；Kim et al.2011）。FDG-PET/MRI 融合和部分容积校正技术可提高皮质发育不良的检出率（Chassoux et al.2010；Goffin et al.2010；Salamon et al.2008）。FDG-PET 在检测 MRI 阴性的 Palmini Ⅰ 型皮质发育不良特别有用（Kim et al.2009；Salamon et al.2008）（图 12-4）。FDG-PET 低代谢区经常超出局灶性发育不良病变范围,与功能缺损区往往要大于致痫区的现象一致（Goffin et al.2010）。所以,要结合全部术前评估情况来分析 FDG-PET 很重要。

4.3　双重病理

　　双重病理,即存在两个或两个以上的致痫病灶,MRI 检查发现 5% ~ 20% 的术前评估患者存在双侧病理（Li et al.1999）,通常,两个病变中的一个是海马硬化。比起其他致痫病灶,如低级别胶质瘤和血管畸形,皮质发育畸形和脑穿通性囊肿更经常合并海马硬化（Blümcke et al.2011；Cendes et al.1995）。局灶性皮质发育不良 Ⅲ 型是指合并海马硬化、癫痫相关性肿瘤、血管畸形、早年获得性致痫病灶（如外伤、缺血性损伤、或脑炎）（Blümcke et al.2011）。

4.3.1　发作期 SPECT

　　对于包括海马硬化在内双重病理患者,将两个病灶都切除可能是最好的手术方式（Li et al.1999）,但是,伴海马硬化的颞叶内侧癫痫合并颞叶外脑穿通性囊肿的患者,颞叶切除术后可获得癫痫不发作（Burneo et al.2003）。据我们的经验,在双重病理患者中,发作期 SPECT 可准确的确定海马硬化是否为

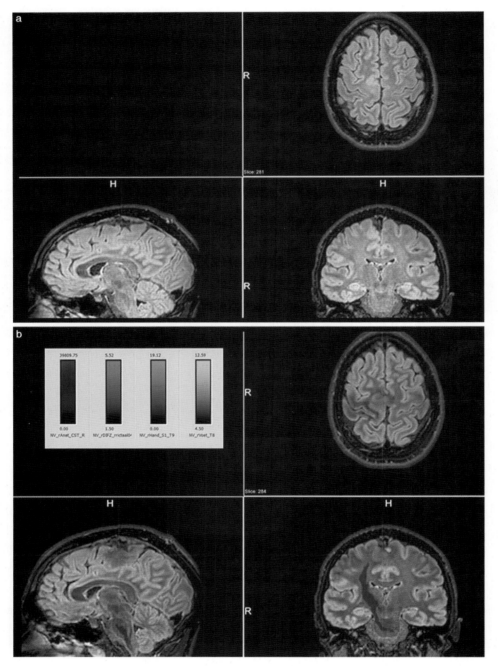

图 12-3   多模态成像在难治性局灶性癫痫术前评估的应用。男,14 岁,难治性额叶癫痫,表现为左侧肢体部分性运动性发作。图 a 为 FLAIR 成像可见位于右侧额上回内侧面局灶性皮质发育不良,信号稍高、皮质增厚(白色交叉)。图 b 为多模态影像,包括磁化准备快速梯度回波序列、发作期 SPECT 减影成像(红色区)和足(黄色区)、手(绿色区)运动功能磁共振成像,以及皮质脊髓束(蓝色区),与 FLAIR 融合(图 a)。SISCOM 过度灌注区与局灶性皮质发育不良重叠,从而勾画出致痫区位置、范围,为获术后无癫痫发作,改部分必须切除。然而,功能磁共振证实,致痫病灶位于足的运动区,不适合外科手术

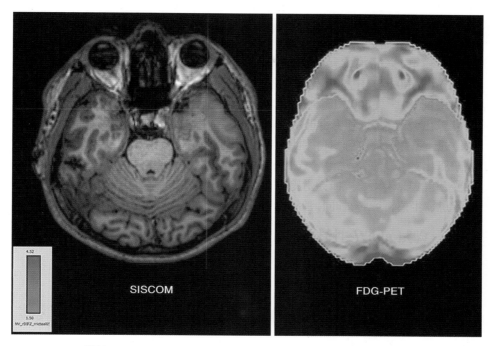

图 12-4　MRI 阴性、SPECT/PET 阳性的颞叶癫痫。男,27 岁,病程 5 年,MRI 阴性的难治性颞叶癫痫。SISCOM 显示左前颞叶高灌注。FDG-PET 显示左侧颞叶低代谢。行包括杏仁核在内的左侧前颞叶切除术,但保留海马。术后随访 1 年余无癫痫发作。病理证实为局灶性皮质发育不良 I 型

发作起始区(图 12-5)。Valenti 等(2002)报道,胚胎发育不良性神经上皮肿瘤的发作期 SPECT,高灌注区一直延伸到发育不良部分,改部分 MRI 不能显示。

4.3.2　2 FDG-PET

Diehl 等(2003)报告 FDG-PET 在海马硬化伴或不伴镜下皮质发育不良的应用。海马硬化伴颞叶新皮质镜下皮质发育不良的患者,最突出的低代谢区位于颞叶新皮质,仅存在海马硬化,不伴皮质发育不良的患者中,最显著低代谢区位于颞叶内侧。结节性硬化症患者往往有多个结节。切除致痫结节患者术后可能会获得无癫痫发作,对于此类患者,FDG-PET 是很有价值的无创术前评估方法,位于致痫区的结节,低代谢区范围可能远大于结节实际范围(Salamon et al. 2008;Wu et al. 2010)。

4.4　磁共振阴性难治性局灶性癫痫

约 25% 难治性局灶性癫痫患者 MRI 未发现致痫病灶(Li et al. 1995;Duncan 2010)。将 MRI 阴性患者单独统计,约 40% 的患者术后无发作,手术效果较 MRI 阳性的患者差(Lee et al. 2005)。

4.4.1　发作期 SPECT

在磁共振阴性难治性局灶性癫痫患者中,在发作期 SPECT 指导下的 MRI 再评估,约 15% 的病例可发现微小的局灶性发育不良病灶(Van Paesschen et al. 2007a;Van Paesschen and Ictal 2004)(图 12-6)。SISCOM 可用于指导颅内电极植入(Ahnlide et al. 2007),并可能改变和扩大电极植入的位置和范围。颅内电极脑电图与 SISCOM 高灌注区一致者,术后效果好。因此,对于需要行颅内电极脑电图监测的难治性局灶性癫痫,SISCOM 定位具有独一无二、不可替代的作用。在颞叶外癫痫,与 MRI、FDG-PET、脑磁图和头皮脑电图相比,发作期 SPECT 可能最敏感的发作起始区定位技术,和手术效果预测方法(Knowlton et al. 2008;Kim et al. 2009)。

4.4.2　FDG-PET

FDG-PET 对于 MRI 阴性颞叶癫痫很有价值。已有报道,表现为单侧颞叶低代谢的 MRI 阴性难治性颞叶癫痫,手术效果好(见图 12-4)。MRI 阴性、PET 阳性颞叶癫痫可能是一种与颞叶内侧癫痫不同的需手术治疗的癫痫综合征,其低代谢区主要累及外侧新皮质而非颞叶内侧结构(Lee et al. 2005;

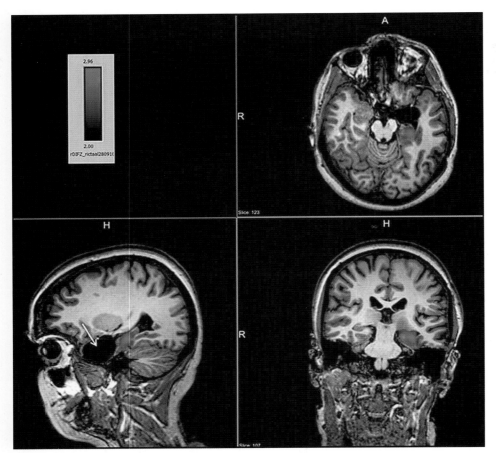

图 12-5 双重病理的 SIS-COM 成像。女,36 岁,7 岁发病,并毛细胞型星形细胞瘤而手术,术后未使用抗癫痫药物且无癫痫发作。23 岁时癫痫复发,并成为药物难治性左侧颞叶癫痫。SISCOM 显示紧邻术区后缘(白色箭头处)的海马呈局灶性高灌注(红色区)。切除该病灶后患者无癫痫发作,病理结果为海马硬化

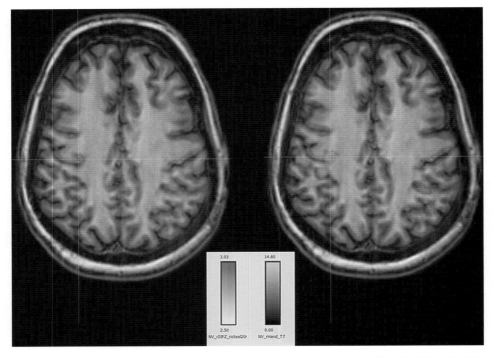

图 12-6 MRI 初步阅片无异常,经发作期 SPECT 引导,在 MRI 上发现微小的局灶性皮质发育不良。女,32 岁,药物难治性右额叶癫痫。MRI 初次报告未见异常。在 1 次持续 21 秒的运动性发作时,行发作期 SPECT 扫描,发作起始后 3 秒注射示踪剂。SISCOM 显示高灌注区(红色-黄色区域)邻近右额叶初级运动皮质(运动功能磁共振成像:蓝色区域)。再次阅片分析 MRI,SISCOM 高灌注区是位于脑沟底部的皮质发育不良

Carne et al. 2004）。FDG-PET 在以下情况的颞叶癫痫尤其有价值：MRI 阴性或非单侧颞叶异常；发作期 EEG 结果与 MRI 表现或发作症状学不一致（Uijl et al. 2007）。

5　结论

　　发作期 SPECT 和 FDG-PET 是功能核素成像技术，在难治性局灶性癫痫患者的术前无创评估中，当 MRI 提示皮质发育畸形（Dupont et al. 2006）、双重病理、MRI 阴性，或术前评估结果不一致时，发作期 SPECT 和 FDG-PET 可提供额外信息。对于 MRI 初始报告正常者，此两种方法有助于检出微小局灶性发育不良病变，还可通过无创的术前评估获得癫痫外科手术。发作期 SPECT 可以指导侵入性颅内电极的埋藏。发作期 SPECT 和 FDG-PET 可以与 MRI、纤维示踪成像、EEG-fMRI、脑磁图等多模态影像融合，制订精准的手术计划。FDG-PET 和发作期 SPECT 都可预测术后癫痫无发作。

参考文献

Ahnlide JA, Rosen I, Linden-Mickelsson TP, Kallen K (2007) Does SISCOM contribute to favorable seizure outcome after epilepsy surgery? Epilepsia 48:579–588

Barkovich AJ, Kuzniecky RI, Jackson GD, Guerrini R, Dobyns WB (2005) A developmental and genetic classification for malformations of cortical development. Neurology 27(65):1873–1887

Blümcke I, Thom M, Aronica E et al (2011) The clinicopathologic spectrum of focal cortical dysplasias: a consensus classification proposed by an ad hoc task force of the ILAE Diagnostic Methods Commission. Epilepsia 52:158–174

Blumenfeld H, McNally KA, Vanderhill SD et al (2004) Positive and negative network correlations in temporal lobe epilepsy. Cereb Cortex 14:892–902

Burneo JG, Faught E, Knowlton RC et al (2003) Temporal lobectomy in congenital porencephaly associated with hippocampal sclerosis. Arch Neurol 60:830–834

Carne RP, O'Brien TJ, Kilpatrick CJ et al (2004) MRI-negative PET-positive temporal lobe epilepsy: a distinct surgically remediable syndrome. Brain 127:2276–2285

Cendes F, Cook MJ, Watson C et al (1995) Frequency and characteristics of dual pathology in patients with lesional epilepsy. Neurology 45:2058–2064

Chang EF, Wang DD, Barkovich AJ et al (2011) Predictors of seizure freedom after surgery for malformations of cortical development. Ann Neurol 70:151–162

Chassagnon S, Namer IJ, Armspach JP et al (2009) SPM analysis of ictal-interictal SPECT in mesial temporal lobe epilepsy: relationships between ictal semiology and perfusion changes. Epilepsy Res 85:252–260

Chassoux F, Rodrigo S, Semah F et al (2010) FDG-PET improves surgical outcome in negative MRI Taylor-type focal cortical dysplasias. Neurology 14(75):2168–2175

Cho JW, Hong SB, Lee JH et al (2010) Contralateral hyperperfusion and ipsilateral hypoperfusion by ictal SPECT in patients with mesial temporal lobe epilepsy. Epilepsy Res 88:247–254

Diehl B, LaPresto E, Najm I et al (2003) Neocortical temporal FDG-PET hypometabolism correlates with temporal lobe atrophy in hippocampal sclerosis associated with microscopic cortical dysplasia. Epilepsia 44:559–564

Duncan JS (2010) Imaging in the surgical treatment of epilepsy. Nat Rev Neurol 6:537–550

Dupont P, Van Paesschen W, Palmini A et al (2006) Ictal perfusion patterns associated with single MRI-visible focal dysplastic lesions: implications for the noninvasive delineation of the epileptogenic zone. Epilepsia 47:1550–1557

Goffin K, Dedeurwaerdere S, Van Laere KJ, Van Paesschen W (2008) Neuronuclear assessment of patients with epilepsy. Semin Nucl Med 38:227–239

Goffin K, Van Paesschen W, Dupont P et al (2010) Anatomy-based reconstruction of FDG-PET images with implicit partial volume correction improves detection of hypometabolic regions in patients with epilepsy due to focal cortical dysplasia diagnosed on MRI. Eur J Nucl Med Mol Imaging 37:1148–1155

Henry TR, Mazziotta JC, Engel J Jr et al (1990) Quantifying interictal metabolic activity in human temporal lobe epilepsy. J Cereb Blood Flow Metab 10:748–757

Henry TR, Mazziotta JC, Engel J Jr (1993) Interictal metabolic anatomy of mesial temporal lobe epilepsy. Arch Neurol 50:582–589

Jokeit H, Seitz RJ, Markowitsch HJ, Neumann N, Witte OW, Ebner A (1997) Prefrontal asymmetric interictal glucose hypometabolism and cognitive impairment in patients with temporal lobe epilepsy. Brain 120(Pt 12):2283–2294

Kapucu OL, Nobili F, Varrone A et al (2009) EANM procedure guideline for brain perfusion SPECT using 99mTc-labelled radiopharmaceuticals, version 2. Eur J Nucl Med Mol Imaging 36:2093–2102

Kim JH, Im KC, Kim JS et al (2007) Ictal hyperperfusion patterns in relation to ictal scalp EEG patterns in patients with unilateral hippocampal sclerosis: a SPECT study. Epilepsia 48:270–277

Kim JT, Bai SJ, Choi KO et al (2009) Comparison of various imaging modalities in localization of epileptogenic lesion using epilepsy surgery outcome in pediatric patients. Seizure 18:504–510

Kim YH, Kang HC, Kim DS et al (2011) Neuroimaging in identifying focal cortical dysplasia and prognostic factors in pediatric and adolescent epilepsy surgery. Epilepsia 52:722–727

Knowlton RC, Elgavish RA, Bartolucci A et al (2008) Functional imaging: II. Prediction of epilepsy surgery outcome. Ann Neurol 64:35–41

Lee SK, Lee DS, Yeo JS et al (2002) FDG-PET images quantified by probabilistic atlas of brain and surgical prognosis of temporal lobe epilepsy. Epilepsia 43:1032–1038

Lee SK, Lee SY, Kim KK, Hong KS, Lee DS, Chung CK (2005) Surgical outcome and prognostic factors of cryptogenic neocortical epilepsy. Ann Neurol 58:525–532

Li LM, Fish DR, Sisodiya SM, Shorvon SD, Alsanjari N, Stevens JM (1995) High resolution magnetic resonance imaging in adults with partial or secondary generalised epilepsy attending a tertiary referral unit. J Neurol Neurosurg Psychiatry 59:384–387

Li LM, Cendes F, Andermann F et al (1999) Surgical outcome in patients with epilepsy and dual pathology. Brain 122(Pt 5):799–805

Lüders H, Schuele SU (2006) Epilepsy surgery in patients with malformations of cortical development. Curr Opin Neurol 19:169–174

Marusic P, Najm IM, Ying Z et al (2002) Focal cortical dysplasias in eloquent cortex: functional characteristics and correlation with MRI and histopathologic changes. Epilepsia 43:27–32

Nelissen N, Van Paesschen W, Baete K et al (2006) Correlations of interictal FDG-PET metabolism and ictal SPECT perfusion changes in human temporal lobe epilepsy with hippocampal sclerosis. Neuroimage 15(32):684–695

O'Brien TJ, So EL, Mullan BP et al (1998) Subtraction ictal SPECT co-registered to MRI improves clinical usefulness of SPECT in localizing the surgical seizure focus. Neurology 50:445–454

O'Brien TJ, So EL, Mullan BP et al (2000) Subtraction peri-ictal SPECT is predictive of extratemporal epilepsy surgery outcome. Neurology 12(55):1668–1677

O'Brien TJ, So EL, Cascino GD et al (2004) Subtraction SPECT coregistered to MRI in focal malformations of cortical development: localization of the epileptogenic zone in epilepsy surgery candidates. Epilepsia 45:367–376

Palmini A, Najm I, Avanzini G et al (2004) Terminology and

classification of the cortical dysplasias. Neurology 23(62):S2–S8

Rosenow F, Lüders H (2001) Presurgical evaluation of epilepsy. Brain 124:1683–1700

Salamon N, Kung J, Shaw SJ et al (2008) FDG-PET/MRI coregistration improves detection of cortical dysplasia in patients with epilepsy. Neurology 11(71):1594–1601

Savic I, Altshuler L, Baxter L, Engel J Jr (1997) Pattern of interictal hypometabolism in PET scans with fludeoxyglucose F 18 reflects prior seizure types in patients with mesial temporal lobe seizures. Arch Neurol 54:129–136

Takaya S, Hanakawa T, Hashikawa K et al (2006) Prefrontal hypofunction in patients with intractable mesial temporal lobe epilepsy. Neurology 14(67):1674–1676

Uijl SG, Leijten FS, Arends JB, Parra J, van Huffelen AC, Moons KG (2007) The added value of [18F]-fluoro-D-deoxyglucose positron emission tomography in screening for temporal lobe epilepsy surgery. Epilepsia 48:2121–2129

Valenti MP, Froelich S, Armspach JP et al (2002) Contribution of SISCOM imaging in the presurgical evaluation of temporal lobe epilepsy related to dysembryoplastic neuroepithelial tumors. Epilepsia 43:270–276

Van Paesschen W (2004) Ictal SPECT. Epilepsia 45(Suppl 4): 35–40

Van Paesschen W, Dupont P, Van Heerden B et al (2000) Self-injection ictal SPECT during partial seizures. Neurology 23(54): 1994–1997

Van Paesschen W, Dupont P, Van Driel G, Van Billoen H, Maes A (2003) SPECT perfusion changes during complex partial seizures in patients with hippocampal sclerosis. Brain 126:1103–1111

Van Paesschen W, Dupont P, Sunaert S, Goffin K, Van Laere KJ (2007a) The use of SPECT and PET in routine clinical practice in epilepsy. Curr Opin Neurol 20:194–202

Van Paesschen W, Porke K, Fannes K et al (2007b) Cognitive deficits during status epilepticus and time course of recovery: a case report. Epilepsia 48:1979–1983

Varghese GI, Purcaro MJ, Motelow JE et al (2009) Clinical use of ictal SPECT in secondarily generalized tonic-clonic seizures. Brain 132:2102–2113

Wu JY, Salamon N, Kirsch HE et al (2010) Noninvasive testing, early surgery, and seizure freedom in tuberous sclerosis complex. Neurology 2(74):392–398

第 13 章　MRI 形态测量分析

胡文瀚　刘欣 译　王逢鹏　张凯　郭岗　姚一 校

目录

摘要

MRI 形态测量分析可以通过凸显一些结构改变,如脑回形态测量异常、灰白质交界模糊和皮质厚度异常等,来检测和显示局灶性皮质发育不良和其他潜在的致痫性皮质畸形。本章将介绍一种运用 SPM5 计算软件基于体素的 MRI 后处理方法。我们将通过实例的方式详细介绍这些方法,包括该方法如何提高微小皮质发育不良、多小脑回及灰质异位的检出;如何更精确的确定病变范围,以及如何鉴别不同类型的病变等。因此,该方法能提高 MRI 的诊断准确率,可以作为一种有效的辅助诊断工具,尤其在癫痫患者的术前评估方面具有重要价值。

1　前言

局灶性皮质发育不良(Focal cortical dysplasia, FCD)是一种具有高度致痫性的皮质畸形,源于妊娠前三月神经元异常增殖和/或妊娠末三月皮质异常构筑(Barkovich and Kuzniecky 1996;Hagemann et al. 2000;Redecker et al. 2000;Barkovich et al. 2001;Hildebrandt et al. 2005)。该疾病的组织学病理改变从皮质的分层异常到累及整个皮质和皮质下白质的广泛畸形伴不典型细胞增生(Gomez-Anson et al. 2000)。在过去的 15 年中,由于 MRI 性能的提高,由于 MRI 技术的进步,越来越多的 FCD 在以前被认为是隐源性癫痫的病例中发现。目前,在癫痫中心接受术前评估的部分性癫痫患者中,FCD 所占比例超过 25%(Kuzniecky et al. 1993;Fauser et al. 2004;Lerner et al. 2009)。70% 以上的此类癫痫患者为药物难治性癫痫(Semah et al. 1998),外科治疗应该是最佳的治疗选择。为此,术前必须定位病灶位置、确定病灶范围。无论对于外科治疗的机会，还是术后效果，MRI 阳性患者均明显好，因此 MRI 对病变的检出至关重要（Berg et al. 2003；Bien et al. 2009）。FCD 典型影像特征包括脑回形态测量异常、皮质增厚、灰白质界限不清，以及有时 T2 加权及 FLAIR 序列上呈高信号（Kuzniecky et al. 1995；Raymond et al. 1995；Chan et al. 1998；Gomez-Anson et al. 2000；Urbach et al. 2002）。对于微小的 FCD，不管怎么样，诊断既耗时又困难，即便近年来 MRI 技术有了显著发展，常规 MRI 仍然无法显示微小的 FCD（Tassi et al. 2002；Widdess-Walsh et al. 2006；Krsek et al. 2008）。因此，为了提高病变检出率，衍生了大量通过现代影像后处理方式，包括三维 MRI 数据曲面重建（Bastos et al. 1999），利用基于体素的形态测量或自动组块分析对灰白质病变分布的定量分析（Sisodiya et al. 1995a，b；Woermann et al. 1999；Merschhemke et al. 2003；Bonilha et al. 2006；Bruggemann et al. 2007），脑皮质厚度分析（Fischl and Dale 2000），结构分析（Bernasconi et al. 2001；Antel et al. 2002，2003）及信号定量分析（Rugg-Gunn et al. 2005；Salmenpera et al. 2007；Focke et al. 2008）。此外，还出现一些很有应用前景的自动病变检测方法，例如：探测偏离正常人群数据库最大的信号（Kassubek et al. 2002；Wilke et al. 2003），运用利用贝叶斯定理的分类器（Antel et al. 2003），z 阈值图像（Colliot et al. 2006），运用基于神经网络的分类器（Besson et al. 2008b）以及利用统计参数图（SPM）软件对结构图形进行基于体素的形态测量测量分析或联合信号强度分析。不同的后处理方法的介绍可参考 Bernasconi 等人的综述（Bernasconi et al. 2011）。

下文将集中介绍一种基于免费软件 SPM5（SPM5，韦尔科姆神经影像学系，伦敦，英国；http：//www. fil. ion. ucl. ac. uk/spm）计算程序的 MRI 形态测量分析方法，其基本原理是将个体的脑结构图像与正常人群数据进行对比。整个过程为通过运行一个高度自动化的执行名为形态测量分析软件（Morphometric Analysis Program，MAP）的 MATLAB@ 脚本程序，欧洲及美国的十二个癫痫中心已经将该方法应用于临床。该程序基于高分辨 3D-T1 加权 MRI 数据，计算出 3 个特征图像（"延伸图像"，"交界图像"，"厚度图像"），分别对应 FCD 的 3 个潜在特征：灰质异常延伸至白质（例如过深的脑沟），灰白质交界模糊及灰质厚度异常。MAP 通过突显出可疑皮质区域来指导影像科医师对 MRI 数据的再阅读，因

此可提高 MRI 评估的敏感性（Huppertz et al. 2005；Wellmer et al. 2010；Wagner et al. 2011）。

2　方法

本章所介绍的 MRI 后处理是关于 SPM5 的标准流程（例如：标准化、分割）和相关的简单计算与过滤（例如：差数图像计算、二进制图像转换、蒙片图像制作、平滑）。原始数据为 T1 加权 MRI 容积扫描数据，通常体素分辨率设置为 $1mm^3$，该参数条件下具有良好的灰白质对比，形态测量图像的计算过程包括以下步骤（图 13-1，图中的数字对应步骤的序号）。

2.1　图像预处理

标准化和信号校正（步骤 1）和同步分割（步骤 2）。SPM5 包含一个基于概率的处理架构（称之为统一分割），整合了图形配准、组织分类以及偏差校正功能（Ashburner and Friston 2005）。利用该架构，可将每个患者的三维 MRI 数据以 SPM5 自带的蒙特利尔神经病研究所（Montreal Neurological Institute，MNI）标准脑为模板进行标准化处理；分割为不同的脑组织，例如：灰质、白质及脑脊液；同时完成少量的信号不均匀校正（使用 SPM5 默认参数）。

2.2　计算交界图像

过滤及转换为二进制图像（步骤 3）。灰质和白质体素信号的平局值和标准差用于确定是否高于或低于信号阈值，再进行标准化和信号校正图像的滤过和翻转为二进制图像。其计算公式为：

$$T\ Lower\ Threshold = Mean\ GM + 1/2\ SD\ GM\ 及$$
$$T\ Upper\ Threshold = Mean\ WM - 1/2\ SD\ WM$$

其中 Mean 及 SD 分别为所对应的脑组织体素信号的平均值和标准差，而 GM 和 WM 分别为灰质与白质。在转化为二进制图像的过程中，体素信号的灰度值在阈值内的体素被赋值为 1，阈值外的体素被赋值为 0。此外预先设计好的蒙版已将大脑皮质以外的脑区如基底节、脑干以及小脑去除。

卷积（步骤 4）。二进制图像的平滑是通过卷积内核为 5^3 的三维卷积实现的。在得到的"卷积图像"中，值为 1 的体素融合成簇显示为亮区。

与正常数据库对比（步骤 5）。将卷积图像与正常人群数据库对比，目的在于消除不同脑区灰白质

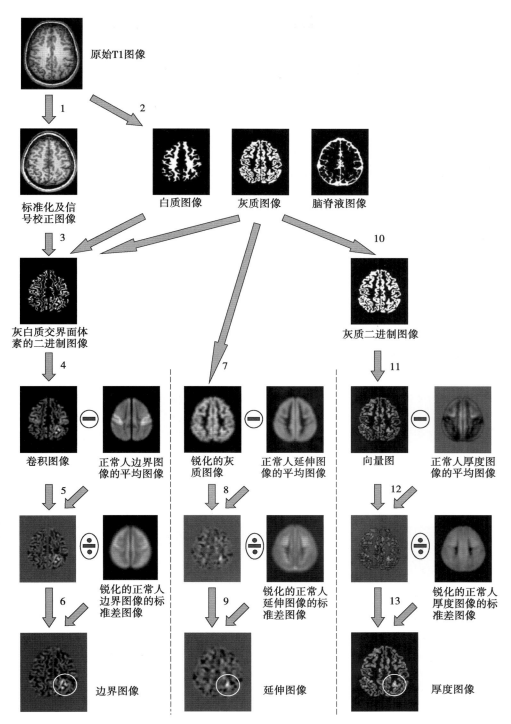

图 13-1　计算形态测量图像所需图形处理步骤概述。预处理：1. 标准化及信号校正图像；2. 同步分割。计算交界图像：3. 过滤及转换为包含灰白质交界面体素的二进制图像；4. 卷积；5. 与正常人群数据对比；6. 计算交界图像：3. 过滤及转换为包含灰白质交界面体素的二进制图像；4. 卷积；5. 与正常人群数据对比；6. 计算 z 值图像。计算延伸图像：7. 平滑；8. 与正常人群数据对比；9. 计算 z 值图像。计算厚度图像：10. 转换为灰质的二进制图像；11. 估算皮质厚度；12. 与正常人群数据对比；13. 计算 z 值图像。请参照正文详情

交界区域的正常变异。采集正常人群的 T1 加权图像时同一患者尽量使用相同的磁共振机器和参数。将正常人群数据库的每个个体数据经过上述的 1-4 步处理后进行平均。再用患者的卷积图像减去群体平均卷积图像。

计算 z 值图像(步骤 6)。对照组的卷积图像也可用于计算"标准差图像",得出正常人群数据每一个体素点的标准差。最后一步,将步骤 5 所得到的差值图像除以正常人群的标准差图像,最终得到了通过 z 值标准化的"边界图像"。为了避免在正常人群数据库及标准差图像中因只有少数正常个体的数据能填充到标准脑的边缘而出现的异常值,标准差图像需要预先通过半峰全宽(full width at half maximum,FWHM)为 6mm 的高斯核函数进行平滑。

交界图像中的高亮区主要反映的是相对于正常人群该区灰白质交界不清或移行区较宽。然而在其他的一些脑区(如皮质下结构),因为其信号强度会异于正常人群数据,正好位于步骤 3 中所定义的灰白质信号强度之间,也会显示为高亮区域。

2.3 计算扩展图像

平滑(步骤 7)将分割过程中得到的灰质图像使用 FWHM 为 6mm(与所要检测的病变的大小有关)的高斯核函数进行平滑。在已平滑的灰质图像中,每一个体素的数值体现了在原始结构 MR 图像的对应位置上灰质(取决于平滑函数的构成)的平均灰度值。

与正常人群数据库对比(步骤 8):与步骤 5 一样,用患者平滑后灰质图像减去正常人群对应图像的平均值。

计算 z 值图像(步骤 9)步骤 8 所得的差值图像除以正常人群的标准差图像即得到了 z 值标准化数据组成的"延伸图像"。在该图像中,与正常人群数据对照,显示为高亮的脑区提示灰质异常延伸至白质内。

2.4 计算厚度图像

转换为二进制图像(步骤 10)使用 SPM5 的 Im-Calc 工具将分割步骤所得的灰质图像转换为二进制图像(小于 0.5 的像素点赋值为 0,其余的赋值为 1)。

估算皮质厚度(步骤 11)与 Bernasconi 等人所描述的方法(Bernasconi et al. 2001)类似,对于灰质成分的每一个体素,其行程向量由该体素向 26 个直线空间方向搜索到的最近的皮质边界距离所决定。为了减少处理时间,搜索范围被限制在以起始体素为中心 15^3 体素的正方体内。因此,单个行程向量的最大值被固定在 7 个体素单位。对于每对方向相反的行程向量,取这两个向量的空间距离的总和。取这 13 个方向的空间距离的最小值,赋值到起始体素即为"行程图像"。图 13-2 通过二维方式描述了该方

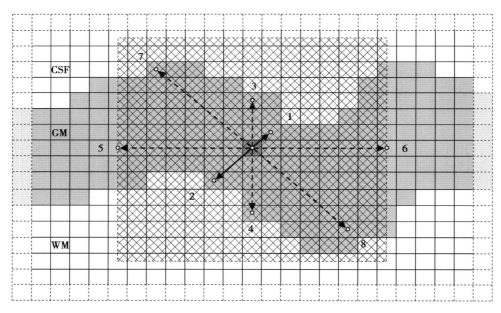

图 13-2 皮质厚度估算方法的二维图示。对于灰质成分内的任意体素,其不同方向的行程向量或终止于最近的灰质边缘的体素,或终止于预先确定的以该起始体素为中心的搜寻范围(图中斜纹格标示部分)的边界。在本图示中,方向相反的行程向量 1 和 2 为经过起始体素的灰质-白质界面和灰质-脑脊液界面之间的最短连接。将两个向量的几何长度进行相加,并将所得的值赋予起始体素,从而得到"行程图像"

法,但实际的计算过程是三维的。穿过起始体素向量对长度的最小值,估算出了灰质-白质和灰质-脑脊液界面之间的最小距离。相对于平均值或中位数,最小值减少了在扣带回等长脑回中出现极端值的可能(Antel et al. 2002)。与表面形态重建(Fischl and Dale 2000;Besson et al. 2008a;Thesen et al. 2011)这种基于模型的复杂方法相比,前文描述的数据驱动方法不需要重建皮质表面,因此需要的处理时间明显减少(Scott et al. 2009)。

与正常人群数据库相比(步骤 12)为了消除不同脑区皮质厚度的正常变异,将患者行程图像减去正常人群的平均行程图像。将正常人群的行程图像进行平均处理后,所有值为零的体素点(即正常人群中没有任何人的灰质在该点有分布)被赋值为皮质厚度的中位数(其值取决于非零值的体素点)。通过该方法,即使正常人群中没有灰质覆盖到的脑区,异常的皮质厚度都能得以计算。否则,皮质厚度正常但过深的脑沟在行程图像上与正常人群的差距将被夸大。这种预期外的异常将会与延伸图像突显的 FCD 特征异常混淆。

计算 z 值图像(步骤 13)步骤 12 所得的差值图像除以正常人群的标准差图像即得到了 z 值标准化数据组成的最终"厚度图像"。同样,为了避免标准脑的边缘出现异常值,标准差图像预先需要通过 FWHM 为 6mm 的高斯核函数进行平滑。在厚度图像中,高亮区提示该区皮质厚度异常。

3　实例

下文将用实例来说明 MRI 形态测量分析的临床应用,特别是在癫痫患者的术前评估方面。

3.1　局灶性皮质发育不良

三种形态测量图像侧重的方向和凸显的 FCD 典型特征各不相同,相互补充。延伸图像和厚度图像往往只显示发育不良病变异常最显著部分,而交界图像更倾向于显示病变的范围,即使皮质无异常增厚或脑沟无异常变深(图 13-3a)。当病变的位置已经明确时,MRI 形态测量分析,尤其是交界图像,对确定病变范围仍然有帮助。

当 FCD 典型特征在所有形态测量图像的同一位置突出显示时(图 13-3b),形态测量分析的结果非常有意义。然而,并不是每一个 FCD 都同时具备发育不良病变的全部特征,其表现的特征取决于组织病理学分型(Krsek et al. 2008)。通常,只有某一种形态测量图像显示异常而其他的图像却不明显。在这种情况下,交界图像是这三种形态测量图像中敏感性和特异性最高的,可能是因为大多数 FCD 亚型都有灰白质交界不清。甚至在大多数 Palmini 和 Luders 所定义的 FCD I 型病例中也有此特点(Palmini A and Luders HO. 2002),而表现为皮质异常增厚、脑回和(或)脑沟异常这两种特征分别少于 10% 和 17%(Krsek et al. 2008)。图 13-3c 示范了 1 例仅通过交界图像即检出病变的病例。这是 1 例 11 岁男孩,为痴笑发作和过度运动发作,在 2005 年至 2008 年间,在 3 台不同的 3T MRI 机器上进行了 4 次扫描,但癫痫病因不明。最后在交界图像突显出右侧额叶细微的灰白质交界不清,并据此行硬膜下电极置入。颅内电极脑电图证实癫痫发作起始于此部位,且术后病理证实为 FCD IIb 型(Kröll-Seger et al. 2011)。虽然如此,如图 13-4a 所示,也有一些病例仅在延伸图像或厚度图像显示异常,并据此检出了 FCD(Altenmüller and Huppertz 2006)。

值得一提的是,图 13-3c 所示病例的交界图像是基于 0.5mm³ 的以内插值替换的体素分辨率计算的。该选项是从处理 7T 高分辨率 MRI 数据(Speck et al. 2009)衍生而来,有利于体素分辨率为 1mm³ 的常规 MRI 数据的采集,是详细了解病变范围所必须的,但是也明显增加了处理时间和需要大量磁盘空间。

MRI 形态测量分析还有助于寻找癫痫手术失败的原因。图 13-4b 为 1 例 8 岁女孩,因右额 FCD 已在国外手术,但是发作频率无降低。术后 5 年检查 MRI 可见手术切除范围和术后胶质增生,但未发现残留的皮质发育不良。将术前 MRI 的形态测量分析与术后 MRI 融合,发现术区后侧岛叶前部残留皮质发育不良。此结果给患者提供了第二次手术机会,且有望彻底切除(Kröll and Huppertz 2008)。

除了检出病变和勾画最终切除范围,MRI 形态测量分析结果也可指导硬膜下电极或深部电极置入,以监测颅内电极脑电图和定位皮质脑功能区(图 13-4a)。为实现此目的,在预处理期间被标准化到 SPM5 模型脑的形态测量图像,通过逆标准化,反转回到初始空间并导入术中神经导航系统(Wellmer et al. 2010)。这对于常规 MRI 序列不能被发现的病变尤为有用。

3.2　灰质异位

尽管 MRI 形态测量分析主要用于检出并显示

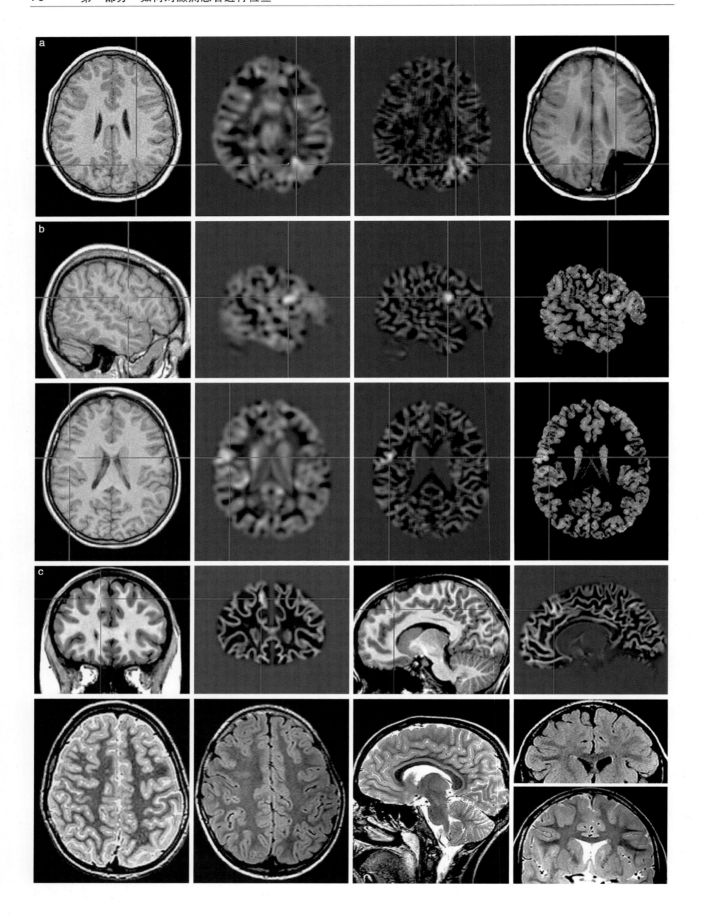

◀图 13-3　局灶性皮质发育不良的 MRI 形态测量分析。**图 a** 为 1 例 FCD Ⅱ b 型患者的 T1 加权图像、延伸图像、交界图像以及术后影像。延伸图像只显示了病变的"冰山一角"，交界图像显示了病变范围，与最终的手术切除区域吻合。**图 b** 为 FCD Ⅱ b 型的 T1 加权图像、延伸图像、交界图像以及厚度图像：形态测量图像显示了发育不良病变的所有特点，即脑回形态异常、灰白质交界不清以及皮质厚度异常。**图 c** 为 1 例表现为痴笑样发作和过度运动发作患者的 T1 加权、交界图像的冠状位和矢状位（上排）、对应的 T2 加权和 FLAIR 加权影像（下排），该患者在 3 台不同的 3T MRI 机器上进行了 4 次扫描仍病因未明。只有交界图像检测出病变。即使回顾性的再次分析常规 MR 图像，也难以检出此皮质发育不良

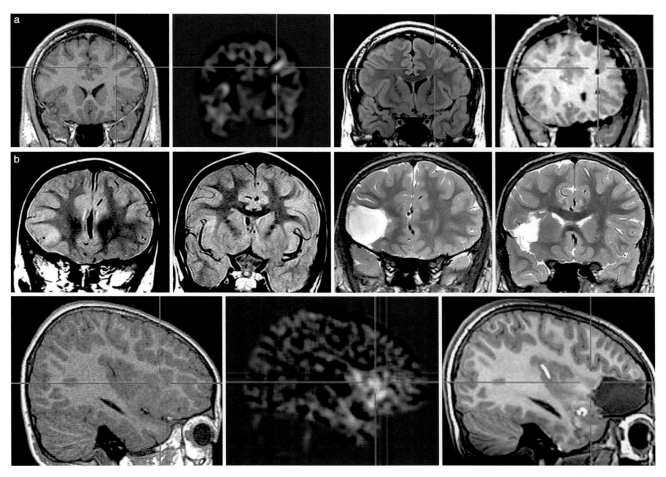

图 13-4　FCD 的形态测量分析再举例。**图 a** 为 1 例表现上腹部不适先兆和过度运动发作的患者的 T1 和 FLAIR 加权影像、延伸图像以及电极植入后的 T1 加权影像。尽管患者之前接受过 1.5T 和 3T MRI 扫描，但未能发现病变。延伸图像通过突出显示左额叶一个深度异常的脑沟而发现病变，并以此为线索在此可疑脑沟置入深部电极，手术切除后明确为 FCD Ⅱ b 型。FLAIR 图像上非常细微的"Transmantle"征仅仅在回顾性阅片时才被确认。**图 b** 为 1 例右额 FCD 的 8 岁女童，术前 FLAIR 及术后 T2 图像（上排）。对比术前 T1 和交界图像与术后 T1 影像融合，发现邻近术区后部残留发育不良组织

FCD，但此方法同样可以用来帮助发现其他类型的皮质发育畸形。图 13-5a 为 1 例 30 岁男性，全面性强直-阵挛发作，发作稀少，发作间期为 1 ~ 2 年，无任何局灶性症状。1.5T 和 3TMRI 检查均认为正常。基于最后一次 MRI 的形态测量分析得到的延伸图像显示侧脑室顶的两个微小灰质结节，提示双侧侧脑室旁结节状灰质异位。值得一提的是，本病例的形态测量分析不仅有助于检出灰质异位，而且其表面之皮质也被突出显示，似乎异常延伸至白质内（图

13-5a）。

全脑皮质下带状灰质异位的特点是典型双皮质征，MRI 检查很难漏诊。图 13-5b 为 1 例 42 岁男性，表现为发作性左下视野视物变形。发作期脑电图为双侧后头部脑电活动，无定侧价值，间期脑电可见后颞区多灶棘慢复合波。22 岁和 42 岁时所检查的 MRI 考虑正常。基于第二次 MRI 数据（3T）的交界图像突出显示局限于双侧顶枕皮质下不连续的细带状异常结构。再次对此部位 MRI 分析，可见后

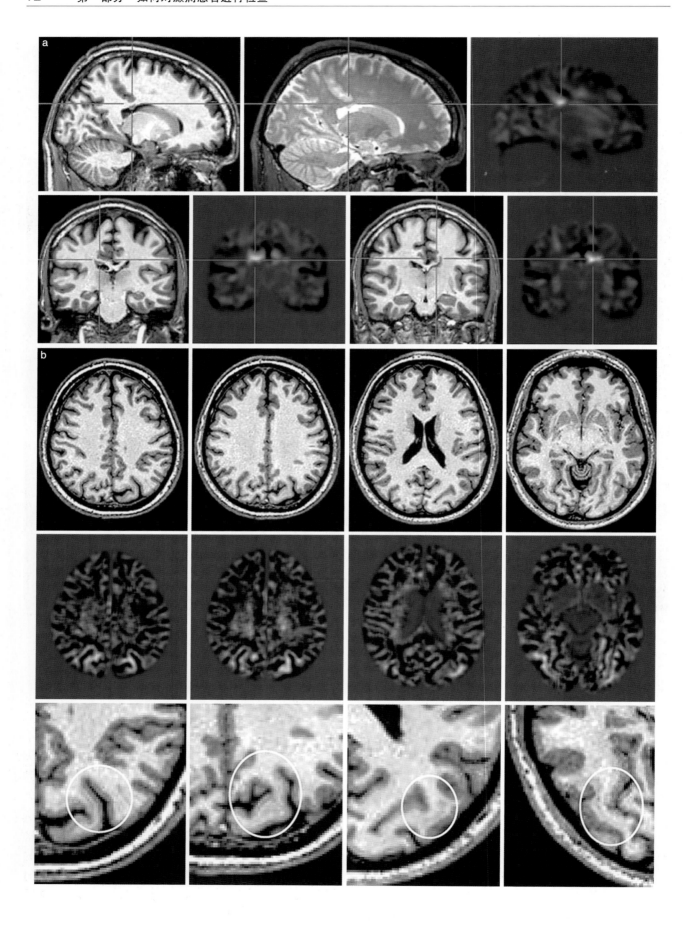

◀图 13-5　灰质异位的 MRI 形态测量分析。**图 a** 为 1 例双侧脑室旁结节状灰质异位患者,矢状位 T1 和 T2 加权图像及延伸图像(上排),冠状位 T1 图像及延伸图像。两次 1.5T 和 3T MRI 检查均遗漏了灰质异位病变,在延伸图像的辅助下才检出该病变。**图 b** 为 1 例细微的皮质下带状灰质异位患者的轴位 T1 影像(上排),对应的交界图像(中排),以及放大的 T1 影像(下排),在之前的两次 MRI 检查中未发现该病变。交界图像不仅在明确诊断上发挥关键作用,而且有助评估病变范围,明确病变双侧分布

头部存在很细微的 SBH,存在局灶性双皮质征,诊断明确,很好的解释了患者的发作期视觉症状和 EEG 表现。三个癫痫中心对 378 例癫痫患者后续的调查分析,MRI 形态测量分析检出 5 例先前漏诊的 SBH。这表明仍有相当一部分 SBH 患者常规 MRI 检查未被发现(Huppertz et al. 2008)。

再者,类似于图 13-5b 的细微 SBH 只能被薄层扫描的 T1 图像检出,尤其是各个方向上均以 1mm³ 体素分辨率扫描。对于层厚 3～5mm 的数据重建也不足以检测出这些病变。从另一个方面来说,对 150～180 层的高分辨率 T1 图像进行全面的阅片需要更高的注意力、更多耐心及时间。MRI 形态测量分析的应用能够提示注意这些细微的异常,利于节省时间。

3.3　多小脑回

多小脑回在 MRI 上通常不难诊断,尤其是有双侧病变或伴脑裂畸形时。但仍有些微小局限和单侧的多小脑回难以被发现,特别是未行薄层 T1 扫描时或为省时而用厚层扫描的图像替代薄层扫描的图像

重建时。图 13-6 所示的 1 例多小脑回,在之前的 MRI 扫描中被漏诊,而最近的一次 3T MRI 扫描又被误诊为 FCD。MRI 形态测量分析不仅有助于检出病变(类似此病例),还有助于鉴别 FCD 和多小脑回。相对于 FCD,多小脑回在延伸图像和厚度图像中更显示突出,而在交界图像(此处未展示)上没有或极少发现灰白质交界不清的现象。

4　检出率

瑞士癫痫中心于 2006 年对 MRI 形态测量分析的检出率进行了前瞻性分析。该研究对当年进行了 MRI 扫描且有 T1 序列数据的所有癫痫患者进行了 MRI 形态测量分析。在 2006 年接受 MRI 扫描的 363 名癫痫患者中筛选出 215 例。30 例患者为皮质发育畸形(其中,FCD 20 例,灰质异位 4 例,其他 6 例)。这些病例,26 例行 MRI 形态测量分析(4 例因为严重运动伪影或缺少数字化 MRI 数据而被剔除)。所有的畸形病变均由形态测量图像检出,其中 16 例患者在之前的 MRI 检查中未被检出,其中 9 例

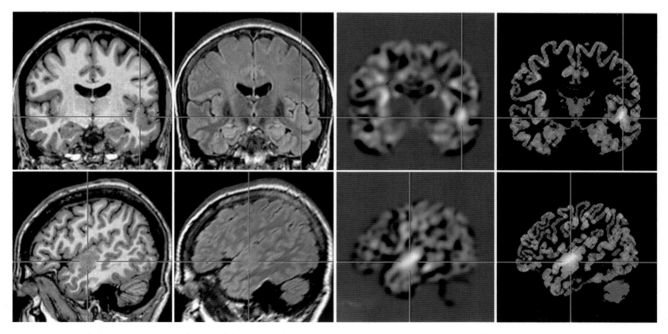

图 13-6　多小脑回的 MRI 形态测量分析。冠状位(上排)和矢状位(下排)T1、FLAIR 图像、延伸图像及厚度图像,这两组形态测量图像提示左颞叶外侧脑回形态异常及皮质增厚,仔细检查后明确为多小脑回

即便在 2006 年的这次 MRI 检查仍被遗漏,是通过本次 MRI 数据的后处理才发现的。另有 7 名患者的病变性质或范围判断有误。总体来说,检出率约为 7% ~8% ,对于这部分患者,形态测量分析能够提供额外的有价值的信息。

德国波恩大学的癫痫病科近期完成了一项更大型的研究。该研究共纳入 2000 年到 2010 年间该中心经术后病理证实的 91 例 FCD 患者(FCD Ⅱa 型 17 例,FCD Ⅱb 型 74 例),对形态测量分析和传统阅片的诊断结果进行了对比。所有的术前 MRI 都被独自评估:①有经验的神经影像科医生传统阅片和②神经病学医生作形态测量分析。两位医生都获得了相同的临床信息,但结果相互保密。形态测量分析对 FCD Ⅱa 型的检出率要高于传统阅片(82% 比 65%),但对于 FCD Ⅱb 型,两者无区别(92% 比 91%)。然而,传统阅片和形态测量分析相联合,则能够提供互补信息并检出了 91 例 FCD 中的 89 例(98%)。然而,传统阅片 MR 图像和形态测量分析相联合,相互补充下,91 例 FCD 被检出 89 例(98%)。对于两种 FCD 亚型同样都有较高的诊断敏感性(FCD Ⅱa 型,94% 比 65% ,$P = 0.031$;FCD Ⅱb 型,99% 比 91% ,$P = 0.016$),均明显高于传统阅片(Wagner et al. 2011)。

5　局限性

MRI 形态测量分析仅仅是突出显示异常的结构,它并不反映 FLAIR 和 T2 序列上高信号的特点,而后者是 FCD 常见的特征。因此,该方法对检测只有皮质或皮质下高信号而无结构异常的 FCD 没有帮助。所以,形态测量分析并不能替代经验丰富的神经影像科医生,且不能忽略 T1 以外的其他 MR 序列的信号变化。这种后处理方法应该被定位为提高某些病变诊断敏感性的辅助方法。

此外,形态测量图像的解读也需要经验。在现阶段,该方法尚不能自动检测病变。形态测量图像让阅片人直接关注可疑区域,并能突出显示改变。通过传统阅片来确认仍然必不可少。另外,形态测量图像会突显出常规 MRI 序列上非病理性异常区域,例如儿童延迟髓鞘化的白质区域或异常静脉。由于髓鞘化不完全或 T1 序列灰白质信号反转,2 岁以下儿童的影像分割也可能失败(Wagner et al. 2011)。

6　结论

本章介绍的形态测量图像能突出显示 FCD 及其他皮质畸形的不同特征,且能够相互互补。形态测量的方法是基于体素的技术能对容积 MRI 数据进行复杂的三维分析,从而能揭示二维图像不能显现的异常,并且减少了因为部分容积效应导致的误判。此外,该方法包含了与正常人群数据的对比来消除脑沟形态、皮质厚度以及灰白质移行带厚度在不同脑区的生理变异。相比之下,传统的 MRI 阅片需要阅片者知悉并记住这些正常的形态变异。此外,形态测量图像的计算是完全自动且不需要阅片者介入。该方法使用 SPM5 软件包标准程序,且可方便地使用 MATLAB® 作其他简单计算。该方法除 SPM5 工作平台需要的 MATLAB® 为商业软件,其余软件均可免费获得。况且其关键步骤(如标准化、分割和过滤)同样可以通过别的免费图像处理平台如 FMRIB 软件库(FSL, http://www. fmrib. ox. ac. uk/fsl)或 AFNI(http://afni. nimh. nih. gov/afni)实现,这样就不需要 MATLAB® 的软件使用许可(Huppertz et al. 2008)。最后,该方法不需要特殊 MR 序列,是基于普通的 T1 加权容积数据,也是癫痫患者推荐 MRI 扫描序列之一,因此经济合算。综上所述,MRI 形态测量分析对癫痫患者的诊断,特别是在术前评估方面是一项很有帮助的辅助工具。

参考文献

Altenmüller DM, Huppertz HJ (2006) Kombinierter Einsatz von morphometrischer MRT-analyse und gezielter invasiver EEG-Diagnostik bei fokaler kortikaler Dysplasie. Epileptologie 3:117–125

Antel SB, Bernasconi A, Bernasconi N, Collins DL, Kearney RE, Shinghal R, Arnold DL (2002) Computational models of MRI characteristics of focal cortical dysplasia improve lesion detection. Neuroimage 17:1755–1760

Antel SB, Collins DL, Bernasconi N, Andermann F, Shinghal R, Kearney RE, Arnold DL, Bernasconi A (2003) Automated detection of focal cortical dysplasia lesions using computational models of their MRI characteristics and texture analysis. Neuroimage 19:1748–1759

Ashburner J, Friston KJ (2005) Unified segmentation. Neuroimage 26:839–851

Barkovich AJ, Kuzniecky RI (1996) Neuroimaging of focal malformations of cortical development. J Clin Neurophysiol 13:481–494

Barkovich AJ, Kuzniecky RI, Dobyns WB (2001) Radiologic classification of malformations of cortical development. Curr Opin Neurol 14:145–149

Bastos AC, Comeau RM, Andermann F, Melanson D, Cendes F, Dubeau F, Fontaine S, Tampieri D, Olivier A (1999) Diagnosis of subtle focal dysplastic lesions: curvilinear reformatting from three-dimensional magnetic resonance imaging. Ann Neurol 46:88–94

Berg AT, Vickrey BG, Langfitt JT, Sperling MR, Walczak TS, Shinnar S, Bazil CW, Pacia SV, Spencer SS (2003) The multicenter study of epilepsy surgery: recruitment and selection for surgery. Epilepsia 44:1425–1433

Bernasconi A, Antel SB, Collins DL, Bernasconi N, Olivier A, Dubeau F, Pike GB, Andermann F, Arnold DL (2001) Texture analysis and morphological processing of magnetic resonance imaging assist detection of focal cortical dysplasia in extra-temporal partial epilepsy. Ann Neurol 49:770–775

Bernasconi A, Bernasconi N, Bernhardt BC, Schrader D (2011) Advances in MRI for 'cryptogenic' epilepsies. Nat Rev Neurol 7:99–108

Besson P, Bernasconi N, Colliot O, Evans A, Bernasconi A (2008a) Surface-based texture and morphological analysis detects subtle cortical dysplasia. Med Image Comput Comput Assist Interv 11:645–652

Besson P, Bernasconi N, Colliot O, Evans A, Bernasconi A (2008b) Surface-based texture and morphological analysis detects subtle cortical dysplasia. Med Image Comput Comput Assist Interv11: 645–652

Bien CG, Szinay M, Wagner J, Clusmann H, Becker AJ, Urbach H (2009) Characteristics and surgical outcomes of patients with refractory magnetic resonance imaging-negative epilepsies. Arch Neurol 66:1491–1499

Bonilha L, Montenegro MA, Rorden C, Castellano G, Guerreiro MM, Cendes F, Li LM (2006) Voxel-based morphometry reveals excess gray matter concentration in patients with focal cortical dysplasia. Epilepsia 47:908–915

Bruggemann JM, Wilke M, Som SS, Bye AM, Bleasel A, Lawson JA (2007) Voxel-based morphometry in the detection of dysplasia and neoplasia in childhood epilepsy: combined grey/white matter analysis augments detection. Epilepsy Res 77:93–101

Chan S, Chin SS, Nordli DR, Goodman RR, DeLaPaz RL, Pedley TA (1998) Prospective magnetic resonance imaging identification of focal cortical dysplasia, including the non-balloon cell subtype. Ann Neurol 44:749–757

Colliot O, Bernasconi N, Khalili N, Antel SB, Naessens V, Bernasconi A (2006) Individual voxel-based analysis of gray matter in focal cortical dysplasia. Neuroimage 29:162–171

Fauser S, Schulze-Bonhage A, Honegger J, Carmona H, Huppertz HJ, Pantazis G, Rona S, Bast T, Strobl K, Steinhoff BJ, Korinthenberg R, Rating D, Volk B, Zentner J (2004) Focal cortical dysplasias: surgical outcome in 67 patients in relation to histological subtypes and dual pathology. Brain 127:2406–2418

Fischl B, Dale AM (2000) Measuring the thickness of the human cerebral cortex from magnetic resonance images. Proc Natl Acad Sci USA 97:11050–11055

Focke NK, Symms MR, Burdett JL, Duncan JS (2008) Voxel-based analysis of whole brain FLAIR at 3 T detects focal cortical dysplasia. Epilepsia 49:786–793

Gomez-Anson B, Thom M, Moran N, Stevens J, Scaravilli F (2000) Imaging and radiological-pathological correlation in histologically proven cases of focal cortical dysplasia and other glial and neuronoglial malformative lesions in adults. Neuroradiology 42:157–167

Hagemann G, Redecker C, Witte OW (2000) Cortical dysgenesis: current classification, MRI diagnosis, and clinical review. Nervenarzt 71: 616–628

Hildebrandt M, Pieper T, Winkler P, Kolodziejczyk D, Holthausen H, Blümcke I (2005) Neuropathological spectrum of cortical dysplasia in children with severe focal epilepsies. Acta Neuropathol (Berl) 110:1–11

Huppertz HJ, Grimm C, Fauser S, Kassubek J, Mader I, Hochmuth A, Spreer J, Schulze-Bonhage A (2005) Enhanced visualization of blurred gray–white matter junctions in focal cortical dysplasia by voxel-based 3D MRI analysis. Epilepsy Res 67:35–50

Huppertz HJ, Wellmer J, Staack AM, Altenmuller DM, Urbach H, Kroll J (2008) Voxel-based 3D MRI analysis helps to detect subtle forms of subcortical band heterotopia. Epilepsia 49:772–785

Kassubek J, Huppertz HJ, Spreer J, Schulze-Bonhage A (2002) Detection and localization of focal cortical dysplasia by voxel-based 3-D MRI analysis. Epilepsia 43:596–602

Kröll J, Huppertz HJ (2008) Nachweis von postoperativ verbliebenem dysplastischen Kortex mittels morphometrischer MRI-Analyse. Schweiz Z Psychiatr Neurol 2:17–20

Kröll-Seger J, Grunwald T, Mothersill IW, Bernays R, Krämer G,

Huppertz HJ (2011) Lachen ohne Heiterkeit—Morphometrische MRT-analyse in der prächirurgischen Abklärung einer MRT-negativen kindlichen Epilepsie mit gelastischen Anfällen. Epileptologie 28(2):78–83

Krsek P, Maton B, Korman B, Pacheco-Jacome E, Jayakar P, Dunoyer C, Rey G, Morrison G, Ragheb J, Vinters HV, Resnick T, Duchowny M (2008) Different features of histopathological subtypes of pediatric focal cortical dysplasia. Ann Neurol 63:758–769

Kuzniecky R, Murro A, King D, Morawetz R, Smith J, Powers R, Yaghmai F, Faught E, Gallagher B, Snead OC (1993) Magnetic resonance imaging in childhood intractable partial epilepsies: pathologic correlations. Neurology 43:681–687

Kuzniecky R, Morawetz R, Faught E, Black L (1995) Frontal and central lobe focal dysplasia: clinical, EEG and imaging features. Dev Med Child Neurol 37:159–166

Lerner JT, Salamon N, Hauptman JS, Velasco TR, Hemb M, Wu JY, Sankar R, Donald SW, Engel J Jr, Fried I, Cepeda C, Andre VM, Levine MS, Miyata H, Yong WH, Vinters HV, Mathern GW (2009) Assessment and surgical outcomes for mild type I and severe type II cortical dysplasia: a critical review and the UCLA experience. Epilepsia 50:1310–1335

Merschhemke M, Mitchell TN, Free SL, Hammers A, Kinton L, Siddiqui A, Stevens J, Kendall B, Meencke HJ, Duncan JS (2003) Quantitative MRI detects abnormalities in relatives of patients with epilepsy and malformations of cortical development. Neuroimage 18:642–649

Palmini A, Luders HO (2002) Classification issues in malformations caused by abnormalities of cortical development. Neurosurg Clin N Am 13:1–16

Raymond AA, Fish DR, Sisodiya SM, Alsanjari N, Stevens JM, Shorvon SD (1995) Abnormalities of gyration, heterotopias, tuberous sclerosis, focal cortical dysplasia, microdysgenesis, dysembryoplastic neuroepithelial tumour and dysgenesis of the archicortex in epilepsy. Clinical, EEG and neuroimaging features in 100 adult patients. Brain 118(Pt 3):629–660

Redecker C, Hagemann G, Gressens P, Evrard P, Witte OW (2000) Cortical dysgenesis. Current views on pathogenesis and pathophysiology. Nervenarzt 71:238–248

Rugg-Gunn FJ, Boulby PA, Symms MR, Barker GJ, Duncan JS (2005) Whole-brain T2 mapping demonstrates occult abnormalities in focal epilepsy. Neurology 64:318–325

Salmenpera TM, Symms MR, Rugg-Gunn FJ, Boulby PA, Free SL, Barker GJ, Yousry TA, Duncan JS (2007) Evaluation of quantitative magnetic resonance imaging contrasts in MRI-negative refractory focal epilepsy. Epilepsia 48:229–237

Scott ML, Bromiley PA, Thacker NA, Hutchinson CE, Jackson A (2009) A fast, model-independent method for cerebral cortical thickness estimation using MRI. Med Image Anal 13:269–285

Semah F, Picot MC, Adam C, Broglin D, Arzimanoglou A, Bazin B, Cavalcanti D, Baulac M (1998) Is the underlying cause of epilepsy a major prognostic factor for recurrence? Neurology 51:1256–1262

Sisodiya SM, Free SL, Fish DR, Shorvon SD (1995a) Increasing the yield from volumetric MRI in patients with epilepsy. Magn Reson Imaging 13:1147–1152

Sisodiya SM, Free SL, Stevens JM, Fish DR, Shorvon SD (1995b) Widespread cerebral structural changes in patients with cortical dysgenesis and epilepsy. Brain 118:1039–1050

Speck O, Tempelmann C, Matzen J, Huppertz HJ (2009) Morphometric MRI analysis based on high resolution 3D imaging at 7 tesla highlights focal cortical dysplasia in epilepsy. Proc Intl Soc Mag Reson Med 17:971

Tassi L, Colombo N, Garbelli R, Francione S, Lo RG, Mai R, Cardinale F, Cossu M, Ferrario A, Galli C, Bramerio M, Citterio A, Spreafico R (2002) Focal cortical dysplasia: neuropathological subtypes, EEG, neuroimaging and surgical outcome. Brain 125:1719–1732

Thesen T, Quinn BT, Carlson C, Devinsky O, DuBois J, McDonald CR, French J, Leventer R, Felsovalyi O, Wang X, Halgren E, Kuzniecky R (2011) Detection of epileptogenic cortical malformations with surface-based MRI morphometry. PLoS One 6:e16430

Urbach H, Scheffler B, Heinrichsmeier T, von Oertzen J, Kral T, Wellmer J, Schramm J, Wiestler OD, Blümcke I (2002) Focal cortical dysplasia of Taylor's balloon cell type: a clinicopathological entity with characteristic neuroimaging and histopathological features, and favorable postsurgical outcome. Epilepsia 43:33–40

Wagner J, Weber B, Urbach H, Elger CE, Huppertz HJ (2011) Morphometric MRI analysis improves detection of focal cortical dysplasia type II. Brain 13:2844–2854

Wellmer J, Parpaley Y, von Lehe M, Huppertz HJ (2010) Integrating MRI post-processing results into neuronavigation for electrode implantation and resection of subtle focal cortical dysplasia in previously cryptogenic epilepsy. Neurosurgery 66:187–194

Widdess-Walsh P, Diehl B, Najm I (2006) Neuroimaging of focal cortical dysplasia. J Neuroimaging 16:185–196

Wilke M, Kassubek J, Ziyeh S, Schulze-Bonhage A, Huppertz HJ (2003) Automated detection of gray matter malformations using optimized voxel-based morphometry: a systematic approach. Neuroimage 20:330–343

Woermann FG, Free SL, Koepp MJ, Ashburner J, Duncan JS (1999) Voxel-by-voxel comparison of automatically segmented cerebral gray matter—a rater-independent comparison of structural MRI in patients with epilepsy. Neuroimage 10:373–384

第 14 章　金属置入物

朱丹　郭强　杨骐 译　王逢鹏　颜志平　姚一 校

目录

摘要

置入迷走神经刺激器、脑深部电刺激器,或硬膜下或深部电极的患者需按照制造商的使用手册上的注意事项来进行 MRI 检查,通常需要使用正交发射和(或)接收头线圈来限制射频脉冲给脑组织带来的能量沉积。

迷走神经刺激器(vagus never stimulation, VNS)、脑深部电刺激器(deep brain stimulation, DBS)以及深部电极、硬膜下条状或栅状电极等医用置入物会影响癫痫患者的 MRI 检查。

VNS 由一个小型脉冲发生器、末端为一对螺旋形铂金电极的细柔导线组成,其发射微弱的电脉冲刺激迷走神经,并经迷走神经传输到大脑。脉冲发生器通常埋置于患者左侧胸壁,铂金电极则缠绕在颈部左侧迷走神经上(George et al. 2000)。选择刺激左侧迷走神经的原因是其很少发出支配窦房结的心脏分支(Kotagal 2011)。

DBS 使用微弱、长期的电刺激特定的脑结构,如丘脑前核或中央中核。置入的脉冲发生器由电池、程控硬件组成,通常埋置于患者左侧胸壁(Kotagal 2011, Zrinzo et al. 2011),通过走行于皮下隧道的导线与刺激电极相连,刺激电极经颅骨钻孔、立体定向引导下置入颅内,颅外段盘绕于头皮下(Kotagal 2011)。

硬膜下条状和栅状电极、深部电极用于记录痫性脑电活动或用于实施电刺激定位脑功能区。

携带上述医用置入物的患者如果要进行 MRI 检查,理论上应注意以下几方面:

1. 患者在 *B0* 主磁场中,因磁力和转矩作用,置入物会移位。

2. 置入物部件热效应,尤其是导线。热效应是射频脉冲(RF)在导线内形成涡电流所致,将对导线邻近组织造成热损伤。

3. 低频梯度磁场导致额外的神经刺激。感应电流与梯度脉冲随时间(dB/dt)变化率、VNS或DBS导联系统建立的实际环路区域以及导联系统与MRI梯度线圈的相对位置成比例关系。

4. 电磁兼容性。

5. 声学噪声。

6. 置入物之间的相互干扰。

7. 置入物的安全性。

8. MRI的使用安全。

最关注的问题是射频脉冲使组织产热所致的损伤。虽然VNS、DBS周围,或硬膜下电极、深部电极沿线都可能产热,但最大可能产热的部位是没有绝缘层的电极触点。心脏起搏器的实验研究发现,患者体内废弃不用的电极温度升高比与起搏器相连的电极温度升高更明显(Langman et al. 2011),因此,与置入完整VNS系统的患者相比,VNS刺激器已取出的患者,迷走神经周围遗留的废弃电极或破损导线温度升高更明显。产热是有害的,可损伤脑组织、迷走神经和(或)颈动脉鞘周围组织。

射频能量特异性吸收率(specific absorption rate,SAR)这一指标是用于评估一定质量的组织中射频能量的吸收率,SAR的单位为瓦特每千克(W/kg)。在一次MRI检查中产生的SAR是一个涉及多种变量的复杂函数。SAR与场强的平方、与RF翻转角度的平方、重复时间影响的占空比、发射线圈的类型和体积、发射线圈内被检组织的电导率和解剖结构成正比。从这一关系可以看出,在扫描短时间间隔情况下提高场强或增加RF翻转角度会显著增加能量的沉积(Shellock 2008)。遗憾的是,不同厂商生产的MRI系统计算出的SAR值不同,即使是同一厂家生产的场强相同的不同型号MRI系统,其SAR值也不同。例如,大孔径机型的SAR值较小孔径的为高。SAR值可按全身体重计算或仅按头部计算,在所有MRI检查中,按全身体重的SAR值不应超过4W/kg。在给定的MRI系统中,SAR值越高产生的热效应越明显。

对于VNS和DBS,其他需要注意的是,磁场可能会使设备意外重启,导致设备存储的历史数据丢失,或意外激活磁体模式。

2005年美国材料与试验协会(国际)(ASTM International)引入MRI兼容、MRI限制、MRI非兼容分类标准(ASTM International 2005)。根据该标准,前文所述置入物应归类为MRI限制级,即在特定条件下行MRI检查是安全的。有趣的是,无论FDA还是

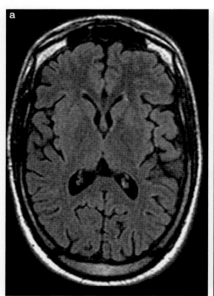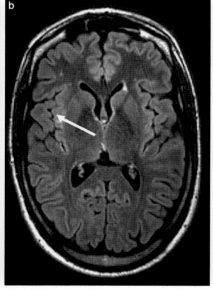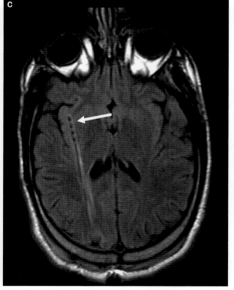

图14-1　男,24岁,药物难治性颞叶发作患者,在行包括右额叶硬膜下栅状电极置入在内的术前评估无结论后,行迷走神经刺激术。关闭迷走神经刺激器,1.5T MRI复查,采用正交发射/接收头线圈,低能量沉积的高频脉冲序列(15分钟内SAR值低于0.1W/kg)检查,仍未发现病灶(图a,d)。其后,为行3.0T MRI癫痫序列检查,遂取除VNS,并尽可能剪短VNS导线。FLAIR序列的轴位和冠状位上,提示岛叶局灶性皮质发育不良(图b,e箭头处)。立体定向置入深部电极,记录到癫痫样放电,按照置入VNS的条件行1.5T MRI扫描,定位颅内电极位置。最终,行手术治疗,术后病理证实为FCD Ⅱb型

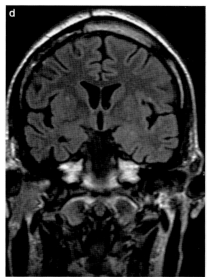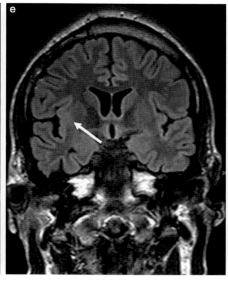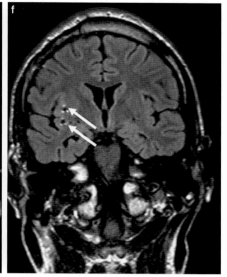

图 14-1（续）

国际电气技术委员会都没有对不同的金属置入物在何种情况下可行 MRI 检查进行详述，而是将这一任务交由厂商来完成（Gupte et al. 2011）。厂商在其使用手册中提供了这些信息，建议 MRI 医技人员要与各自厂商联系以获取最新的安全信息。临时信息及各厂商网站导航可通过以下网站获取：http：//www.mrisaftey.com。

总而言之，在置入 VNS、DBS、硬膜下条状或栅状电极、深部电极后，须按以下建议进行 MRI 检查：场强低于 1.5T；头部 SAR 值＜0.1W/kg，dB/dT＜20T/s；刺激器输出电流调节至 0mA；检查结束后对设备进行测试及程控（Benbadis et al. 2001；Roebling et al. 2009；Shellock et al. 2006；Shellock 2002；Kainz 2007；Gupte et al. 2011）。

在临床工作中，可能遇到下列情况：

1. 已置入 VNS、为探寻致痫病灶而行 MRI 检查的患者，归类为 MRI 限制级（Gorny et al. 2010）。在 2011 年，Cyberonics 公司（Houston，TX，USA）生产的 VNS 设备（型号 100、102、103）获 FDA 批准，在特定情况下其可行 3.0T MRI 扫描。

2. VNS 被移除，但颈部迷走神经周围遗留废用电极或破损导线的患者，为探寻致痫病灶而行 MRI 检查。体内遗留废弃或破损导线，且其位置不清楚，安全性也未被证明，厂商 Cyberonics 公司严禁这类患者行 MRI 检查。尽管如此，基于临床经验，使用正交发射和（或）接收头线圈并降低 SAR 值时，此类患者可行 3.0T MRI 扫描（图 14-1）。

3. 深部或硬膜下电极的定位。对于上述的特

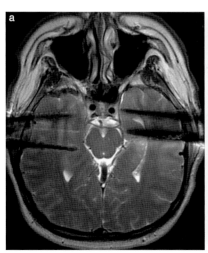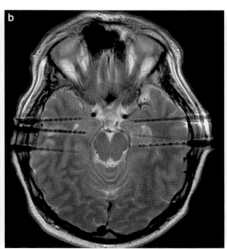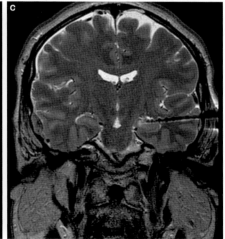

图 14-2　与 3T MRI（图 a）相比，1.5T MRI（图 b、c）扫描深部电极磁敏感性伪影较小

殊情况，一些电极可行 3.0T MRI 检查。由于 3.0T 场强下磁敏感性伪影较大（磁化系数 $\overline{\omega} \approx B0$），上述特殊情况下应优先选择 1.5T MRI 检查（图 14-2）。

参考文献

ASTM International (2005) F2503–05. Standard practice for marking medical devices and other items for safety in the magnetic resonance environment. ASTM International, West Conshohocken

Benbadis SR, Nyhenhuis J, Tatum WO 4th, Murtagh FR, Gieron M, Vale FL (2001) MRI of the brain is safe in patients implanted with the vagus nerve stimulator. Seizure 10(7):512–515

George MS, Sackeim HA, Rush AJ, Marangell LB, Nahas Z, Husain MM, Lisanby S, Burt T, Goldman J, Ballenger JC (2000) Vagus nerve stimulation: a new tool for brain research and therapy. Biol Psychiatry 47(4):287–295

Gorny KR, Bernstein MA, Watson RE Jr (2010) 3 tesla MRI of patients with a vagus nerve stimulator: initial experience using a T/R head coil under controlled conditions. J Magn Reson Imaging 31(2):475–481

Gupte AA, Shrivastava D, Spaniol MA, Abosch A (2011) MRI-related heating near deep brain stimulation electrodes: more data are needed. Stereotact Funct Neurosurg 89(3):131–140

Kainz W (2007) Response to Shellock et al. Vagus nerve stimulation therapy system: in vitro evaluation of magnetic resonance imaging-related heating and function at 1.5 and 3 tesla. Neuromodulation 10(1):76–77

Kotagal P (2011) Neurostimulation: vagus nerve stimulation and beyond. Semin Pediatr Neurol 18(3):186–194

Langman DA, Goldberg IB, Finn JP, Ennis DB (2011) Pacemaker lead tip heating in abandoned and pacemaker-attached leads at 1.5 tesla MRI. J Magn Reson Imaging 33(2):426–431

Roebling R, Huch K, Kassubek J, Lerche H, Weber Y (2009) Cervical spinal MRI in a patient with a vagus nerve stimulator (VNS). Epilepsy Res 84(2–3):273–275

Shellock FG (2002) Magnetic resonance safety update. J Magn Reson Imaging 16:485–496

Shellock FG (2008) Reference manual for magnetic resonance safety, implants, and devices. Biomedical Research Group, Los Angeles

Shellock FG, Begnaud J, Inman DM (2006) Vagus nerve stimulation therapy system: in vitro evaluation of magnetic resonance imaging-related heating and function at 1.5 and 3 tesla. Neuromodulation 9(3):204–213

Zrinzo L, Yoshida F, Hariz MI, Thornton J, Foltynie T, Yousry TA, Limousin P (2011) Clinical safety of brain magnetic resonance imaging with implanted deep brain stimulation hardware: large case series and review of the literature. World Neurosurg 76(1–2):164–172

第二部分

致痫病灶

第 15 章　海马硬化

舒凯　王俊文 译　张小斌　姚一 校

摘要

海马硬化是颞叶癫痫最常见的病因。对海马硬化较为熟悉的阅片人员可以发现 95% 以上的海马硬化病变,但是必须小心常见的阅片"陷阱",包括双侧海马硬化,"双重病理"以及影像质量问题等。

1　专业术语

海马硬化,阿蒙角硬化及颞叶内侧硬化均为同义。

2　流行病学

1880 年,德国精神科医生 W. Sommer 首次对海马硬化进行了组织病理学的描述。海马硬化是颞叶癫痫(TLE)最常见的病因,见于 50% ~65% 行切除性手术的患者。

3　发病机制

经手术治疗的海马硬化患者中约一半在 4 岁前曾有相关的脑损害病史(复杂型热性惊厥,70%;产伤,脑膜炎,脑外伤,30%;Blümcke et al. 2002)。复杂部分性发作的平均发病年龄在 9 至 11 岁之间,而患者进行癫痫手术的平均年龄约在 30 岁左右(Blümcke et al. 2002)。可能的早年脑损害、癫痫发作和癫痫手术之间漫长间歇期,使探究海马硬化的发病机制十分困难。

目前的观点是,遗传易感性和早年脑损害引起了颞叶内侧发作和海马硬化。事实上此观点仍有争议,家族性颞叶癫痫家族中无癫痫病史的个体,约三分之一 MRI 检查显示海马硬化(Kobayashi et al. 2002)。

如果患者在 20 岁以后出现颞叶发作或亚急性记忆受损,则应当考虑边缘性脑炎可能,这是一种由抗体介导的病变,占该年龄段患者的 30%(Soeder et al. 2009)。

4　临床表现

典型的颞叶内侧发作常以上腹部先兆起始(先兆的定义为部分性发作的起始阶段,发作结束后可回忆),随之出现客观的表现如凝视,躁动,口咽自动症,以及(同侧)头部偏斜,这些症状可持续 30 秒至数分钟。发作结束后,意识逐渐恢复过程中也可出现言语障碍等症状。

5　病理学

海马硬化特征性病理学表现为神经元缺失和胶质增生,海马 CA1 区最显著,其次是门区、CA3 区和齿状回颗粒层,CA2 区则受累相对较轻。同时,含有异位神经元的齿状回颗粒层散布进入分子层。

海马硬化程度分级有 Wyler 等人早期制定的分级标准(表 15-1)和近期 Blümcke 等人改良的分级标准(表 15-2)(Wyler et al. 1992;Blümcke et al. 2007)。MRI 可疑海马硬化、并行杏仁核海马切除术的患者中,90% 以上的患者为 Wyler 分级Ⅲ级和Ⅳ级。这两种类型在扫描角度良好的高分辨率 T2 和 FLAIR 图像上容易辨认,表现为海马萎缩及信号增

表 15-1　海马硬化的神经病理学分级[改编自 Wyler et al.(1992)]

分级	分类	神经病理学特征	MRI 改变
Wyler Ⅰ级	轻度颞叶内侧病损	胶质增生伴 CA1,CA3 和(或)CA4 区无或轻微(<10%)海马神经元缺失	肉眼不可见
Wyler Ⅱ级	中度颞叶内侧病损	胶质增生伴 CA1,CA3 和(或)CA4 区海马神经元中度缺失(10%～50%)。若神经元缺失局限于 CA3 和 CA4 区,提示终末硬化	高分辨率 T2 加权像提示海马内结构缺失
Wyler Ⅲ级	"典型"海马硬化	胶质增生伴 CA1,CA3 和 CA4 区海马神经元重度(>50%)缺失,不累及 CA2 区	海马萎缩,T2/FLAIR 加权像信号增高
Wyler Ⅳ级	"完全"海马硬化	胶质增生伴 >50% 海马神经元缺失,累及所有 CA 分区	海马萎缩,T2/FLAIR 加权像信号明显增高

表 15-2　海马硬化的神经病理学分级[改编自 Blümcke et al.(2007)]

级别	神经病理学特征	频率(%)	MRI 改变
MTS 1a	CA1 区海马神经元重度缺失其它分区神经元中度缺失	23	海马萎缩,T2/FLAIR 加权像信号增高
MTS 1b	所有 CA 分区海马神经元重度缺失	68(译者注:查参考文献原文,此数据应为 65)	海马萎缩,T2/FLAIR 加权像信号增高
MTS 2	仅 CA1 区海马神经元重度缺失	7	?
MTS 3	海马神经元重度缺失局限于门区,即终末硬化	5	高分辨率 T2 加权像提示海马内结构缺失

高。相反,仅少数患者(3%～5%)呈不典型表现,病变局限于 CA1 或 CA4 区(终末硬化),这部分患者没有典型的海马萎缩,其表现多只有海马内部结构

的缺失(图 15-1)。不管怎样,MRI 提示海马正常者,其组织学多数无异常。

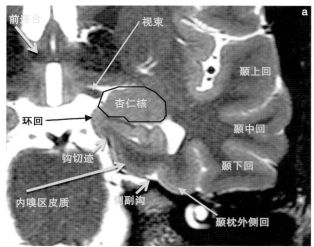

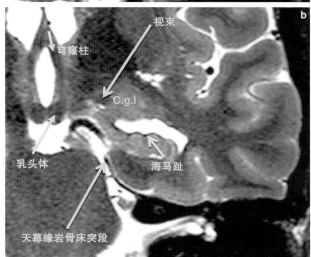

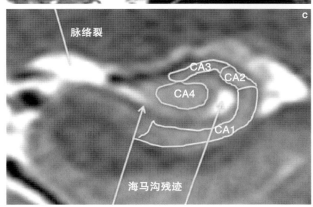

图 15-1　颞叶内侧 MR 解剖（冠状位，2mm 层厚，T2 加权像）图 a 杏仁核层面，图 b 海马头部层面，图 c 海马体层面。层面根据关注的解剖结构而呈现不同的放大

6　影像学

　　海马硬化相关的 MRI 表现为海马萎缩及信号增高，在垂直于海马长轴的冠状位 T2 和 FLAIR 快速自旋回波图像上显示最为清楚。T2 加权像中海

马信号增高的程度与胶质增生程度相关，可能与神经元缺失程度无直接关联（Briellman et al. 2002）。FLAIR 序列的对比噪声比（C/N）高于 T2 序列图像，但需注意的是，正常情况下，在 FLAIR 像上边缘系统信号本身就高于其他皮质（Hirai et al. 2000）。T2加权像能够更清晰地显示海马细微结构，可作为诊断海马硬化的补充证据。双侧对比有助于评估海马萎缩和海马信号变化。同时，扫描角度精准、无偏斜是冠状位扫描的基本要求（图 15-2）。然而，约10% ~ 20% 的患者存在双侧海马硬化（Margerison et al. 1966，Malter et al. 待发表），此时无正常的海马作

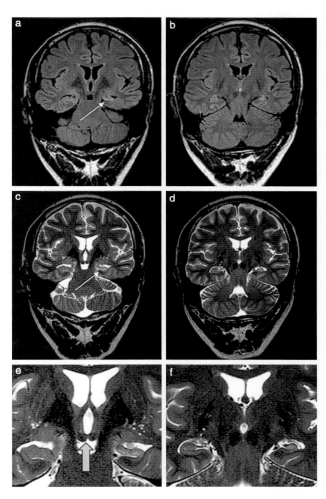

图 15-2　左侧海马硬化（图 a，b：冠状位，3mm 层厚，FLAIR 加权像，图 c-e：冠状位，2mm 层厚，T2 加权快速自旋回波图像）表现为左侧海马萎缩伴信号增高。这些特点在海马头部层面图像显示的最为清晰（图 a，c，e：箭头），因为此部位的层面可显示海马结构最多，但是神经病理学诊断则源于海马体部的切面（图 b，d，f），观察海马各个 CA 分区解剖。为进行双侧海马比较，冠状位扫描要避免偏斜。角度的精准可通过在一个层面上显示成对的微小解剖结构［如穹隆柱（图 e 空心箭头）和半规管］来核实

参照,如果仅采用双侧对比的方法来判断,则容易漏诊。对这类患者,T2 容量或弛豫时间测量有助于诊断。

　　海马硬化常常通过冠状位海马头部的层面来诊断,该层面显示的海马体积最大。而海马硬化的神经病理学则通过海马体部的切面来诊断,该切面可显示海马各个 CA 亚区(图 15-3)。

　　更为精细的海马硬化表现包括海马内部结构缺

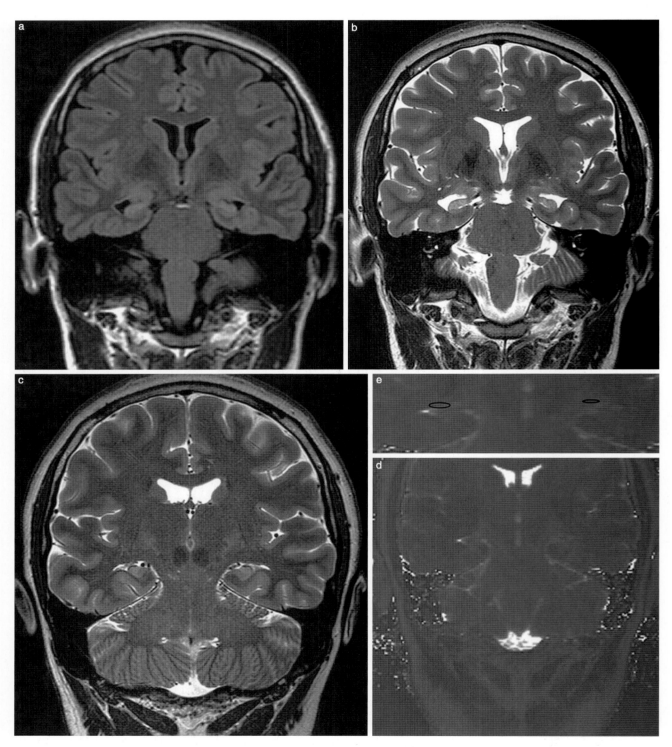

图 15-3　双侧海马硬化:通过海马头部(**图 a,b**)和体部(**图 c**)层面 FLAIR(**图 a**)和 T2 加权快速自旋回波图像(**图 b,c**)显示双侧海马萎缩及信号增高。如果无正常海马做参照,T2 弛豫时间测量(**图 d**)有助于评估海马硬化,图示双侧海马 T2 加权弛豫时间(**图 e**:ROI 位置)平均为 132ms

失和海马头部海马趾缺失（Oppenheimet al. 1998；Howeetal. 2011），这两种表现在高分辨率的 T2 加权序列上显示得最为清晰（图 15-4）。颞角扩大在海马硬化中比较常见，但也可见于健康人群，甚至在硬化海马的对侧也可出现颞角扩大。

　　5% 的海马硬化患者表现为海马萎缩但 MRI 上无信号增高。但是这也可能是由于图像质量差，导致增高的信号不能被发现。

　　偶然发现的海马硬化非常罕见。健康人群虽然也可出现海马信号增高，但信号增高和萎缩几乎不会同时出现（Labate et al. 2010；Menzler et al. 2010）。

　　老年人的 MRI 上经常可见程度不等的海马萎

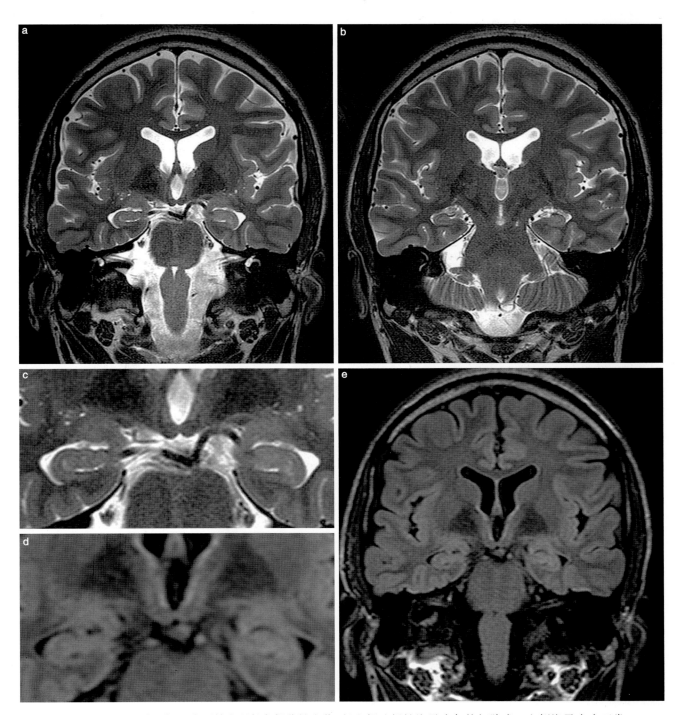

图 15-4　男，21 岁，从 18 岁开始出现复杂部分性发作，行左侧选择性海马杏仁核切除术。左侧海马大小正常（**图 a-c**：2mm 层厚 T2 加权快速自旋回波图像，**图 d，e**：3mm 层厚 FLAIR 快速自旋回波图像）。如果一定要找出异常，海马头部的亚结构（海马趾，CA 分区）左侧不如右侧清晰（**图 c**）

缩,包括海马头海马趾缺失以及海马信号增高（FLAIR 序列）。这种变化的组织病理学基础仍不清楚,可能与老龄化、阿尔茨海默病、或所谓的单纯性海马硬化有关,85 岁以上老年人中,约 10% 会出现单纯性海马硬化,常被误诊为阿尔茨海默病（Dickson et al. 1994；Ala et al. 2000；Nelson et al. 2011）。

　　继发性表现:除了海马硬化外,边缘系统的其它结构亦可能出现萎缩,包括杏仁核,内嗅区皮质,同侧乳头体,同侧穹窿,丘脑后部（伴随信号增高）,扣带回,对侧小脑等（Chan et al. 1997；Urbach et al. 2005）。颞叶萎缩或以前颞叶萎缩为著的半球萎缩更为常见。前颞叶表现为白质体积减少,与对侧颞叶或其他脑区相比,白质信号增高。影像表现可能细微而看不清,或因 B1 磁场分布不均以及窗位较窄而出现假阳性。MRI 上信号通常表现为由前向后的梯度变化:颞极处白质信号增高,由前到后信号逐渐减低,到杏仁核和海马头层面时这种梯度变化就停止了。由于白质信号增高,与灰质的对比度下降,在这种情况下就形成了"灰白质分界不清"的现象。

　　"灰白质分界不清"的组织病理学机制不清楚,一些报道认为系白质内异位神经元增多,可是正常情况下前颞叶白质内也有大量神经元;也有学者认为"灰白质分界不清"为微小皮质发育畸形（Palmini et al. 2004；Blümcke et al. 2011）,或局灶性皮质发育不良（FCD）Ⅰ 型,也有人认为是发育紊乱,由早年脑损害造成的脑髓鞘化障碍所致（Mitchell et al. 2003；Schijns et al. 2011）。关于灰白质分界不清的病理学机制,近年来采用 7T MRI 的研究发现白质内髓鞘化不一致、轴突数量减少和轴突变性（Garbelli et al. 2012）。有"灰白质分界不清"表现的患者相对于无此表现的患者,有早年脑损害及癫痫发作起病早（多在 2 岁以前）的特点,这也提示"灰白质分界不清"可能是发育紊乱所致（Mitchell et al. 2003；Schijns et al. 2011）（图 15-5,图 15-6）。

　　大约 10% 的海马硬化患者还存在海马以外的致痫病灶（图 15-7）,这就是所谓的双重病理,预示术后癫痫控制效果较差。最常见的双重病理是皮质发育不良和幼年时的获得性胶质增生性病灶。早期报道称 30% 左右的患者存在双重病理（Levesque 1991）,之所以有这么高的比例,是因为其中 10% 的患者是胶质瘤伴颞叶发作,这些患者行海马切除后病理检查仅仅是海马轻度细胞缺失。一些学者认为颞极的"灰白质分界不清"是Ⅰ型皮质发育不良,也

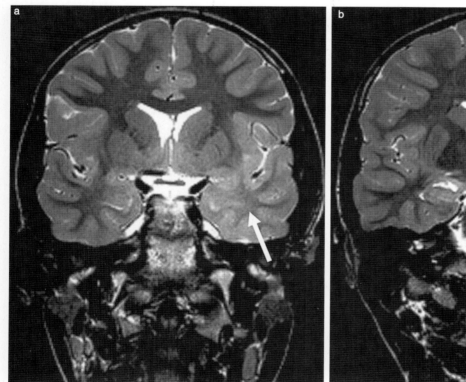
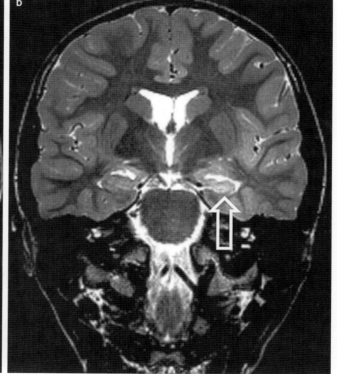

图 15-5　男,32 岁,婴幼儿时感染水痘—带状疱疹病毒后引起复杂部分性发作,左侧海马硬化（**图 d,b**:空心箭头处）和前颞叶"灰白质分界不清"（**图 a,c**:箭头处）

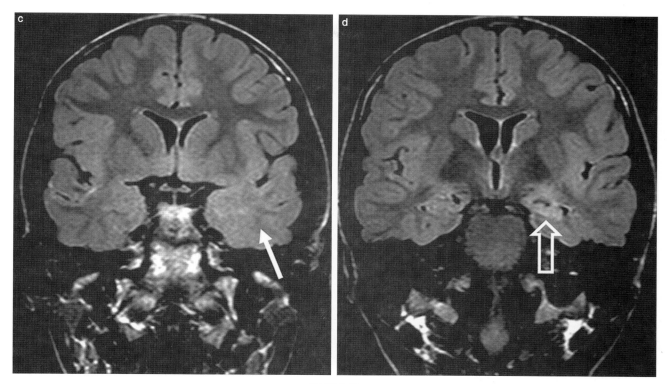

图 15-5 续

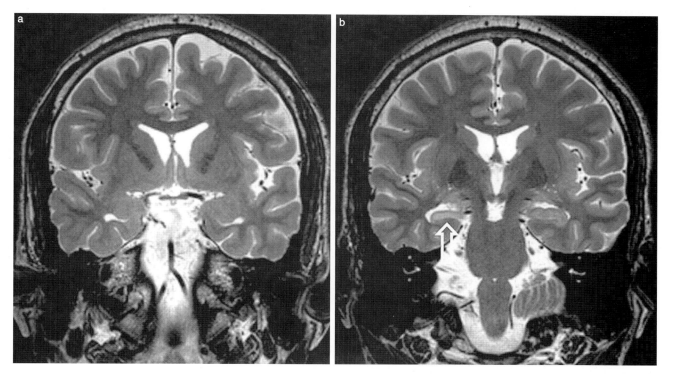

图 15-6 男,30 岁,自 5 岁开始出现复杂部分性发作,无早年脑损害史。右侧海马硬化(**图 b,d**:空心箭头处),前颞叶轻度萎缩但是无"灰白质分界不清"(**图 a,c**)

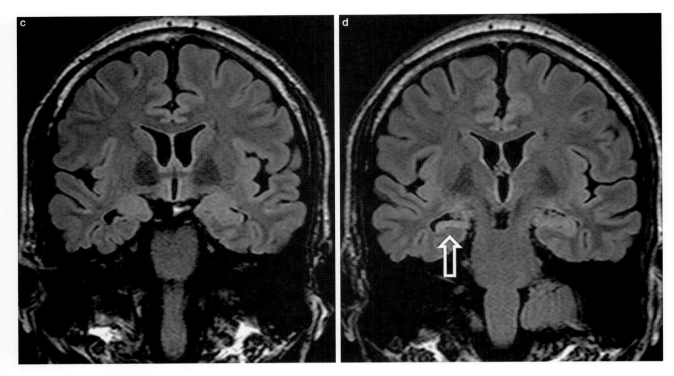

图 15-6（续）

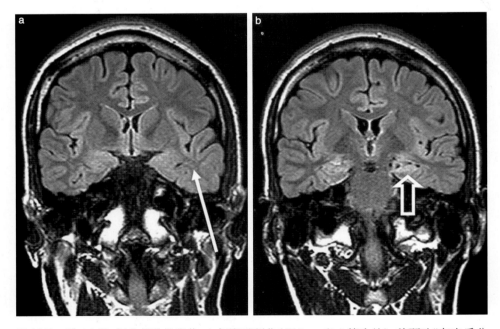

图 15-7　男,16 岁,复杂部分性发作,左侧海马硬化(**图 b,c**:空心箭头处),前颞叶"灰白质分界不清"(**图 a**:箭头处)和右侧中央前回皮质发育不良(**图 d-f**:箭头处)。"灰白质分界不清"是前颞叶髓鞘化延迟所致的发育紊乱。它常见于 2 岁内有脑损害病史并出现颞叶发作的患者。严格来说,右侧中央前回的皮质发育不良应属于"双重病理"

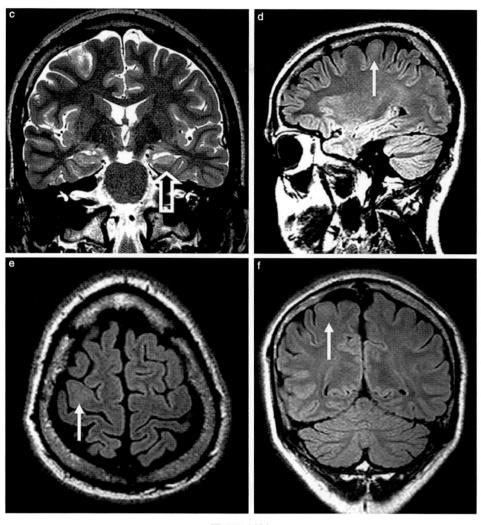

图 15-7(续)

被认为是一种双重病理(Fauser et Schulze-Bonhage 2006)。为了准确定义双重病理,ILAE 提出了以下标准:双重病理仅指适用于海马硬化患者,还存在第二个影响大脑的主要病灶(也可位于同侧颞叶外),如肿瘤,血管畸形,胶质瘢痕,边缘性/Rasmussen 脑炎,或皮质发育畸形(包括 FCD Ⅱa/Ⅱb 型)。同侧颞极萎缩、T2 加权像信号增高未被归类为双重病理,因其组织病理学有特定的相关性。伴随海马硬化的、组织病理学确认的颞叶细胞构筑异常不应诊断为 FCD Ⅰ 型或双重病理,应诊断为 FCD Ⅲa 型(Blümcke et al. 2011)。

PET:正电子发射断层成像(PET)已经成为很多癫痫中心术前评估手段之一。其主要表现是癫痫发作间歇期颞叶葡萄糖摄取的代谢减低,代谢减低的区域可同时出现于颞叶内侧和外侧,且范围常常比为获无发作而需要切除的组织大。

7 治疗

选择性海马杏仁核切除术(切除杏仁核,海马和部分海马旁回)和前颞叶切除术(另需切除同侧前颞叶:左侧 4.5cm,右侧 5.5cm)是目前最合适的治疗方式,术后 75% 的患者无癫痫发作(Engel 分级 Ⅰ级),12% 的患者癫痫发作频率显著降低(Engel 分级 Ⅱ级)。而使用抗癫痫药物治疗仅 8% 的患者获得无发作(Engel et al. 1993;Wiebe et al. 2001)。在某些情况下,仅仅切除海马前部及其相邻结构即可获得癫痫无发作。

双侧海马硬化(20% 患者)以前很长一段时间内被认为是癫痫手术禁忌证,因为术后残存海马记忆功能差,且癫痫发作完全缓解的机会小。但是,如果存在下述情况,也可成功进行手术治疗:插入海马的深部电极显示发作起始于一侧海马,且事件相关电位提示对侧海马记忆功能良好,可行选择性海马杏仁核切除术,术后超过 70% 的患者达到癫痫发作完全缓解,且没有显著的记忆功能损害。

参考文献

Ala TA, Beh GO, Frey WH 2nd (2000) Pure hippocampal sclerosis: a rare cause of dementia mimicking Alzheimer's disease. Neurology 54:843–848

Briellman RS, Kalnins RM, Berkovic SF, Jackson GD (2002) Hippocampal pathology in refractory temporal lobe epilepsy: T2-weighted signal change reflect dentate gliosis. Neurology 58: 265–271

Blümcke I, Thom M, Wiestler OD (2002) Ammon's horn sclerosis: a maldevelopmental disorder associated with temporal lobe epilepsy. Brain Pathol 12:199–211

Blümcke I, Pauli E, Clusmann H, Schramm J, Becker A, Elger C, Merschhemke M, Meencke HJ, Lehmann T, von Deimling A, Scheiwe C, Zentner J, Volk B, Romstöck J, Stefan H, Hildebrandt M (2007) A new clinico-pathological classification system for mesial temporal sclerosis. Acta Neuropathol 113(3): 235–244

Blümcke I, Thom M, Aronica E, Armstrong DD, Vinters HV, Palmini A, Jacques TS, Avanzini G, Barkovich AJ, Battaglia G, Becker A, Cepeda C, Cendes F, Colombo N, Crino P, Cross JH, Delalande O, Dubeau F, Duncan J, Guerrini R, Kahane P, Mathern G, Najm I, Ozkara C, Raybaud C, Represa A, Roper SN, Salamon N, Schulze-Bonhage A, Tassi L, Vezzani A, Spreafico R (2011) The clinicopathologic spectrum of focal cortical dysplasias: a consensus classification proposed by an ad hoc Task Force of the ILAE Diagnostic Methods Commission. Epilepsia 52:158–174

Chan S, Erickson J, Yoon S (1997) Limbic system abnormalities associated with mesial temporal sclerosis: a model of chronic cerebral changes due to seizures. RadioGraphics 17:1095–1110

Dickson DW, Davies P, Bevona C, et al (1994) Hippocampal sclerosis: a common pathological feature of dementia in very old (> or = 80 years of age) humans. Acta Neuropathol (Berl) 88:212–221

Engel J Jr, Van Ness PC, Rasmussen TB, Ojemann LM (1993) Outcome with respect to epileptic seizures. In: Engel J Jr (ed) Surgical treatment of the epilepsies. Raven Press, New York, pp 609–621

Fauser S, Huppertz HJ, Bast T, Strobl K, Pantazis G, Altenmueller DM, Feil B, Rona S, Kurth C, Rating D, Korinthenberg R, Steinhoff BJ, Volk B, Schulze-Bonhage A (2006) Clinical characteristics in focal cortical dysplasia: a retrospective evaluation in a series of 120 patients. Brain 129:1907–1916

Garbelli R, Milesi G, Medici V, Villani F, Didato G, Deleo F, D'Incerti L, Morbin M, Mazzoleni G, Giovagnoli AR, Parente A, Zucca I, Mastropietro A, Spreafico R (2012) Blurring in patients with temporal lobe epilepsy: clinical, high-field imaging and ultra structural study. Brain 135(Pt 8):2337–2349

Hirai T, Korogi Y, Yoshizumi Y, Shigematsu Y, Sugahara T, Takahashi M (2000) Limbic lobe of the human brain: evaluation with turbo fluid-attenuated inversion-recovery MR imaging. Radiology 215:470–475

Howe KL, Dimitri D, Heyn C, Kiehl TR, Mikulis D, Valiante T. Histologically confirmed hippocampal structural features revealed by 3T MR imaging: potential to increase diagnostic specificity of mesial temporal sclerosis. AJNR Am J Neuroradiol 2010 Jun 10

Kobayashi E, Li LM, Lopes-Cendes I, Cendes F (2002) Magnetic resonance imaging evidence of hippocampal sclerosis in asymptomatic, first-degree relatives of patients with familial mesial temporal lobe epilepsy. Arch Neurol 59(12):1891–1894

Labate A, Gambardella A, Aguglia U, Condino F, Ventura P, Lanza P, Quattrone A (2010) Temporal lobe abnormalities on brain MRI in healthy volunteers a prospective case-control study. Neurology 74:1

Levesque MF, Naksato N, Vinters HV et al (1991) Surgical treatment of limbic encephalitis associated with extrahippocampal lesions: the problem of dual pathology. J Neurosurg 75:364–370

Malter MP, Tschampa HJ, Helmstaedter C, Urbach H, von Lehe M, Becker A, Clusmann H, Elger CE, Bien CG (2011) Seizure and memory outcome after epilepsy surgery in patients with bilateral ammon's horn sclerosis. Ann Neurol (in press)

Margerison JH, Corsellis JAN (1966) Epilepsy and the temporal lobes: a clinical, electroencephalographic and neuropathological study of the brain in epilepsy, with particular reference to the temporal lobes. Brain 89:499–530

Menzler K, Iwinska-Zelder J, Shiratori K, Jaeger RK, Oertel WH, Hamer HM, Rosenow F, Knake S (2010) Evaluation of MRI criteria (1.5 T) for the diagnosis of hippocampal sclerosis in healthy subjects. Epilepsy Res 89:349–354

Mitchell LA, Harvey AS, Coleman LT, Mandelstam SA, Jackson GD (2003) Anterior temporal changes on MR images of children with hippocampal sclerosis: an effect of seizures on the immature brain? Am J Neuroradiol 24:1670–1677

Nelson PT, Schmitt FA, Lin Y, Abner EL, Jicha GA, Patel E, Thomason PC, Neltner JH, Smith CD, Santacruz KS, Sonnen JA, Poon LW, Gearing M, Green RC, Woodard JL, Van Eldik LJ, Kryscio RJ (2011) Hippocampal sclerosis in advanced age: clinical and pathological features. Brain 134(Pt 5):1506–1518

Oppenheim C, Dormont D, Biondi A et al (1998) Loss of digitations of the hippocampal head on high-resolution fast spin-echo MR: a sign of mesial temporal sclerosis. AJNR Am J Neuroradiol 19:457–463

Palmini A, Najm I, Avanzini G, Babb T, Guerrini R, Foldvary-Schaefer N, Jackson G, Lüders HO, Prayson R, Spreafico R, Vinters HV (2004) Terminology and classification of the cortical dysplasias. Neurology 62(6 Suppl 3):S2-8. Review

Schijns OE, Bien CG, Majores M, von Lehe M, Urbach H, Becker AJ, Schramm J, Elger CE, Clusmann H (2011) Temporal gray-white-matter abnormalities are not part of the epileptogenic zone in temporal lobe epilepsy with hippocampal sclerosis. Neurosurgery 68:98–106

Soeder BM, Gleissner U, Urbach H, Clusmann H, Vincent A, Bien CG (2009) Causes, presentation and outcome of lesional adult-onset mediotemporal lobe epilepsy. J Neurol Neurosurg Psychiatry 80: 894–899

Urbach H, Siebenhaar G, Koenig R, von Oertzen J, Scorzin J, Kurthen M, Schild HH (2005) Limbic system abnormalities associated with Ammon's horn sclerosis do not alter seizure outcome after amygdalohippocampectomy. Epilepsia 46(4):549–555

Wiebe S, Blume WT, Girvin JP, Eliasziw M (2001) A randomized, controlled trial of surgery for temporal lobe epilepsy. New Engl J Med 38:154–163

Wieser HG, ILAE Commission on Neurosurgery of Epilepsy (2004) ILAE commission report: mesial temporal lobe epilepsy with hippocampal sclerosis. Epilepsia 45:695–714

Wyler AR, Dohan FC, Schweitzer JB, Berry AD (1992) A grading system for mesial temporal pathology (hippocampal sclerosis) from anterior temporal lobectomy. J Epilepsy 5:220–225

第 16 章　边缘性脑炎

陈俐 译　张小斌　陈蕾　张建国 校

目录

摘要

边缘性脑炎是一种由自身免疫介导的脑炎,多累及颞叶内侧结构。起病初期,杏仁核和海马可有不对称肿胀,病程中可发生双侧海马硬化。>20 岁、有典型临床综合征、MRI 显示内侧颞叶改变的患者中,至少有 1/3 是边缘性脑炎。

1　定义

边缘性脑炎是一种临床神经病理学和(或)影像学综合征,最初由 Brierley 等(1960)和 Corsellis 等(1968)分别描述。其临床特征为亚急性(数天至 12 周)的记忆缺失、颞叶发作、意识错乱及其他精神性症状。神经病理学特征是 T 淋巴细胞浸润和小胶质细胞激活。

2　发病机制和分类

边缘性脑炎不是一个单纯的疾病诊断,其临床病理学和(或)影像学诊断需进一步细分,分类诊断的关键是病人血清和脑脊液中发现的抗神经元抗体。通常的诊断工作流程如下:识别内侧颞叶脑炎的典型临床症状和 MRI 特征,并通过抗体检测以进行抗体诊断(附加肿瘤筛查)。通过这些努力促使诊断的建立并评估预后,正如下文所描述的。

2.1　抗体

　　1. 作用于细胞内抗原的抗体
- 肿瘤神经性抗体(Hu, CV2, Ma2, 两性蛋白)(Gultekin et al. 2000;Graus et al. 2004)
- 抗谷氨酸脱羧酶(GAD)抗体(Malter et al. 2010)。
　　2. 作用于神经元表面抗原的抗体

- 电压门控钾离子通道相关蛋白（VGKC；VGKC 复合物包含以下靶抗原：富亮氨酸胶质瘤失活 1 蛋白（LGI1），接触蛋白相关样蛋白-2（CASPR2）和其他仍未明确的靶点）（Vincent et al. 2004；Irani et al. 2010；Lai et al. 2010；Lancaster et al. 2011）。
- N-甲基-D-天门冬氨酸受体（NMDAR）。大部分 NMDAR 抗体阳性的患者有严重的弥漫性脑病，被称为抗-NMDAR 脑炎，不是边缘性综合征，已有一病例报道（Dalmau et al. 2007，2008；Novillo-López et al. 2008）。
- 抗 γ-氨基丁酸 B 受体（GABABR）（Lancaster et al. 2010）。
- α-氨基-3-羟基-5-甲基-4-异噁唑丙酸受体（AM-PAR）（Lai et al. 2009）。

某些远隔部位的肿瘤可引起神经系统疾病，如副肿瘤综合征，特异性抗体可预测存在这类肿瘤的可能性，这种可能性在肿瘤神经性抗体阳性病例中超过 90%，而在以下抗体阳性患者中的可能性为 50% 或更高：抗 NMDAR（通常为年轻女性的卵巢畸胎瘤）、抗 GABABR 或抗 AMPAR，后两者以小细胞肺癌常见；对 CASPR2 起作用的 VGKC 复合物抗体阳性患者几乎都有肿瘤，以胸腺瘤最常见（Vincent and Irani 2010）。

40% 的边缘性脑炎及相关肿瘤患者可为抗体阴性，因此，抗体阴性既不能排除肿瘤也不能排除边缘性脑炎的可能性。而抗体阴性且不伴肿瘤的边缘性脑炎的诊断和治疗是一种挑战，因为没有可借鉴的诊疗经验（文献报道的有关边缘性脑炎病例均是明确抗体阳性的）。

除了肿瘤预测的价值外，抗体还可预测非副肿瘤综合征患者（大部分边缘性脑炎病例属于这种）的免疫治疗反应。总的来说，抗表面抗原抗体阳性的患者效果好于抗细胞内抗原抗体阳性的患者。

随着有关抗体阳性的边缘性脑炎患者的临床表现及病程发展的数据越来越多，也许可以找到 MRI 影像上内侧颞叶改变的更精细的特征。基于这一点，每个具有边缘性脑炎临床放射学特征的患者均应行上文所提的全套抗体检测。

肾上腺皮质激素治疗对 VGKC 抗体阳性的边缘性脑炎患者效果良好（Soeder et al. 2005）。

抗 GAD 抗体相关的边缘性脑炎患者大部分是女性，临床表现有颞叶发作和精神异常（Malter et al. 2010）；脑脊液可出现寡克隆带，对肾上腺皮质激素治疗反应不佳。GAD65 抗体阳性的患者可伴有 1 型糖尿病，以全面性发作为主的癫痫、僵人综合征和（或）共济失调。

抗 NMDAR 抗体阳性的患者（图 16-1）则会出现严重的弥漫性脑病，称为抗 NMDA 受体脑炎，而非边缘性综合征；主要出现在年轻女性（男女比例 1：9）中，表现为运动障碍，意识减退，低通气，心脏传导异

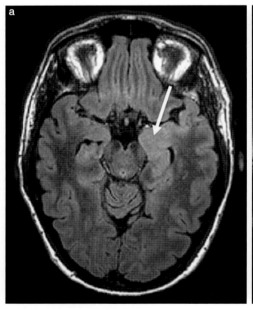
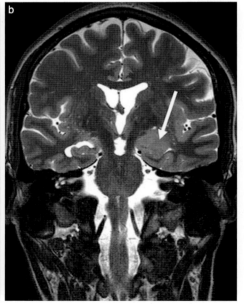

图 16-1　3 名抗 N-甲基-D-天门冬氨酸（NMDA）受体相关性边缘性脑炎女性患者的不同 MRI 表现。7 岁女孩，左侧钩回和杏仁核体积增大（**图 a,b** 箭头处）。43 岁女性，右侧海马 CA1 区信号增高（**图 c,d** 箭头处）。25 岁女性，右侧丘脑枕结节、右侧颞底皮质和右侧小脑叶信号增加（**图 e,f** 箭头处）。丘脑枕结节信号增高可能是癫痫频繁发作所致

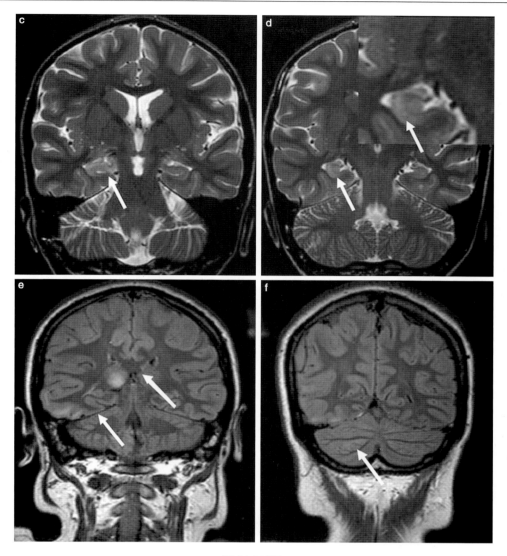

图 16-1（续）

常，精神异常（激越、意识模糊、抑郁、幻觉、病理性笑）和神经功能缺损（失语、视觉障碍、轻偏瘫及其他）；这部分患者中，约 50% 的患有肿瘤，以卵巢畸胎瘤居多。75% 的患者治疗后好转，另外 25% 的患者治疗后严重残疾或死亡。

3　临床表现

如上描述的神经系统综合征是边缘性脑炎综合征的主要临床表现；此外，边缘性脑炎的亚型还可以有某些特异的临床特征。

4　影像

边缘性脑炎通常急性起病，伴有单侧或双侧颞

叶内侧结构肿胀，在液体衰减反转恢复序列（FLAIR）和 T2 加权序列上呈现高信号（Urbach et al. 2006b）。大部分患者杏仁核肿胀明显，呈高信号。当只有单侧肿胀时，对侧的杏仁核和海马可正常甚至萎缩（图 16-2）。肿胀和高信号可能持续存在数月至数年，但大多数患者高信号一直存在，并有进行性的颞叶内侧萎缩；尽管有病情发展的不一致，但是显著的颞叶内侧萎缩大约都是在起病 1 年后可见。肿胀和高信号与疾病本身是否有关，或者仅仅是频繁的（亚临床）颞叶发作的结果，目前仍不清楚（Urbach et al. 2006a）。

有边缘性脑炎临床表现、特异性抗体阳性的患者中，约 1/3 的 MRI 扫描显示正常（Gultekin et al. 2000；Irani et al. 2010；Lancaster et al. 2010）。因此，颞叶内侧信号异常和体积改变并非诊断边缘性脑炎

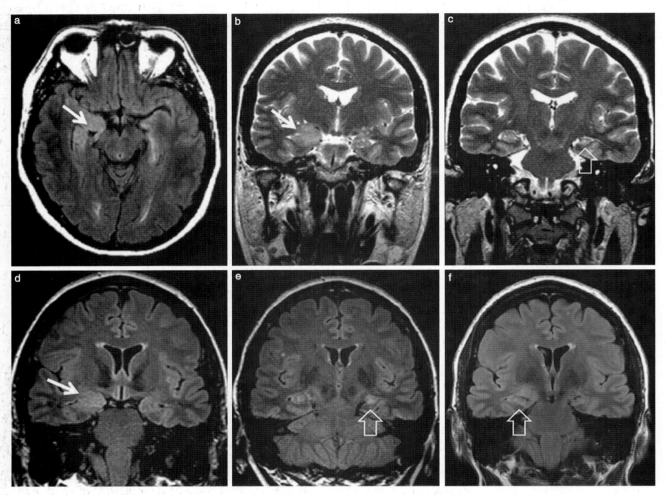

图 16-2　女性患者,53 岁,患有抗电压门控钾离子通道(VGKC)抗体相关性边缘性脑炎。右侧海马头部和杏仁核信号增高并肿胀(**图 a,b,d**,箭头处),左侧海马已经硬化(**图 c,e** 空箭头处)。1 年后复查 MRI 显示右侧也开始萎缩(**图 f**)

的必要条件。

　　至于边缘性脑炎的亚型,VGKC 抗体阳性的患者中,15% 存在幕上白质信号增强(图 16-3)。在副肿瘤性边缘性脑炎和抗 GAD 抗体相关的边缘性脑炎中,颞叶外异常较其他亚型更为常见(图 16-4)。

　　鉴别诊断包括弥漫性浸润性星形细胞瘤,"不确定"的杏仁核病损,癫痫持续状态,感染性脑炎(包括单疱病毒脑炎 I 型以及免疫低下患者感染的人类疱疹病毒 6 型脑炎)(Bower et al. 2003;Baskin and Hedlund 2007;Soeder et al. 2009),淋巴瘤浸润,自身免疫性甲状腺炎相关的激素反应性脑病,神经纤维瘤病 I 型相关的杏仁核病损(Gill et al. 2006),系统性红斑狼疮相关的边缘性脑炎(Stuübgen 1998;Kano et al. 2009),Rasmussen 脑炎等。

　　弥漫性浸润性星形细胞瘤通常更广泛地累及边缘系统,通常为多灶性(图 16-5)。

　　"不确定"的杏仁核病损是指一侧的杏仁核扩大,伴 FLAIR 和 T2 序列信号增高。与边缘性脑炎相比,该病癫痫起病年龄晚(平均年龄>50 岁),组织病理无阳性表现(图 16-5)(Bower et al. 2003;Soeder et al. 2009)。自身免疫性甲状腺炎相关的激素反应性脑病(SREAT)是自身免疫性甲状腺炎的神经系统并发症,与甲状腺功能好坏无关,常表现为脑病、癫痫发作(66%)、肌阵挛(38%)、精神症状(36%)和中风样症状(27%)(Chong et al. 2003;Castillo et al. 2006);其核心特点是抗甲状腺抗体升高[抗微粒体和(或)甲状腺过氧化物酶抗体],对皮质类固醇激素治疗有反应(Castillo et al. 2006)。25% ~ 50% 的患者有影像学异常,多为局灶或弥漫性,无强化的白质异常,皮质类固醇激素治疗后可正常或消退。也有文献报道一例患者出现硬脑膜膜强化(Mahad et al. 2005;Castillo et al. 2006)。然而,无特征性的 MRI 表现以及以前所谓的 Hashimoto 脑病是否真正存在也值得探讨(Chong et al. 2003)。

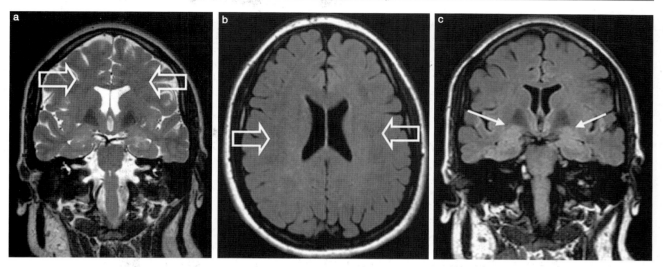

图 16-3　69 岁患 VGKC 抗体相关性边缘性脑炎的男性患者。其双侧杏仁核和海马头呈高信号（**图 c** 箭头处）。幕上的白质信号增高导致灰白质对比度明显减弱（**图 a,b** 空箭头处）。大约 15% 的 VGKC 抗体相关性边缘性脑炎患者会出现这种 MRI 表现

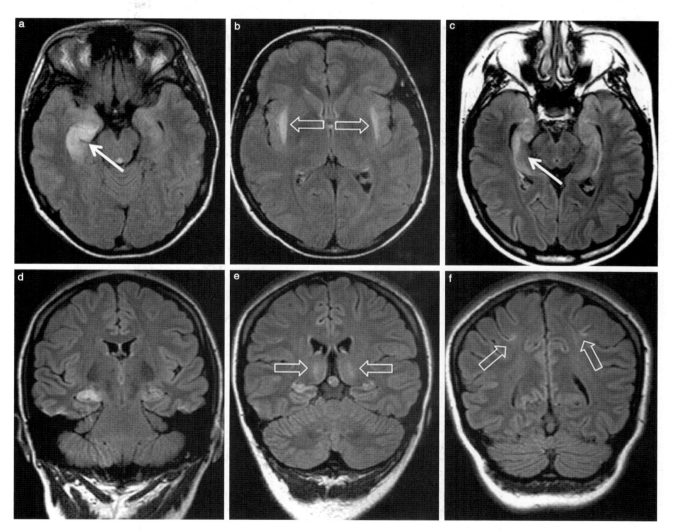

图 16-4　2 名女性患者，抗 GAD 抗体相关的边缘性脑炎。病程典型，起初为海马肿胀（**图 a** 箭头处），而后发展为海马硬化（**图 c** 箭头处）。颞叶外常见的对称性信号异常也同样出现在这两个病例中：外囊（**图 b** 空箭头处）、丘脑（**图 e** 空箭头处）、顶沟的深部（**图 f** 空箭头处），这种表现在这类边缘性脑炎亚型中常见

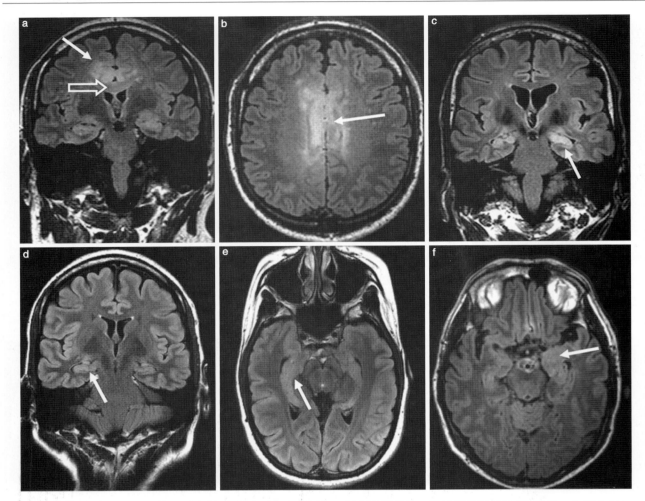

图 16-5 边缘性脑炎的影像鉴别诊断:部分星型细胞瘤倾向于浸润边缘系统。胶质瘤常浸润扣带回(**图 a,b** 箭头处)和胼胝体(**图 a** 空箭头处)。双侧的少许不对称的杏仁核病灶可能与神经纤维瘤病 I 型相关(**图 c** 箭头处)。系统性红斑狼疮不仅在临床上与边缘性脑炎相似。其 MRI 表现也可只有轻微的体积和信号改变,需通过双侧对比才能发现(**图 d,e** 箭头处)。如果在老年患者中,杏仁核和海马增大,伴有颞叶发作、记忆缺失和(或)抑郁,常不是边缘性脑炎,其组织学也无阳性发现,这些病灶(**图 f** 箭头处)的出现原因目前仍不清楚

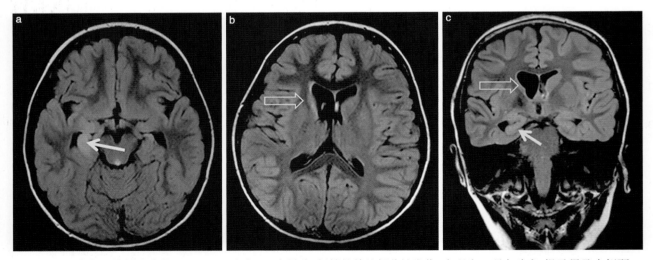

图 16-6 类似边缘性脑炎的 Rasmussen 脑炎。6 岁男孩,频繁的单纯部分性发作,表现为口咽自动症,提示累及内侧颞叶。MRI 显示右侧海马肿胀,T2/FLAIR 上高信号(**图 a,c,d** 箭头处)。此时,右侧尾状核头已萎缩,并显示出弥散性高信号(**图 b-d** 空箭头处)。行杏仁核海马切除术,组织病理显示炎症,伴有细胞毒性 T 淋巴细胞和胶质纤维酸性蛋白(GFAP)阳性星型细胞。2 年后,病情进展为左臂持续阵挛的部分性癫痫持续状态。2 年后复查 MRI 见右侧半球萎缩(**图 f** 空箭头处),而之前并不明显(**图 e** 空箭头处)

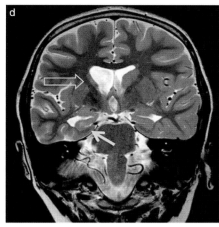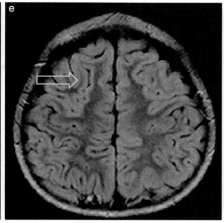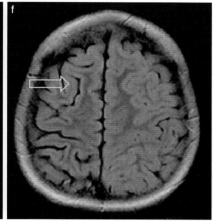

图 16-6（续）

在 80% 的儿童和未知比例的老年神经纤维瘤病 I 型的患者中，冠状位 FLAIR 和 T2 加权快速回波图像显示，与正常对照比较，其双侧海马体积增大和信号增高。也可出现杏仁核和海马旁回的少许不对称受累（Gill et al. 2006）。

系统性红斑狼疮临床表现可类似边缘性脑炎，部分病例 MRI 双侧对比可发现，杏仁核和海马的体积和信号稍有增加（Stuübgen 1998）（图 16-5）。

大约 50% 的 Rasmussen 脑炎患者有颞叶内侧信号改变。Rasmussen 脑炎是典型的单侧半球病变，临床特点是难治性局灶性癫痫发作，即部分性癫痫持续状态，并伴受累半球的进行性功能退化。Rasmussen 脑炎很少以颞叶内侧癫痫发作起病，尾状核头和大脑萎缩可帮助 MRI 阅片者做出正确诊断（图 16-6）。

参考文献

Baskin HJ, Hedlund G (2007) Neuroimaging of herpesvirus infections in children. Pediatr Radiol 37:949–963

Bower SP, Vogrin SJ, Morris K et al (2003) Amygdala volumetry in "imaging-negative" temporal lobe epilepsy. J Neurol Neurosurg Psychiatry 74:1245–1249

Brierley JB, Corsellis JA, Hierons R, Nevin S (1960) Subacute encephalitis of later adult life, mainly affecting the limbic areas. Brain 83:357–368

Castillo P, Woodruff B, Caselli R, Vernino S, Lucchinetti C, Swanson J, Noseworthy J, Aksamit A, Carter J, Sirven J, Hunder G, Fatourechi V, Mokri B, Drubach D, Pittock S, Lennon V, Boeve B (2006) Steroid-responsive encephalopathy associated with autoimmune thyroiditis. Arch Neurol 63:197

Chong JY, Rowland LP, Utiger RD (2003) Hashimoto encephalopathy: syndrome or myth? Arch Neurol 60(2):164–171

Corsellis JA, Goldberg GJ, Norton AR (1968) "Limbic encephalitis" and its association with carcinoma. Brain 91:481

Dalmau J, Tüzün E, Wu HY, Masjuan J, Rossi JE, Voloschin A, Baehring JM, Shimazaki H, Koide R, King D, Mason W, Sansing LH, Dichter MA, Rosenfeld MR, Lynch DR (2007) Paraneoplastic anti-N-methyl-D-aspartate receptor encephalitis associated with ovarian teratoma. Ann Neurol 61:25–36

Dalmau J, Gleichman AJ, Hughes EG, Rossi JE, Peng X, Lai M, Dessain SK, Rosenfeld MR, Balice-Gordon R, Lynch DR (2008) Anti-NMDA-receptor encephalitis: case series and analysis of the effects of antibodies. Lancet Neurol 7(12):1091–1098

Gill DS et al (2006) Age-related findings on MRI in neurofibromatosis type 1. Pediatr Radiol 36:1048–1056

Graus F, Delattre JY, Antoine JC, Dalmau J, Giometto B, Grisold W et al (2004) Recommended diagnostic criteria for paraneoplastic neurological syndromes. J Neurol Neurosurg Psychiatry 75:1135–1140

Gultekin SH, Rosenfeld MR, Voltz R, Eichen J, Posner JB, Dalmau J (2000) Paraneoplastic limbic encephalitis: neurological symptoms, immunological findings and tumour association in 50 patients. Brain 123:1481–1494

Irani SR, Alexander S, Waters P, Kleopa KA, Pettingill P, Zuliani L et al (2010) Antibodies to Kv1 potassium channel-complex proteins leucine-rich, glioma inactivated 1 protein and contactin-associated protein-2 in limbic encephalitis morvan's syndrome and acquired neuromyotonia. Brain 133:2734–2748

Kano O, Arasaki K, Ikeda K, Aoyagi J, Shiraishi H, Motomura M, Iwasaki Y (2009) Limbic encephalitis associated with systemic lupus erythematosus. Lupus 18(14):1316–1319

Lancaster E, Lai M, Peng X, Hughes E, Constantinescu R, Raizer J et al (2010) Antibodies to the GABA(B) receptor in limbic encephalitis with seizures: case series and characterisation of the antigen. Lancet Neurol 9:67–76

Lancaster E, Huijbers MG, Bar V, Boronat A, Wong A, Martinez-Hernandez E et al (2011) Investigations of caspr2, an autoantigen of encephalitis and neuromyotonia. Ann Neurol 69:303–311

Lai M, Hughes EG, Peng X, Zhou L, Gleichman AJ, Shu H et al (2009) AMPA receptor antibodies in limbic encephalitis alter synaptic receptor location. Ann Neurol 65:424–434

Lai M, Huijbers MG, Lancaster E, Graus F, Bataller L, Balice-Gordon R et al (2010) Investigation of LGI1 as the antigen in limbic encephalitis previously attributed to potassium channels: a case series. Lancet Neurol 9:776–785

Mahad DJ, Staugaitis S, Ruggieri P, Parisi J, Kleinschmidt-Demasters BK, Lassmann H, Ransohoff RM (2005) Steroid-responsive encephalopathy associated with autoimmune thyroiditis and primary CNS demyelination. J Neurol Sci 228(1):3–5

Malter M et al (2010) Antibodies to glutamic acid decarboxylase define a form of limbic encephalitis. Ann Neurol 67:470–478

Novillo-López ME, Rossi JE, Dalmau J, Masjuan J (2008) Treatment-responsive subacute limbic encephalitis and NMDA receptor antibodies in a man. Neurology 70:728–729

Soeder BM, Urbach H, Elger CE, Bien CG, Beyenburg S (2005) VGKC antibodies associated with limbic encephalitis. Nervenarzt 76(6):760–762

Soeder BM, Gleissner U, Urbach H, Clusmann H, Elger CE,

Vincent A et al (2009) Causes, presentation and outcome of lesional adult-onset mediotemporal lobe epilepsy. J Neurol Neurosurg Psychiatry 80:888–893

Stübgen JP (1998) Nervous system lupus mimics limbic encephalitis. Lupus 7(8):557–560

Urbach H, Sassen R, Soeder BM, Flacke S, Becker A, Bien CG (2006a) Serial MRI in patients with acquired hippocampal sclerosis. Clin Neuroradiol 16:47–52

Urbach H, Soeder BM, Jeub M, Klockgether T, Meyer B, Bien CG (2006b) Serial MRI of limbic encephalitis. Neuroradiology 48:380–386

Vincent A, Irani SR (2010) Caspr2 antibodies in patients with thymomas. J Thorac Oncol 5:S277–S280

Vincent A, Buckley C, Schott JM, Baker I, Dewar BK, Detert N et al (2004) Potassium channel antibody-associated encephalopathy: a potentially immunotherapy-responsive form of limbic encephalitis. Brain 127:701–712

第 17 章　癫痫相关性肿瘤和瘤样病变

李文玲 译　张建国　张凯　姚一 校

目录

摘要

药物难治性局灶性癫痫中,约 20% 是由胶质神经元肿瘤,而非胶质细胞瘤所致。神经节细胞胶质瘤,胚胎发育不良性神经上皮瘤(Ddysembryoplastic neuroepithelial tumours, DNTs),血管中心型胶质瘤,毛细胞型星形细胞瘤,多形性黄色胶质细胞瘤在影像学上都有明显有别于弥漫性浸润性胶质瘤的特征。皮样囊肿和表皮样囊肿目前认为是类肿瘤样病变,具有与肿瘤相似的影像学特征。

1　概述

长期药物难治性癫痫中,约 20% 发现脑实质肿瘤(Luyken et al. 2003；Urbach et al. 2004；Bien et al. 2013),这类患者在临床可分为两组,第一组是典型的癫痫相关性肿瘤,包括神经节细胞胶质瘤、胚胎发育不良型神经上皮瘤(DNTs)、血管中心型胶质瘤、多形性黄色胶质细胞瘤(pXAs)和幕上毛细胞型星形细胞瘤,通常为良性行为,属 WHO I

级。第二组包括弥漫性星形细胞瘤,WHO Ⅱ级,少突胶质细胞瘤,WHO Ⅱ级,一般五年生存率50%~65%,以及小部分间变性肿瘤,WHO Ⅲ级,平均中位生存期为2~3年。组织病理学可鉴别神经胶质瘤与胶质细胞瘤。在胶质神经元肿瘤中,神经节细胞胶质瘤和DNT在MRI上也各有特征,另外一个具有特征性影像学表现的就是血管中心型胶质瘤,新近被增添在WHO脑肿瘤分类中(Louis et al. 2007),但因其组织来源不清楚,因而被归类在"其他神经上皮性肿瘤"中。表皮样囊肿和皮样囊肿属于肿瘤样病变,也可引起药物难治性癫痫,故也在本章节一并介绍。

2 神经节细胞胶质瘤

2.1 流行病学

神经节细胞胶质瘤常常为脑实质良性肿瘤,最早由Perkins在1926年报道,也是最常见的癫痫相关性肿瘤。

2.2 临床表现

常常为局灶性发作的药物难治性癫痫。颞叶内侧的神经节细胞胶质瘤可引起复杂部分性发作,而其他部位则为简单部分性发作,大约30%病例继发全面性发作。

神经节细胞胶质瘤术后效果差的因素有:位于

颞叶外、男性、手术时年龄小于40岁、病史中无癫痫发作、肿瘤切除不彻底以及组织病理中存在肥胖细胞(Rumana et al. 1999;Majores et al. 2008)。小于10岁儿童肿瘤体积(尤其是囊性部分)明显大于成人患者肿瘤体积。(Provenzale et al. 2000)。

2.3 病理学

神经节细胞胶质瘤由混合神经元及肿瘤性胶质细胞组成,两种细胞群比例可不一样,形态学上可表现为神经元表型为主到以胶质细胞表型为主。免疫组化检查(如:表达干细胞抗原CD34)有利于此病诊断(Blümcke et al. 1999,2002)。

85%的神经节细胞胶质瘤属WHO Ⅰ级,约10%为Ⅱ级,另有5%属于WHO Ⅲ级(Blümcke et al. 2002;Luyken et al. 2004;Majores et al. 2008)。要注意的是WHO 2007年中枢系统肿瘤分类将神经节细胞胶质瘤分为Ⅰ和Ⅲ级(Louis et al. 2007)。术后肿瘤总的复发率为7%,不过Ⅱ级(33%)和Ⅲ级(60%)的复发率明显要高。如果肿瘤复发,近一半为胶质母细胞瘤(Majores et al. 2008)。

2.4 影像学

肿瘤位于皮质或皮质及其下白质内,多见于海马旁回和颞枕交界区外侧面脑回。典型影像学特征为皮质内囊肿,环绕囊肿的皮质(和皮质下)在FLAIR和T2加权像呈高信号,增强扫描见强化的结节(图17-1,图17-2)。

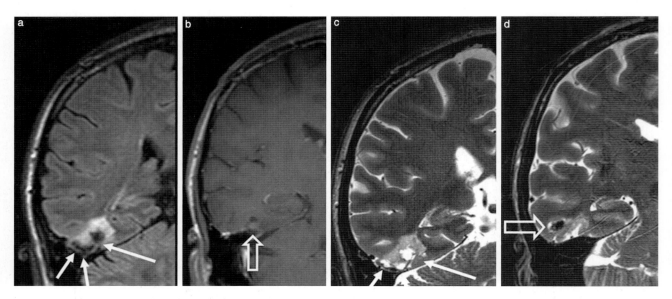

图17-1 3例WHO Ⅰ级颞叶神经节细胞胶质瘤:上排展示的是神经节细胞胶质瘤所有的影像学特征性:皮质及皮质下肿瘤伴皮质内囊肿(**图a,c**箭头处),增强见强化(**图b**空心箭头处),肿瘤钙化部分(**图d**空心箭头处),及白质信号增加(**图b**:箭头处)

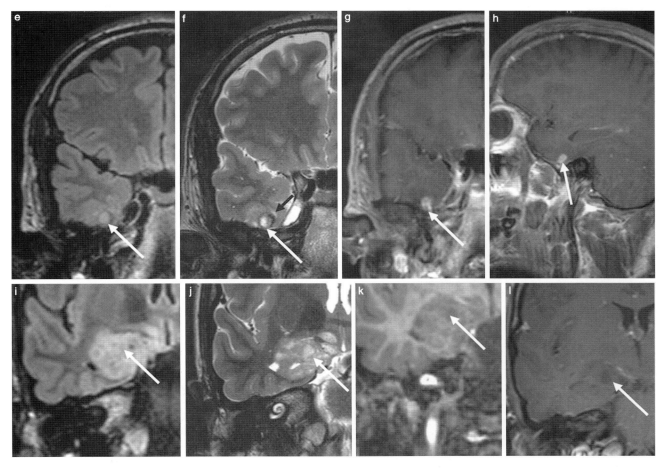

图 17-1（续）　中排：小型皮质肿瘤伴偏侧实质性结节（图 e 箭头处），增强见强化（图 f-h 箭头处），及肿瘤内侧为中等低信号（图 f 黑色箭头处），CT 未见钙化，同样高度提示神经节细胞胶质瘤。下排（图 i-l）为右侧杏仁核肿瘤，含囊性成分，无强化。虽然肿瘤的囊肿与 DNT 常规表现不一样，仍然考虑 DNT

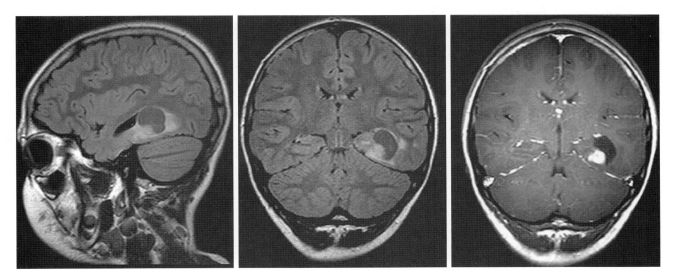

图 17-2　左侧颞枕神经节细胞胶质瘤，WHO Ⅰ级。肿瘤有囊性和强化的肿瘤实质部分，需与毛细胞型星形细胞瘤鉴别。患者系 9 岁女孩，7 岁起病，表现为复杂部分性发作的药物难治性癫痫，这些都支持神经节细胞胶质瘤

1/3 病例有钙化（Zentner et al. 1994）。

肿瘤如果无明显强化（约 70%），很难将神经节细胞胶质瘤与皮质发育不良相鉴别，因此，皮质内的囊性结构具有很高的诊断价值。

典型神经节细胞胶质瘤无瘤周水肿，如果有水肿征象，应怀疑恶性变（主要来源于神经胶质成分）到 WHO Ⅱ 级或 Ⅲ 级神经节细胞胶质瘤或间变性神经胶质瘤（包括间变性毛细胞型星形细胞瘤）。

3　胚胎发育不良性神经上皮肿瘤

3.1　流行病学

胚胎发育不良性神经上皮肿瘤（dysembryoplastic neuroepithelial tumor, DNT）在最常见的癫痫相关性肿瘤中排第 2 位，1988 年由 Daumas-Dupor 最早报道。约 15% 病例容易与少突胶质细胞瘤而不是弥漫性星形细胞瘤混淆（Campos et al. 2009）。

3.2　临床表现

常常为局灶性发作的药物难治性癫痫，可继发全面性发作。颞叶内侧 DNT 导致复杂部分性发作，而其他部位则为简单部分性发作。

3.3　病理学

WHO Ⅰ 级。部位：颞叶（66%），额叶（20%），顶叶>枕叶。

组织病理学标志是所谓的胶质神经元成分，包括附着于轴突束的少突胶质样细胞和漂浮在黏液样基质中的神经元（Daumas-Duport et al. 2000）。如果仅有胶质神经元成分，则为单纯变异型 DNT，复杂变异型 DNT 还含有类似于星形细胞瘤、少突胶质细胞瘤或少突星形细胞瘤的胶质结节，皮质发育不良灶、钙化和出血。

肿瘤生长和复发很少见，但可发生于复杂变异型，此类患者特征为癫痫发作年龄小、位于颞叶外、所谓的胶质神经元成分为特征。部分复杂变异型 DNT 中，胶质神经元成分中少突胶质样细胞而非邻近的胶质结节更容易导致 DNT 的分类错误（图 17-4）（Campos et al. 2009）。

3.4　影像学

MRI 的特征性表现为多房性囊肿，仅仅一个大囊肿的情况很少见。囊肿为胶质神经元成分，位于皮质或皮质和皮质下白质，有时肿瘤的邻近部位有一个独立的小囊肿（图 17-3）。多房性囊肿可以呈球形或垂直于皮质的方向生长；T1 加权像低信号，T2 加权像极高信号，FLAIR 像为混杂

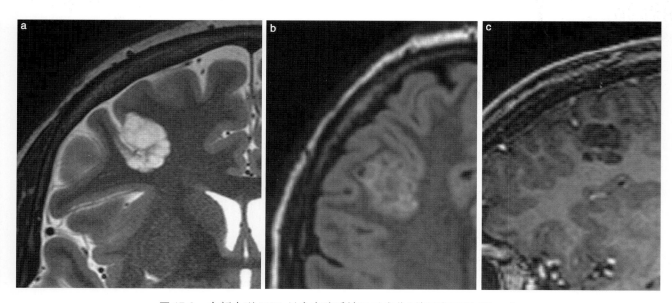

图 17-3　右额小型 DNT，只含有胶质神经元成分（单纯变异型，**图 a-c**）

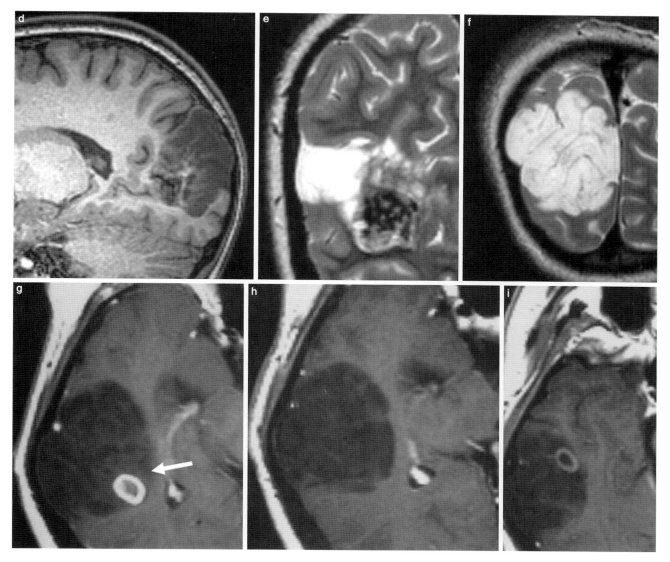

图 17-3（续）　相比而言，病例中的复杂变异型 DNT，深部有钙化（**图 d-e**）。**图 g** 与**图 h-i** 检查时间间隔 3 年，可见肿瘤后部环形强化部分消失（箭头处），而在病灶其他部位出现了新的环形强化

信号，囊肿内各分隔多数为低信号，在 DWI 像上，DNT 为低信号。

部分胶质神经元成分表现为结节状、环状或不均匀强化（25%），强化部分在影像学随访中可能变化，可能演变为边界清楚的强化结节，也可能完全消失（图 17-3）（Campos et al. 2009）。

紧邻囊肿的实质性肿瘤部分，90% 病例 T1 加权像为等信号，FLAIR 和（或）T2 像为稍高信号，肿瘤实质性部分较大，提示复杂变异型 DNT 可能性大。

复杂变异型 DNT 中 10% 的病例存在钙化，多数位于肿瘤深部，在强化或出血（罕见）附近（图 17-4）（Campos et al. 2009）。

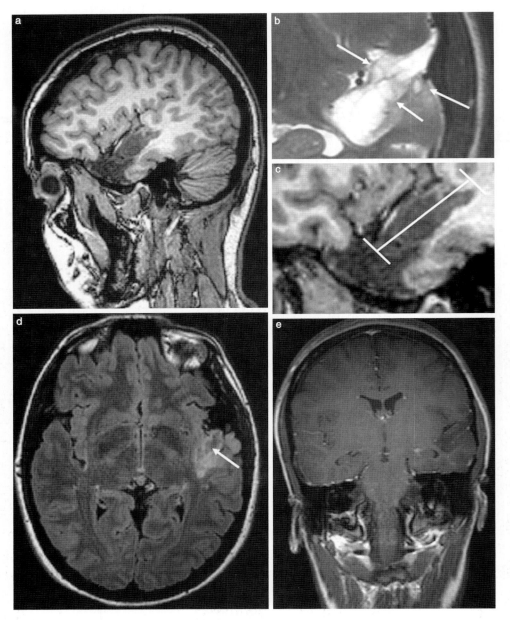

图 17-4　1991 年手术的"少突胶质细胞瘤"术后 MRI。术野后方可见 28mm×12mm 囊性病灶，T1 加权像呈略高于脑脊液的信号（**图 a,c,e**）。诊断 DNT 的依据是：高分辨率 T2 加权像上清楚显示病灶内有小囊肿（**图 b** 箭头处），FLAIR 像上大囊肿表现为低信号（**图 d** 箭头处）

4　血管中心型胶质瘤

同义词：血管中心型神经上皮性肿瘤（angiocentric neuroepithelial tumor，ANET）

4.1　流行病学

组织学上与星形细胞瘤、室管膜瘤相似的癫痫相关性肿瘤。最早由 Lellouch-Tubiana 和 Wang 在 2005 报道。2007 年根据临床病理学将其纳入 WHO 中枢神经系统肿瘤分类（Louis et al. 2007）中。迄今

为止，文献报道不足 20 例，可能较早的病例被误诊为（皮质）室管膜瘤或星形细胞瘤。

4.2　临床表现

儿童或年轻人，局灶性发作，♂＝♀。

4.3　病理学

肿瘤细胞以血管为中心呈放射状排列，细胞呈双极状梭形，GFAP 阳性，浸润模式多样。

4.4　影像学

皮质和皮质下肿瘤，并有向脑室延伸的蒂。好发于后头部（顶叶和枕叶）。其特征性影像表现为平扫 T1 加权自旋回波像为高信号花边样皮质影，无钙化，无强化（Lellouch-Tubiana et al. 2005；Wang et al. 2005；Majores et al. 2007；Shakur et al. 2009）（图 17-5）。

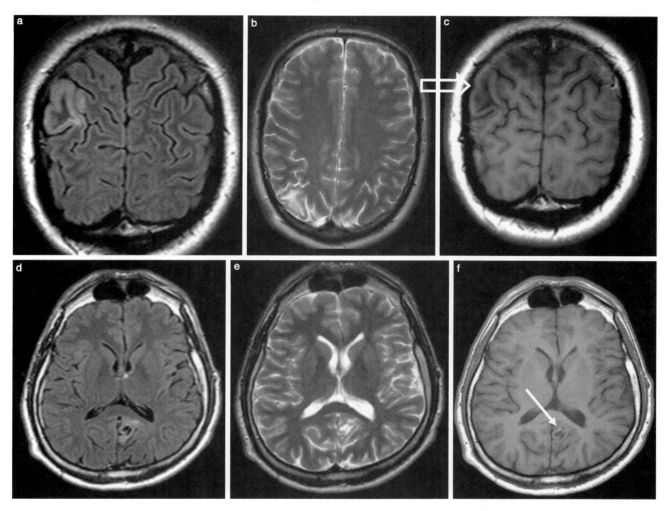

图 17-5　2 例血管中心型胶质瘤（ANET）（图 a-c，图 d-f）。肿瘤位于后头部，无占位效应，信号强度明显不同于皮质和皮质下组织。特征性影像表现为平扫 T1 加权像高信号花边样皮质的特征性表现（图 f 箭头处）。尽管如此，即便有上述病例这样的特征性影像表现（图 a-c），也可能漏诊或诊断困难（图 c 空心箭头处）

5　毛细胞型星形细胞瘤

5.1　流行病学

毛细胞型星形细胞瘤在药物难治性癫痫中占少数，但是在婴儿中很常见。超过 75% 病例起病于儿童及青少年时期，高峰年龄是 8 岁和 13 岁。相对于小脑、视神经和视交叉、脑干等更常见的部位，位于大脑半球的毛细胞型星形细胞瘤患者年龄较大，其中，位于颞叶内侧者是导致癫痫发作的经典部位。

5.2　临床表现

儿童和年轻患者表现为局灶性发作，伴或不伴继发性全面性发作，♂=♀。巨大毛细胞型星形细胞瘤因占位效应可导致高颅压症状。

5.3　病理学

病理结构中显示具有双向分化特点的局灶星形细胞瘤，其中毛细胞具备丰富的神经原纤维，并且毛细胞分布区域中包含具备 Rosental 纤维的致密双极细胞。这部分结构与疏松、多微囊结构的肿瘤组织以及黏蛋白基质相混合。肿瘤间质富含球样血管团，MIB-1 指数较低，约 1%。少数情况下可看到组织内混有神经节细胞。值得注意的是，如果肿瘤位于颞叶内侧，诊断神经节细胞胶质瘤的可能性更大，因为此类肿瘤神经胶质成分亦可表现为纤维型细胞。

5.4 影像学

毛细胞型星形细胞瘤表现为圆形或卵圆形囊性病变，一般由大的囊性部分和较小的可强化的瘤体构成（图 17-6），囊壁有时也可强化。尽管毛细胞星形细胞瘤属于 WHO I 级肿瘤，但少数病例可观察到肿瘤沿着蛛网膜下腔播散（图 17-7）。毛细胞型星形胶质细胞瘤有时与神经节细胞胶质瘤鉴别困难，肿瘤体积尤其是囊性部分的体积较大，有助于鉴别。

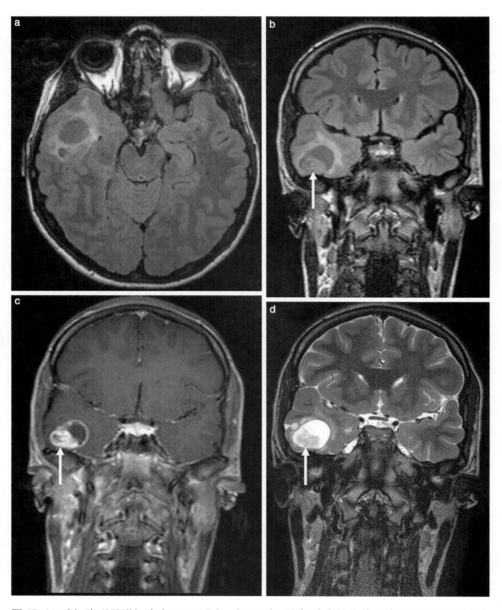

图 17-6 毛细胞型星形细胞瘤 WHO I 级：女，17 岁，强直-阵挛性发作 1 次，MRI 显示肿瘤大小为 3cm，由一个大囊和囊壁上强化的实质性成分构成（图 a-d 箭头处），瘤周水肿。囊肿大小、1 次癫痫发作和瘤周水肿有助于与神经节细胞胶质瘤鉴别。但应注意，此例有肿瘤表面强化的征象，需与多形性黄色细胞瘤鉴别（PXA）

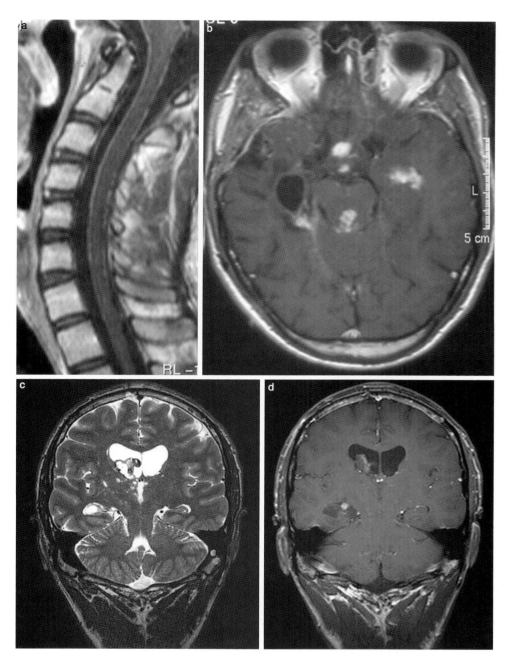

图 17-7　男,15 岁,毛细胞型星形细胞瘤,WHO Ⅰ级,伴有脑膜播散(**图 a,b**)。男,38 岁,颞叶发作(**图 c,d**)

6　多形性黄色瘤型星形细胞瘤

6.1　流行病学

多形性黄色瘤型星形细胞瘤(pleomorphic xanthoastrocytoma,PXA)罕见,癫痫相关性星形细胞瘤,一般位于大脑半球浅表,可累及脑膜。

6.2　临床表现

主要见于局灶性癫痫发作的儿童和青年,伴或不伴继发全面性发作,♂=♀,2/3 的患者<20 岁,但也可发生于成人。

6.3　病理学

肿瘤有囊性和实性部分,由多核、脂质化的巨瘤细胞(multinucleated and lipidized giant cells)和网硬蛋白染色阳性的间质组成。大部分病例属 WHO Ⅱ级。核分裂活跃(每 10 个高倍视野可见 5 个或以上核分裂象)的病例可归为间变性 PXAs。核分裂显著的部分可去分化为胶质母细胞瘤。现认为 PXAs 来源于软膜下的星形细胞,但是有些肿瘤组织中可见突触囊泡蛋白和神经丝蛋白提示神经元分化和更复杂组织分化来源的可能。

6.4 影像学

T1 加权自旋回波像见特征性表现脑膜-脑强化,说明广泛累及蛛网膜下腔(图 17-8)。有些肿瘤在 T2 加权像和 FLAIR 见白质水肿,钙化和占位效应亦可见。

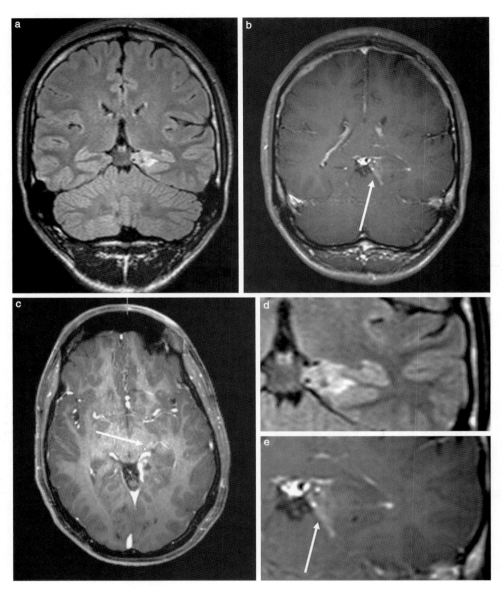

图 17-8 左侧海马旁回后部小型多形性黄色瘤型星形细胞瘤,WHO Ⅱ级。皮质和皮质下病灶,FLAIR 序列为高信号(图 a,d),T1 加权像为脑表强化(图 b,c,e),虽然不能完全排除神经节细胞胶质瘤,但是所谓脑表强化,即所谓脑膜-脑强化征象(图 b,c,e 箭头处)提示多形性黄色瘤型星形细胞瘤

7 弥漫性胶质瘤

7.1 流行病学

20% ~45% 的大脑弥漫浸润性神经胶质瘤患者有癫痫发作,典型的有 WHO Ⅱ 级星形细胞瘤,WHO Ⅲ 级(间变性)星形细胞瘤,WHO Ⅱ 级少突胶质细胞瘤,WHO Ⅲ 级(间变性)少突胶质细胞瘤,多形性胶质母细胞瘤。含有星形细胞和少突胶质细胞成分的肿瘤归为少突星型细胞瘤。伴癫痫发作的所谓低级别或 WHO Ⅱ 级胶质瘤,无论从肿瘤复发间期,还是总的生存时间上,均认为预后较好;这类肿瘤多位于颞叶,发现时间相对早期:低级别星形细胞瘤出现症状的平均年龄是 39 岁 Oka-mato et al. 2004),且在 30 岁前可表现为药物难治性癫痫(Luyken et al. 2003)。不过,在 Bonn 系列研究中,很大部分肿瘤——通过 MRI 和免疫组化 CD34 确认——是神经节细胞胶质瘤和 DNT(Luyken et al. 2003)。

7.2 发病机制

对于脑肿瘤继发癫痫的潜在发病机制了解甚少,已有的假说有:神经元调控和连接发生变化,血管通透性改变,血脑屏障异常及胶质细胞功能异常。肿瘤本身可以是致痫病灶,亦可因肿瘤生长,炎性反应,水肿,坏死等导致继发性病变周边组织改变,从而引起癫痫发作。

少突胶质细胞瘤较星形胶质细胞瘤更易引起癫痫发作,这可能与受累的皮质范围大有关(图 17-11)。如果弥漫浸润性星形胶质细胞瘤在边缘系统范围广或呈多灶性,应诊断为大脑胶质瘤病(图 17-10)。

7.3 临床表现

脑肿瘤引起的癫痫发作多为局灶性发作伴继发全面性发作,常为药物难治性癫痫。相对于无癫痫发作的弥漫性胶质瘤患者,有癫痫发作的患者较年轻,且肿瘤多位于颞叶。

7.4 影像学

弥漫性、浸润性星形细胞瘤特征为 FLAIR 和 T2 加权像白质内高信号占位性病变(图 17-9)。虽然 MRI 上病灶有明显边界,但是在异常信号改变范围外,仍可发现肿瘤细胞。肿瘤信号不均匀及明显强化提示肿瘤细胞去分化或向恶性变为 WHO Ⅲ 级(间变性)星形细胞瘤。

典型少突胶质细胞瘤可同时累及皮质和皮质下白质结构。与星形细胞瘤相比,因存在多发钙化、囊性变和出血,信号更加不均匀。非强化 CT 常常有助于钙化显示(图 17-11)。

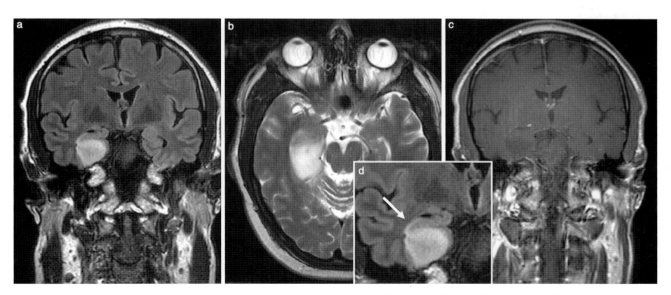

图 17-9 男,42 岁,WHO Ⅱ 级星形细胞瘤伴复杂部分性发作 7 年。右侧海马旁回增大,信号相对均匀一致增高(**图 a,b,c**)。无强化(**图 c**),FLAIR 像显示肿瘤累及海马(**图 a,d** 箭头处)

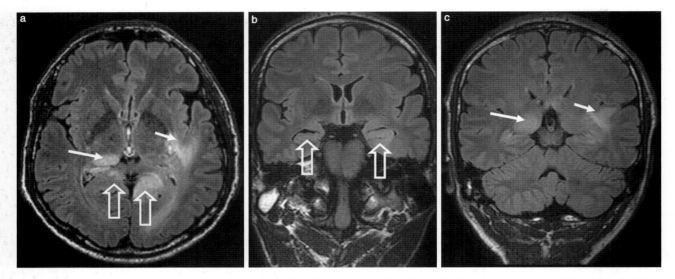

图 17-10　女,52 岁,WHO Ⅱ级多灶性星形细胞瘤,复杂部分性发作伴继发性全面性强直-阵挛性发作。部分星形细胞瘤倾向于在边缘系统内生长,并常常侵及丘脑后部(图 a,c 白色箭头处)和岛叶(图 a,c 白色短箭头处)。侵及双侧海马(左侧为著)(图 b 空心箭头处)及扣带回峡部(图 a 空心箭头处)

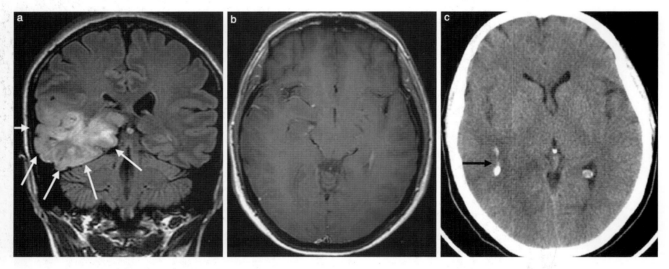

图 17-11　女,43 岁,少突胶质细胞瘤,WHO Ⅲ级,复杂部分性发作 3 次。肿瘤信号高低不均(图 a),无强化(图 b),皮质受累广泛浸润(图 a 箭头处),有钙化斑块—CT 上呈高密度(图 c 箭头处)—提示诊断为少突胶质细胞瘤或少突星形细胞瘤

8　表皮样囊肿

8.1　流行病学

表皮样囊肿不含皮肤附件的先天发育性病变,10%～15%位于鞍旁和中颅窝,易导致颞叶癫痫发作。

8.2　临床表现

尽管为先天性肿瘤,但可见于任何年龄段,发病高峰年龄为 40 岁左右,♂=♀。

8.3　病理学

表皮样囊肿包膜完整,内含珍珠样光泽病变,表面光滑,呈结节状或分叶状。倾向于在蛛网膜下腔中顺着缝隙和脑裂蔓延,并包绕血管和神经。

8.4　影像学

顺着蛛网膜下腔蔓延、中线旁脑实质外占位性病变。表皮样囊肿除在 DWI 序列呈显著高信号外,其余所有序列信号强度均与脑脊液近似。高分辨率 MRI 可见蛛网膜下腔中菜花样结构(图 17-12)。

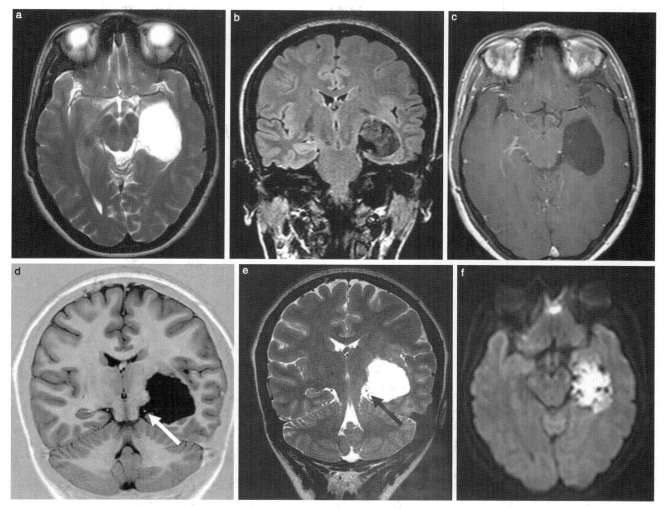

图 17-12　26 岁表皮样囊肿患者,伴颞叶癫痫发作。T2 加权像上病灶信号等同于 CSF(图 a),FLAIR 像(图 b)及 T1 加权序列(图 c)信号强度近似于脑脊液,但在 DWI 像(图 f)上为高信号。脑实质外的表皮样囊肿来源于增宽的脉络膜裂(图 d,e 箭头处)

9　皮样囊肿

9.1　流行病学

先天发育性病变,比表皮样囊肿更罕见。

9.2　临床表现

♂>♀,常见症状为头痛和癫痫发作(约 20%)。

9.3　影像学

典型囊性病变含脂肪成分是诊断表皮样囊肿的重要线索。脂肪成分在 T1 像为高信号,CT 为低密度,脂肪抑制序列呈低信号,可出现化学位移伪影。20% 病例见钙化。脑脊液中小的脂肪微滴表明囊肿破裂,应该仔细寻找(图 17-13)。

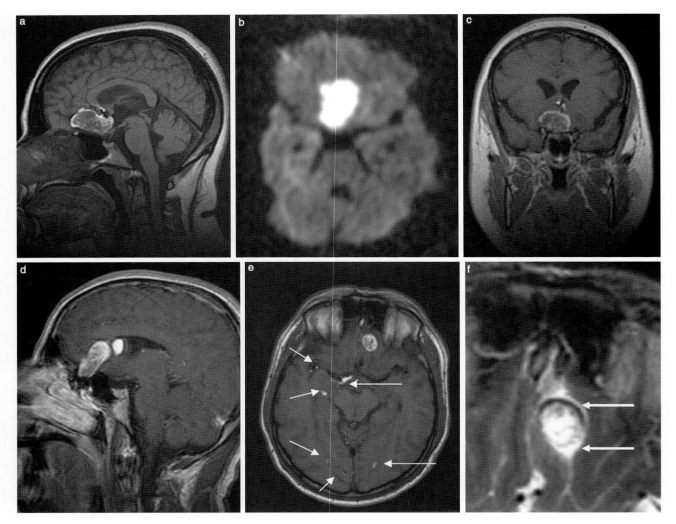

图 17-13　女、30 岁（**图 a-c**）和男、36 岁（**图 d-f**）的药物难治性癫痫，定位困难。MRI 显示额底内侧面皮样囊肿，T1 加权像（**图 a,c,d,e**）、T2 加权像（**图 f**）和 DWI（**图 b**）呈高信号。蛛网膜下腔中可见脂肪微滴（**图 e** 箭头处）和化学位移伪影（**图 f**）。化学位移伪影是因为与脂肪结合的氢核和水分子共振频率不同所致。皮样囊肿包含与脂肪结合的氢核，在频率编码方向产生位移，前方为低信号带，后方为高信号带（**图 f** 箭头处）

参考文献

Bien CG, Raabe AL, Schramm J, Becker AJ, Urbach H, Elger CE (2013) Trends in presurgical evaluation and surgical treatment of epilepsy at one centre from 1988 to 2009. J Neurol Neurosurg Psychiatry, Jan 84(1):54–61. doi:10.1136/jnnp-2011-301763

Blümcke I, Wiestler OD (2002) Gangliogliomas: an intriguing tumor entity associated with focal epilepsies. J Neuropathol Exp Neurol 61:575–584

Blümcke I, Giencke K, Wardelmann E et al (1999) The CD34 epitope is expressed in neoplastic and malformative lesions associated with chronic, focal epilepsies. Acta Neuropathol 97:481–490

Campos AR, Clusmann H, von Lehe M, Niehusmann P, Becker AJ, Schramm J, Urbach H (2009) Simple and complex dysembryoplastic neuroepithelial tumors (DNT): clinical profile MRI and histopathology. Neuroradiology 51:433–443

Daumas-Duport C, Scheithauer BW, Chodkiewicz JP, Laws ER Jr, Vedrenne C (1988) Dysembryoplastic neuroepithelial tumor: a surgically curable tumor of young patients with intractable partial seizures. Report of 39 cases. Neurosurgery 23:545–556

Daumas-Duport C, Pietsch T, Lantos PL (2000) Dysembryoplastic neuroepithelial tumour. In: Kleihues P, Cavenee K(eds) Pathology and genetic of tumours of the nervous system. IARC press, Lyon

Lellouch-Tubiana A, Boddaert N, Bourgeois M, Fohlen M, Jouvet A, Delalande O, Seidenwurm D, Brunelle F, Saint-Rose C (2005) Angiocentric neuroepithelial tumor (ANET): a new Epilepsy-related clinicopathological entity with distinctive MRI. Brain Pathol 15:281–286

Louis DN, Ohgaki H, Wiestler OD, Cavenee WK, Burger PC, Jouvet A, Scheithauer BW, Kleihues P (2007) The 2007 WHO classification of tumours of the central nervous system. Acta Neuropathol 114:97–109

Luyken C, Blümcke I, Fimmers R, Urbach H, Wiestler OD, Schramm J (2003) The spectrum of long-term epilepsy associated tumors: long-term seizure and tumor outcome and neurosurgical aspects. Epilepsia 44:822–830

Luyken C, Blümcke I, Fimmers R, Urbach H, Wiestler OD, Schramm J (2004) Supratentorial gangliogliomas. Histopathological grading and tumor recurrence in 184 patients with a median follow-up of eight years. Cancer 101:146–155

Majores M, Niehusmann P, von Lehe M, Blümcke I, Urbach H (2007) Angiocentric neuroepithelial tumour mimicking Ammon's horn sclerosis. Clin Neuropathol 26:311–316

Majores M, von Lehe M, Fassunke J, Schramm J, Becker AJ, Simon M (2008) Tumor recurrence and malignant progression of gangliogliomas. Cancer 113:3355–3363

Okamoto Y, Di Patre PL, Burkhard C, Horstmann S, Jourde B, Fahey M, Schüler D, Probst-Hensch NM, Yasargil MG, Yonekawa Y, Lütolf UM, Kleihues P, Ohgaki H (2004) Population-based study on incidence, survival rates, and genetic alterations of low-grade diffuse astrocytomas and oligodendrogliomas. Acta Neuropathol 108(1):49–56

Perkins OC (1926) Gangliogliomas. Arch Pathol Lab Med 2:11–17

Provenzale JM, Ali U, Barboriak DP, Kallmes DF, Delong DM, McLendon RE (2000) Comparison of patient age with MR imaging features of gangliogliomas. Am J Roentgenol 174:859–862

Rumana CS, Valadka AB, Contant CF (1999) Prognostic factors in supratentorial ganglioglioma. Acta Neurochir (Wien) 141:63–69

Shakur SF, McGirt MJ, Johnson MW, Burger PC, Ahn E, Carson BS, Jallo GI (2009) Angiocentric glioma: a case series. J Neurosurg Pediatr 3:197–202

Wang M, Tijan T, Rojiani AM, Bodhireddy SR, Prayson RA, Iacuone JJ, Alles AJ, Donahue DJ, Hessler RB, Kim JH, Haas M, Rosenblum MK, Burger PC (2005) Monomorphous angiocentric glioma: a distinctive epileptogenic neoplasm with features of infiltrating astrocytoma and ependymoma. J Neuropathol Exp Neurol 64:875–881

Zentner J, Wolf HK, Ostertun B, Hufnagel A, Campos MG, Solymosi L, Schramm J (1994) Gangliogliomas: clinical, radiological and histopathological findings in 51 patients. J Neurol Neurosurg Psychiatry 57:1497–1502

第18章 皮质发育畸形

张小斌　王圆庆　李堃荣　甘荷霞　傅君娴 译　姚一　张建国 校

目录

癫痫无发作率高于 80%；对于一些 MRI 难以发现、甚至基于体素的 MRI 分析也"不能可视化"、且病理分型上病理学专家间的意见差异较大者的病变(如 FCD Ⅰ 型)，术后癫痫无发作率显著低于 50%。所以，高质量 MRI 数据采集和分析、发现确切的 MRI 病灶，对于手术效果关系重大。

摘要

皮质发育畸形有多种分类方式，最近，ILAE 结合病理学、影像学及遗传学发布了皮质发育畸形分类的专家共识(Blümcke et al. 2011)。据此，对于 MRI 能够清楚显示，病理分型上病理学专家们的意见高度一致的一些病变(如 FCD Ⅱ b)，如果彻底切除病变，

定义：皮质发育可因各种原因在发育过程的不同阶段受到干扰，由此导致的病变总称为皮质发育畸形(MCD)。皮质发育不良是 MCD 的亚型，指病变局限于或大部分位于皮质内(Palmini et al. 2004)。MCD 可从不同角度进行分类，如遗传学和影像学(表 18-1)，或组织病理学(表 18-2)。

表 18-1　Barkovich 影像学和遗传学分类[获得同意在 Barkovich et al. (2012) 的文献基础上修改]

神经元和胶质细胞的增殖或凋亡障碍

1. 先天性小头畸形(神经元迁移前增殖↓/凋亡↑)	(a) 小头畸形伴严重的宫内发育障碍和身材矮小
	(b) 小头畸形伴中到重度身材矮小(严重宫内生长不足到轻度矮小不等)
	(c) 小头畸形伴轻度身材矮小或生长正常，轻度至中度发育迟缓，皮质厚度正常或变薄，伴或不伴脑回减少，伴或不伴胼胝体发育不良，伴或不伴脑室旁结节状灰质异位
	(d) 小头畸形伴轻度身材矮小或正常身材，严重的发育迟缓，脑回减少或皮质发育不良，伴或不伴胼胝体发育不良
	(e) 小头畸形伴各种异常和不典型的综合征(伴或不伴脑回减少，伴或不伴胼胝体发育不良，伴或不伴小脑发育不全)
	(f) 小头畸形伴严重的发育迟缓和退化，伴或不伴脑回减少，伴或不伴脑实质外腔隙增宽，伴或不伴胼胝体发育不良，伴或不伴不典型皮质发育不良
	(g) 小头畸形伴无脑回畸形(皮质增厚或相对增厚，灰白质交界光滑)
	(h) 小头畸形伴大脑体积减少和脑室扩大(脑外脑积水或积水性无脑)，伴或不伴皮质发育不良，伴或不伴胼胝体发育不良
2. 巨脑回畸形	(a) 巨脑畸形伴正常皮质(或可能的正常皮质)
	(b) 巨脑畸形伴脑室旁结节状灰质异位
	(c) 巨脑畸形伴多小脑回畸形和其他皮质发育不良
3. 细胞异常增殖所致的畸形	(a) 结节性硬化症(TSC)的皮质错构瘤
	(b) 伴气球样细胞的局灶性皮质发育不良(FCD)
	(c) 半侧巨脑畸形

神经元迁移障碍

1. 室管膜神经元异常的畸形：脑室旁灰质异位	(a) 弥漫性脑室旁结节状灰质异位：前头部显著
	(b) 脑室旁结节状灰质异位：后头部显著(颞角-三角区或外侧裂以下)
	(c) 脑室旁灰质异位：非结节状(单侧或双侧)
2. 广泛神经元迁移障碍所致畸形(径向和非径向)	(a) 前头部显著或者弥漫经典型(四层型)无脑回畸形和皮质下带状灰质异位
	(b) 后头部显著或者弥漫经典型(四层型)和二层型(细胞稀疏区缺如)无脑回畸形和皮质下带状灰质异位
	(c) X 连锁无脑回畸形(三层型,无细胞稀疏区)伴胼胝体发育不良、外阴性别不明
	(d) Reelin 型无脑回畸形(皮质分层结构反转,缺细胞稀疏区)
	(e) 变异型无脑回畸形

3. 神经元迁移晚期,局部径向或切向方向障碍所致的畸形	(a) 皮质下灰质异位(临床确诊,病因不能明确) (b) 亚脑叶发育不良(临床确诊,病因不能明确)
4. 神经元迁移末期异常或软脑膜界膜缺陷所致的畸形	(a) 肌营养不良蛋白聚糖-层黏蛋白复合体异常伴鹅卵石样无脑回畸形综合征,伴或不伴先天性肌营养不良症(Walker-Warburg 综合征、肌-眼-脑病、Fukuyama 先天性肌营养不良、先天性肌营养不良症并小脑发育不全) (b) 先天性糖基化障碍合并鹅卵石样无脑回畸形 (c) 未知糖基化缺陷合并鹅卵石样无脑回畸形 (d) 其他伴皮质发育不良及边缘性胶质神经元异位综合征,但细胞类型正常
皮质结构异常	
1. 多小脑回畸形或类似多小脑回的皮质畸形	(a) 多小脑回伴脑裂畸形或钙化 (b) 多小脑回不伴脑裂畸形或钙化,根据定位分类 (c) 伴多小脑回畸形的综合征
2. 继发于先天性代谢缺陷的皮质发育不良	(a) 线粒体和丙酮酸的代谢障碍 (b) 过氧化物酶体病
3. 发育后期障碍所致的无异型神经元的局灶性皮质发育不良(FCD)	
4. 神经元迁移后发育性小头畸形(出生时枕额径(OFD)≤3SD,后期 OFD=4SD,无脑损害的证据)	

皮质发育过程分为三个互为部分重叠的阶段,据此将畸形发生原因也分为:神经/胶质细胞增殖和凋亡障碍(第一阶段)、神经元迁移障碍(第二阶段)和皮质构筑障碍(第三阶段)。随着新的致病基因的不断发现,分类方案也将不断更新,因此,此分类更像是一个框架,而不是最终的分类(Barkovich 等人。1996,2001,2005,2012)

表 18-2　基于 Palmini、Lüders 和 Blümcke 等的神经病理分类[改编自 Palmini and Lüders(2002),Palmini et al. (2004),and Blümcke et al. (2011)]

Palmini 类型	Blümcke 类型	病理描述	MRI
微小皮质发育畸形 1 型=异位神经元位于或者邻近皮质第 1 层		分子层神经元 永久的软膜下颗粒层 异位边缘胶质神经元	正常
微小皮质发育畸形 2 型=异位神经元位于皮质第 1 层以外		白质存在异位神经元小型集聚,海马结构发育不良	正常或灰白质交界不清
FCD 1A,1B 型=皮质细胞构筑异常不伴异型神经元和气球细胞	FCD 1a 型 FCD 1b 型 FCD 1c 型	A:仅有分层异常 B:分层异常伴有肥大或未成熟神经元 a:微型柱状结构径向分层异常 b:切向分层异常 c:径向与切向分层异常	1/3 病例正常,或灰白质交界不清
FCD 2A,2B 型=细胞构筑异常伴异型神经元或气球细胞	FCD 2A,2B 型=细胞构筑异常伴异型神经元或气球样细胞	A:异型神经元 B:异型神经元和气球样细胞	A:皮质增厚,脑沟深度异常 B:皮质增厚,脑沟深度异常,皮质下漏斗状高信号

分类依据组织病理学细胞类型、皮质构筑。分类区别了位置和分布异常正常神经元,肥大、未成熟和混合型神经元,以及气球细胞。最近的 ILAE 分类还包含局灶性皮质发育不良(FCD)Ⅲ型,指微小皮质发育畸形(mMCD)和局灶性皮质发育不良 1 型(FCD 1 型)伴海马硬化(FCD Ⅲa),肿瘤(FCD Ⅲb),血管畸形(FCD Ⅲc),或其他早年的获得性病变(FCD Ⅲd)

大脑皮质的发育:皮质发育的确切机制仍未完全阐明;简要来说,在妊娠 4~6 周,从神经管上皮细胞产生的神经元开始在神经节隆起区的内侧及尾部和脑室区的背侧(皮质侧)增殖(Bar-kovich et al. 2012)。在最后一次有丝分裂后,神经元脱离脑室区并且切向(从神经节隆起内侧)或径向(从脑室区背侧)迁移,后者沿着邻近的放射状胶质纤维迁移到膜表面。人类大脑在妊娠第 6 周开始神经元迁移,妊娠中期逐渐减少。完整的放射状神经纤维跨越了脑室区到皮质外板的区域,妊娠 12 周的胶质纤维酸性蛋白(GFAP)染色也显示了这个现象(Friede 1989)。皮质神经元的迁移完成后,放射状胶质支架消失,这些神经胶质细胞一部分退化,其他部分则重新进入有丝分裂周期并转变为星形胶质细胞(Rakic1988)。

　　最初,在妊娠 6~8 周,可见脑室带、中间带和边缘带三层结构。在妊娠 10~11 周,前皮质板(preplate),作为一种过渡结构,分裂成内侧部分,即板下带(subplate),和外侧部分,即皮质板(cortical plate)。板下带在足月分娩时消失,皮质板以一种特殊的方式转化为皮质,即除第 I 层外,后来迁移的神经元穿过先前完成迁移的神经元到达更外侧皮质层(内-外模式)。最后,形成了 6 层皮质结构,外侧第 I 层为分子层,而内侧的第 II ~ VI 层由前皮质板(preplate)演化而来。

1　小头畸形

1.1　定义

　　小头畸形是指头颅的额枕周径小于该年龄和性别平均周径的 2 倍标准差。如果小于 3 倍标准差,则为严重小头畸形(Ashwal et al. 2009)。小头畸形常伴脑回减少和脑沟变浅。皮质厚度可正常或更厚。如果脑回减少并且皮质厚度大于正常,这种小头畸形可被称为小头无脑回畸形(Barko-vich et al. 1996,1998;Dobyns and Barkov-ich 1999;Ashwal et al. 2009;Adachi et al. 2011)(图 18-1)。

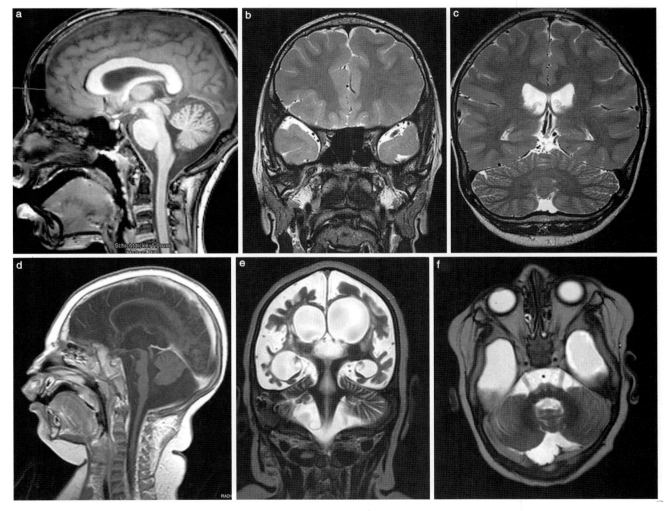

图 18-1　中度小头畸形伴精神运动发育延迟,男,11 岁(图 a-c);严重小头畸形,女,16 月龄,生后即为肌张力低下、异常新生儿反射,出生第 1 天出现肌阵挛发作(图 d-f)。上排图示,小头,脑回少,脑沟浅。下排图示,头更小,蛛网膜下腔明显增宽,皮质薄,脑沟比正常脑沟明显变浅。脑干发育不良,次之为小脑发育不良

1.2   流行病学

小头畸形发病率约为 1% , 严重小头畸形约为 0.1% (Ashwal et al. 2009) 。

1.3   发病机制

小头畸形和小头无脑回畸形可以是独立的综合征或某个综合征的部分表现。小头畸形综合征包含 21,13,18 三体综合征、Angelman 综合征、Rett 综合征、MEHMO 综合征、Mowat-Wison 综合征、4p 缺失 (Wolf-Hirschhorn)、5p 缺失 (cri-du-chat)、7q11.23 缺失 (Williams)、22q11 缺失 (velocardio-facial)、Cor-nelia de Lange 综合征、Smith-Lemli-Opitz 综合征和 Seckel 综合征 (Ashwal et al. 2009) (图 18-2 ~ 图 18-4)。

小头畸形可分为原发性和继发性。原发性小头畸形是指由已知或尚未明确的遗传因素导致的神经元和神经胶质细胞增殖减少或凋亡增加所致 (Shen et al. 2010)。在线孟德尔人类遗传数据库 (OMIM) 列出了 500 多个与小头畸形有关的遗传综合征 (http://www.ncbi.nlm.nih.gov/omim), 常见的原发性小头畸形概述如下 : 身高正常或轻度不足,智力发育轻度迟滞的常染色体隐性遗传小头畸形,致病基因突变包括 MCPH1 基因 (Jackson 2002)、位于染色体

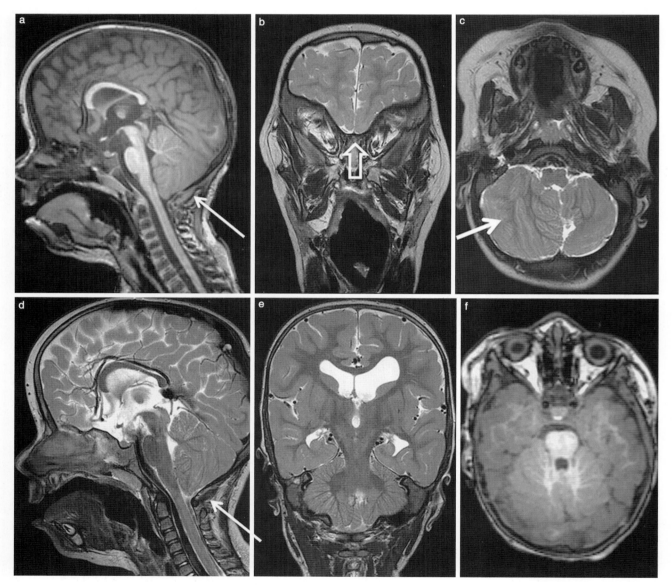

图 18-2   Patau 综合征 (13-三体综合征),1 例男性 18 月龄的全面性强直-阵挛发作患儿。中度小头畸形,皮质厚度和脑沟的深度正常。后颅窝大小比例失调 (图 a,c-d 箭头处,图 e-f)、小脑发育不良 (图 c 粗箭头处)、胼胝体发育不良、小眼球、海马旋转不良 (图 e) 和嗅球发育不良 (图 b 空心箭头处)

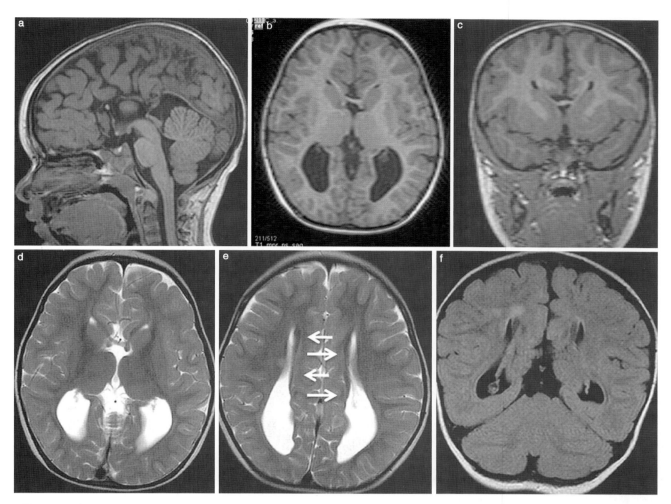

图 18-3　1 例 2 岁女性患儿,2 月龄出现癫痫发作。Mowat Wilson 综合征,一种复杂的发育障碍性遗传性疾病,表现为小头畸形,精神发育迟滞,独特的面部特征,伴或不伴先天性巨结肠症。因后颅窝与幕上结构间比例失调而怀疑小头畸形(图 **a**)。MRI 最突出表现就是胼胝体完全缺如(图 **a-f**)。图中可见胼胝体外侧 Probst 束,在 T2 加权像中表现为条索状低信号条,与半球间裂平行,并压迫侧脑室内侧壁(图 **e** 箭头处)

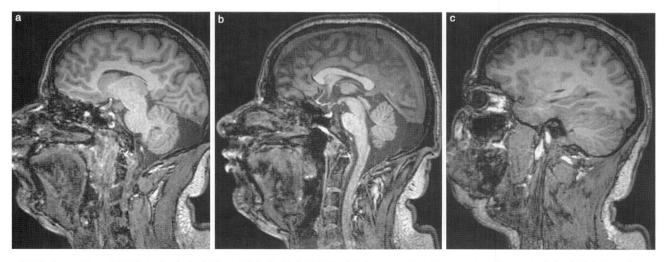

图 18-4　1 例 20 岁男性患者,小头畸形,小颌畸形,并身材矮小,提示 Seckel 综合征。10 岁以来出现复杂部分性发作和全面性癫痫发作。注意小头畸形最好在矢状位图像观察面-颅的相对比例(图 **a-c**)

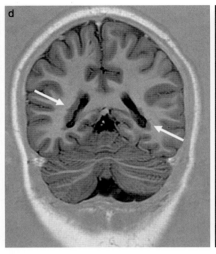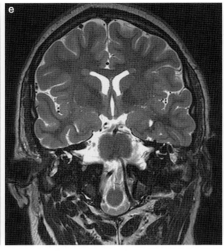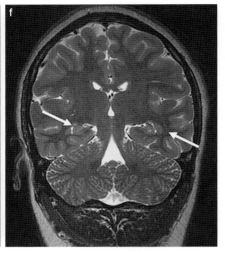

图 18-4（续）　患儿同时可见双侧脑室旁结节状灰质异位（**图 d-f** 箭头处）

1q31 的 ASPM 基因（Bond et al. 2002,2003）、位于染色体 9q34 的 CDK5RAP2 基因（Bond et al. 2002, 2003；Pattison et al. 2000）和位于染色体 13q12. 2 的 CENPJ 基因（Bond et al. 2005）。临床症状表现严重的常染色体隐性遗传小头畸形，包括染色体 17q25. 3 上 SLC25A19 基因突变引起致命的小头畸形伴 2-酮戊二酸酸尿症（Rosenberg et al. 2002）和染色体 20q13. 13 上 ARGEF2 基因突变引起的伴脑室旁灰质异位的小头畸形（Sheen et al. 2004）。

继发性小头畸形是非遗传因素引起的，往往由于产前和产后各种损害影响胎儿或婴儿的大脑正常发育所致。典型的非遗传病因包括母亲 TORCH 和 HIV 感染、缺氧缺血性脑病、胎儿酒精综合征、孕期辐射或毒素暴露、代谢紊乱和非意外脑损伤。

1.4　临床表现

小头畸形新生儿通常有严重的神经功能障碍和癫痫发作。然而，临床表型可多种多样，生长发育迟滞的严重程度不一。

继发性小头畸形的患儿，出生时头围大小可正常，但其后头颅未能正常生长，而面部继续发育，从而产生头围小，后倾式前额。运动及语言发育延迟。常见多动症，智力低下，癫痫发作。运动功能障碍程度不一，从行动笨拙到四肢痉挛不等。

小头畸形患者癫痫患病率约为 40%，癫痫常是药物难治性，且继发性小头畸形较原发性小头畸形更常见。

1.5　影像学

如果没做查体且影像检查技师根据儿童头颅大

小调整扫描视野，小头畸形可能会漏诊。然而，MRI 阅片时，如果注意到 T1 加权像矢状位正中层面上的颅-面比率和后脑-前脑比率，将有助于阅片者做出正确诊断。颅-面比是指颅腔结构与面部尺寸之比，正常情况下出生时比率较大，后随着年龄增长而逐渐减小，典型小头畸形颅-面比往往较小。小头畸形后脑与前脑的比例可能是协调的，然而在许多病例小脑和脑干体积不成比例增大（Adachi et al. 2011）。

前脑的大小主要与以下因素有关：①脑回形态，严重的小头畸形通常脑回明显减少（Adachi et al. 2011）；②白质体积；③胼胝体异常。绝大多数患者有胼胝体发育不良（薄，但全部结构都存在），少数患者为胼胝体发育不全或缺如，伴或不伴灰质异位（图 18-4）。

2　I 型无脑回畸形，皮质下带状灰质异位

2.1　定义

无脑回畸形又名光滑脑，受累的大脑皮质无卷曲（无脑回）或脑回增宽、脑沟变浅（巨脑回）。传统上将无脑回畸形分为两大类型：I 型无脑回畸形（所谓经典型）和 II 型无脑回畸形（又称为鹅卵石样），后者病因与蛋白聚糖糖基化异常有关。近年，遗传和病理学的发现对将无脑回畸形分为两型提出质疑，建议至少应该分为四型（Barkovich et al. 2012；Forman et al. 2005）。

2.2　发病机制和病理学

I 型无脑回畸形是神经元移行障碍所致，至少

有六个致病基因（LIS1、DCX、RELN、ARX、TUBA1A、VLDLR）和一个修饰基因（YWHAE）（Dobyns 2010）。另外，宫内感染（特别是巨细胞病毒）和中毒也可能导致Ⅰ型无脑回畸形。

近年，Ⅰ型无脑回畸形根据组织病理学分为四种亚型（Forman et al. 2005）：

1 型存在四层皮质结构：最外层为分子层（第 1 层），锥体细胞带（第 2 层），细胞稀疏层（第 3 层），较稠密的紊乱神经元细胞层（第 4 层）；

2 型：与 1 型类型，四层皮质结构，但伴无脑回向多发结节状皮质下灰质异位变迁。

3 型：三层皮质结构，无稀疏细胞层。

4 型：两层皮质结构（Forman et al. 2005）。

这些组织病理学亚型还因后颅窝异常的类型和严重性而有所差别（Forman et al. 2005；Jissendi-Tchoffo et al. 2009）（表 18-3）。

表 18-3　相关基因、Ⅰ型无脑回畸形亚型、MRI 和神经病理学特征

基因突变	Ⅰ型无脑回畸形亚型	MRI	神经病理学
LIS1	孤立性无脑回畸形（ILIS）	无脑回和（或）巨脑回，顶叶和枕叶>额叶 稀疏细胞层位于外层薄层皮质和内层厚层灰质之间	4 层皮质结构，主要位于后头部，小脑为正常的三层皮质结构，桥脑可正常或变小
17p13.3 缺失→LIS1 + 其他基因	Miller-Dieker 综合征（严重的无脑回畸形+面部特征）	s. a.	s. a.
Xq22.3-q23→DCX	－男性：ILIS －女性：SBH	额叶>顶叶和枕叶 稀疏细胞层位于外层薄层皮质和内层厚层灰质之间	皮质为 4 层结构，主要位于前头部，由无脑回畸形皮质过渡到皮质下多发结节状灰质异位，正常的三层小脑皮质结构，正常或小脑桥
TUBA1A	－ ILIS － 无脑回畸形合并小脑发育不全±胼胝体发育不全（LCH±CCA） － LIS-CCA	ILIS：顶叶和枕叶>额叶 LCH±CCA：额叶后部、顶叶和枕叶>额叶前部 LIS-CCA：额叶后部	皮质无水平或放射状结构
RELN，VLDLR	无脑回畸形合并小脑发育不良（LCH）	额叶稍著 海马旋转不良 无细胞稀疏层	皮质排列紊乱（皮质 1-6-5-4-3-2）
ARX	X 连锁无脑回畸形合并生殖器异常（XLAG）	后头部无脑回，CCA 基底节轻微发育不良	3 层皮质结构，小脑桥
未知的基因缺陷			2 层皮质结构 脑干和小脑异常（排列紊乱，白质异位，发育不良）

CCA：胼胝体发育不良

2.3　临床表现

Ⅰ型无脑回畸形患儿典型临床表现为：生后数周或数月即出现神经功能障碍，即进食少、肌张力过低、异常弓状体形或角弓反张（Dobyns 2010）。几乎全部 1 岁之内出现癫痫发作，常见的有婴儿痉挛症、Lennox-Gastaut 综合征或其他类型。除癫痫外，主要的医疗难题就是喂养问题，如胃食管反流、反复误吸及肺炎等（Dobyns 2010）。

孤立性无脑回畸形（ILIS）存在 LIS1、DCX 或 TUBA1A 基因突变，癫痫起病年龄通常在 3 ~ 12 月龄间，也可能晚些起病。10 年死亡率超过 50%，很少寿命超过 20 年（Dobyns 2010）。

Miller-Dieker 综合征（与染色体 17p13（3）缺失

影响 LIS1 及临近几个基因有关）患儿大部分为无脑回畸形伴小脑发育不良（LCH），或者为 X 连锁无脑回畸形伴生殖器异常（XLAG），病情更严重，死亡率更高（Ross et al,2001）。

男性无脑回畸形是编码双皮质激素的 X-连锁基因 DCX 突变所致，而在女性杂合子，则表现为皮质下带状灰质异位（subcortical band heterotopia，SBH），即皮质基本正常，皮质下出现灰质带。虽然 DCX 突变的男性患者常常重度残障，但伴有皮质下灰质异位的女性患者，其智力障碍和癫痫发作的严重程度与异位的灰质带厚度相关。尽管如此，较轻的 LIS1 或 DCX 的突变（嵌合突变或错义突变）在男性也可导致皮质下灰质异位（Sicca et al. 2003；Tampieri et al. 1993；Pilz et al. 1998,1999）。

临床表现为药物难治性癫痫、一定程度智力缺损、MRI 示程度不同巨脑回的女性患者中，约有 50% 患者无法明确遗传缺陷（图 18-6）。

2.4　影像学

MRI 表现为脑表光滑，脑沟缺失（无脑回）或脑回异常增宽（巨脑回），皮质异常增厚（图 18-5），常伴有其他畸形，如球形海马、侧脑室后部扩大、胼胝体前部扁平，以及各种形式的小脑发育不良，尤其是小脑蚓部（Dobyns 2010）。

在 SBH 中，除脑沟变浅外，脑表基本正常，且皮质厚度正常、并无增厚（Barkovich et al. 1994；Dobynset al. 1996）。在皮质下几个毫米的白质内，有一个平滑的神经元带，不与皮质相连。此神经元带厚度不一，肉眼阅片容易遗漏，但基于像素的形态学分析（VBM）则可以突出显示（图 18-7）（Huppertz et al. 2008）。

LIS 和 SBH 的脑回异常程度变异很大，可完全或近似完全无脑回（1 级和 2 级）或脑回广泛异常增宽或巨脑回（4 级），或脑回基本正常，仅有 SBH 浅面的脑沟变浅（6 级）。中等程度的变化包括无脑回-巨脑回混合（3 级）、巨脑回-SBH 混合（5 级）（Dobyns 2010）。

脑回畸形的部位、累及范围对于确定可能的遗传性病因是有意义的。无脑回畸形合并灰质下异位者，如以前额显著，应考虑 DCX 基因突变；以顶叶和枕叶显著，则提示 LIS1 或 TUB1A 基因突变；无脑回畸形合并小脑发育不良者，提示 RELN 和 VLDLR 基因突变；如以额叶显著者，则还有 TUB1A 突变；以额叶后部或外侧裂区或顶叶和枕叶为著，则提示是 RELN 或者 VLDLR 突变；无脑回畸形合并胼胝体发育不良，且无脑回或巨脑回以颞叶和后头部为著者，提示 ARX 基因突变。

大多数无脑回畸形都有遗传病因，而脑室周围和皮质下钙化则提示为感染性病因（尤其是巨细胞病毒感染）（图 5-7）。

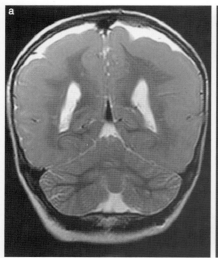
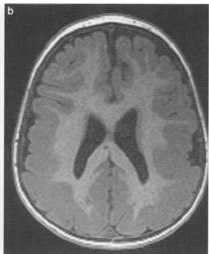
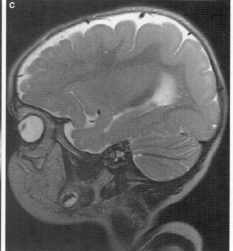

图 18-5　I 型无脑回畸形后头部显著,提示 LIS1 基因突变。这是一个 17 月龄的女孩,从 8 月龄起出现癫痫全面性发作,合并精神运动发育迟滞

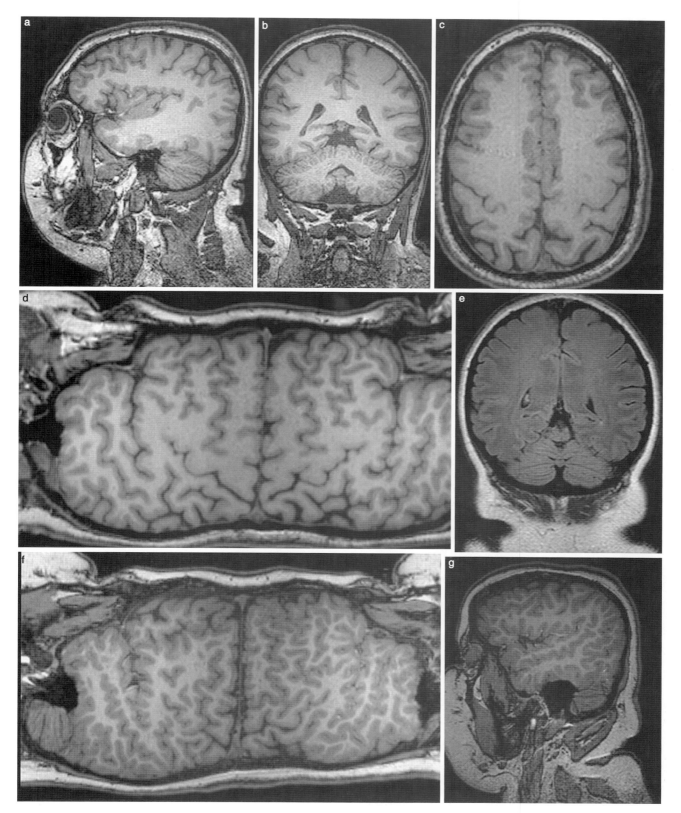

图 18-6 女性,30 岁,巨脑回畸形,7 岁起出现癫痫发作。在 1mm 层厚薄扫序列的矢状位 (图 a),冠状位 (图 b) 和轴位 (图 c) 及二维表面视图 (图 d) 上可见脑回稍微宽和浅,而在 3mm 层厚的冠状位 FLAIR 序列上 (图 e) 相对难以发现。如果将上述图像与健康人的图像 (图 f,g) 进行比较,则脑回的减少变得更加明显

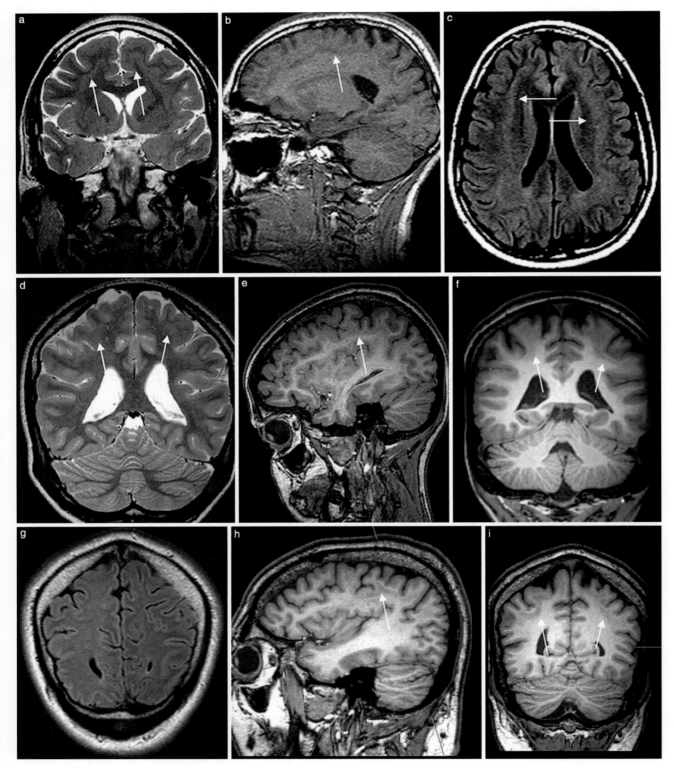

图 18-7   皮质下带状灰质异位,21 岁女性患者(图 a-c),13 岁女性患者(图 d-f),31 岁男性患者(图 g-i)。注意到皮质下灰质带的厚度不同(箭头所示)。在最下一排,顶叶的微小异位灰质条纹仅在 1mm 层厚的 T1 加权梯度回波图像上可见(图 h,i)

3 鹅卵石样无脑回畸形,先天性肌营养不良

3.1 定义

先天性肌营养不良综合征或所谓的肌营养不良类蛋白聚糖疾病是一组先天性疾病,其特征为蛋白质糖基化缺陷,除了影响肌肉组织外,常累及脑和眼睛。蛋白质糖基化机制复杂,糖(聚糖)与蛋白质的结合,可调节蛋白质稳定性、顺应性及功能(Barkovich et al,2005)。如发育过程中,放射状胶质细胞最终应附着于软脑膜基膜,而基膜结构缺陷将导致神经元过度迁移,形成鹅卵石样无脑回畸形(如终止于皮质第Ⅱ和第Ⅲ层的神经元过度迁移并聚集在边缘带)(Clement et al. 2008)。

临床表型多样,有严重者(Walker-Warburg 综合征、Fukuyama 型先天性肌营养不良、肌-眼-脑病),也有较轻型者,可伴或不伴脑发育畸形(先天性肌营养不良症 CMD、层黏蛋白缺乏性先天性肌营养不良,层黏蛋白阳性的先天性肌营养不良 C1C,层黏蛋白阳性的先天性肌营养不良 C1D,肢带型肌营养不良症 LGGD2I、LGMD2K、LGMD2L、LGMD2M)。已经发现数个编码肌营养不良糖蛋白复合物中蛋白质的基因突变:蛋白质-O-甘露糖基转移酶 1 POMT1,OMIM 607423;蛋白质-O-甘露糖基转移酶 2 POMT2,OMIM 607439;蛋白质-O-甘露糖 1,2-N-乙酰葡糖氨基转移酶 1POMGnT1,OMIM 606822;Fukutin,OMIM 607440;Fukutin 相关蛋白 FKRP,OMIM 606596。MRI 可显示脑组织受累的程度,但不适合于区分不同的临床表型和遗传因素。

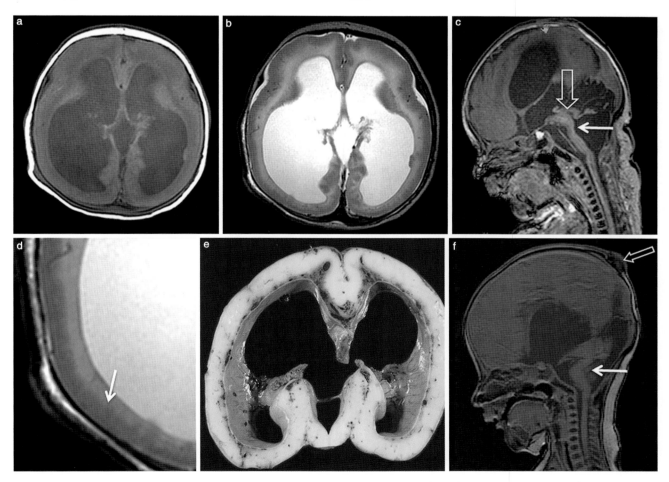

图 18-8 鹅卵石样无脑回畸形(Ⅱ型),男性新生儿,父母近亲结婚,POMT1 突变所致的 Walker-Warburg 综合征(**图 a-d**)。女性患儿,顺产后 36 小时死亡,基因缺陷不明(**图 e,f**)。大脑皮质薄,表面光滑。由于神经元不能终止于软脑膜基膜而过度迁移所导致的凹凸不平的表面并不能被肉眼所确认(**图 d,e**),但可见灰白质交界面不平坦(**图 d** 箭头处)。注意其他一些特征性改变:类似 Z 形脑干发育不良(**图 c,f**),下丘和上丘融合(**图 c** 空心箭头处),顶部脑膜膨出(**图 f** 空心箭头处),小脑蚓部发育不全,白质高信号,脑积水

3.2　Walker-Warburg 综合征

3.2.1　流行病学

是最严重的先天性肌营养不良综合征。症状和体征在出生时已经存在，多于生后 12 个月内死亡，极少超过 5 年以上。

3.2.2　发病机制

常染色体隐性遗传，20% 的病例发现位于染色体 9q34.1 上的 POMT1 基因突变，该基因编码肌营养不良糖蛋白复合物的 O-甲基转移酶 1。

3.2.3　临床表现

生后即出现严重肌张力低下（"软性新生儿"），癫痫发作，眼球前房异常（白内障、浅前房、小角膜、小眼畸形、晶状体缺陷）和后房异常（视网膜剥脱或发育不良、视神经发育不全或萎缩和黄斑缺损）。也可能存在青光眼和眼积水，以及男孩的小生殖器，偶有唇裂和腭裂。

3.2.4　影像学

严重脑积水、脑表光滑、无脑回或仅有一些脑回、脑回宽大、脑沟表浅。脑实质由凹凸不平的皮质及髓鞘化不完全的白质组成，故白质呈高信号影。凹凸不平的皮质是神经元在迁移过程中，没有停止于软脑膜的基膜上、过度迁移所致（鹅卵石样或 Ⅱ 型无脑回畸形）。部分大脑也可表现多小脑回。胼胝体薄且延绵屈伸，下丘和上丘融合，脑干发育不良，在脑桥和中脑存在 Z 形转角。后颅窝小，小脑蚓部发育不良（类似 Dandy-Walker 综合征）；一些病例还可有后头部脑膜或脑膨出（图 18-8）。

4　局灶性皮质发育不良

4.1　定义

局灶性皮质发育不良是指畸形大部分或全部位于皮质内，组织病理学上分为 2 型（Palmini and Lüders 2002；Palmini et al. 2004）：FCD Ⅰ 型，即细胞构筑紊乱，不伴（Palmini Ⅰa 型）或伴（Palmini Ⅰb 型）巨大神经元或未成熟神经元，但无异形神经元或气球样细胞；FCD Ⅱ 型则存在异形神经元（FCD Ⅱa）或同时存在异形神经元和气球样细胞（FCD Ⅱb）。

近年来，Blümcke 及国际抗癫痫联盟诊断方法委员会对 FCD Ⅰ 型做出更详细的组织病理学分型：FCD Ⅰa 为皮质神经元径向排列异常，FCD Ⅰb 为皮质神经元切向排列异常，FCD Ⅰc 为径向与切向排列异常。由于神经元增多，灰白质分界不清晰，另外可存在异常神经元，如小的未成熟神经元、第 5 层外的肥大锥体神经元或神经元树突排列紊乱（Blümcke et al. 2011）。

从组织病理学上来看，气球样细胞作为 FCD Ⅱb 型的标志容易辨认，但是鉴别正常神经元、未成熟神经元、巨大神经元和异形神经元较困难，确定皮质分层紊乱也较困难。气球样细胞是直径 20 ~ 90μm 的巨大球形细胞，HE 染色上细胞周围有清晰的白色边界，胞核偏心，细胞质呈红色（章节"金属置入"图 2）（译者注：原文错误，正确的图例是：章节"儿童磁共振学"图 2）。气球样细胞主要位于皮质分层的深层及皮质下白质内，加之白质髓鞘化不足，这在 MRI-FLAIR 序列表现为皮质下漏斗形的高信号影（Urbach et al. 2002）。需要重点强调的是：气球样细胞是具有神经元和胶质细胞特性的多向性细胞，在胚胎前 3 月内，没有分化为特定细胞类型，因此，含有气球样细胞的病变（FCD Ⅱb、半侧巨脑回畸形、结节性硬化症），被认为是神经元和（或）胶质细胞增殖与凋亡障碍所导致。

由于细胞的极性异常，异形神经元的显著特征是一种巨大或肥厚神经元，巨大或肥厚神经元横截面远远大于未成熟神经元，未成熟神经元呈圆形或卵圆形，直径 10 ~ 12μm，周边细胞质少（Cepeda et al. 2003）。

除了 FCD 之外，Palmini 及其同事将以前的皮质微发育不良（microdysgenesis）或皮质构筑发育不良归类为微小皮质发育畸形（mMCD）这一类型（Palmini and Lüders 2002；Palmini et al. 2004）。mMCD 1 型是指异位神经元位于或紧邻皮质第 1 层，mMCD 2 型是指异位神经元位于第 1 层之外的细胞层，而且，在白质中存在形态各异的异位神经元，尤其是颞叶。

关键问题是通过组织病理学标本，能否明确是否是 mMCD 和 FCD，是什么类型的 mMCD 和 FCD，什么类型能够被 MRI 所发现。已有证据表明,神经病理学专家在判断 FCD Ⅱb 型及小部分 FCD Ⅱa 型上能够达到一致,而在 FCD Ⅰ 型及 mMCD 的判断上则分歧较多(Chamberlain et al. 2009)。

尽管 FCD Ⅱb 型因在 MRI-FLAIR 序列表现为高信号的漏斗形而容易被发现,但是位于脑沟深部的小 FCD Ⅱb 病灶仍容易被遗漏(Wagner et al. 2011a,b)。FCD Ⅱa 型的异常表现可能仅仅只有皮质厚度的改变,故更难被发现(Wagner et al. 2011a,b)。FCD Ⅰ 型及 mMCD 在 MRI 上多表现为正常(约 1/3 病例)(Tassi et al. 2010),或表现为脑体积减少和(或)FLAIR 序列及 T2 加权像上白质信号增高、接近灰质信号,即所谓灰白质分界不清(Schijns et al. 2011)。灰白质分界不清的病理基础可能是皮质下白质神经元增多,或者如近来白质非均质染色所示,或许是因轴突减少及轴突变性(Garbelli et al. 2012)而导致神经元增多。如果灰白质分界不清在 MRI 上不能显示或在组织病理标本上仅仅表现为皮质分层紊乱,则可能被 MRI 遗漏。

5　微小皮质发育畸形及局灶性皮质发育不良 Ⅰ 型

5.1　定义

凡是影响新皮质分层的发育性或获得性皮质发育畸形均包括在其中。

5.2　流行病学

因为 MRI 阴性,可能被漏诊,且各年龄段发病率、各大型癫痫外科中心的所报道的发病率相差较大,故目前发病率不清楚(Fauser et al. 2006;Krsek et al. 2008,2009a;Lerner et al. 2009;Tassi et al. 2010;Hildebrandt et al. 2005;Chamberlain et al. 2009)。

5.3　发病机制及病理学

根据 Blümcke 及国际抗癫痫联盟专委会的定义,FCD Ⅰa 的特点是出现大量微型柱状结构。微型柱状结构的定义是在垂直于软脑膜、厚度 4μm 石蜡切片上,采用 NeuN 免疫组化染色,出现 8 个以上神经元垂直排成一列,且这些垂直成列的神经元直径小,细胞大小 < 250μm² (Hildebrandt et al. 2005)。不过,在其他性质的致痫病灶邻近脑组织标本和非癫痫病脑组织标本中也能见到少量微柱型结构,或者所见的微柱型结构中,垂直成列的神经元数量较少。根据 Blümcke 及国际抗癫痫联盟专委会的定义,FCD Ⅰb 以皮质神经元切向分层异常为特征,除第 1 层外,整个皮质无法分层,各皮质分层间界线模糊不清。FCD Ⅰc 为径向与切向分层异常。因异位神经元增多,FCD Ⅰ 型灰白质分界不清晰。另外还可存在各种异常神经元,如小的未成熟神经元或第 5 层外的肥大锥体神经元(Blümcke et al. 2011)。

5.4　影像学

如果 FCD Ⅰ 型在 MRI 表现为受累脑区体积减小,和(或)因皮质下白质存在神经元,增加白质密度,导致白质高信号和灰白质分界模糊不清,则可被 MRI 发现(Tassi et al. 2010)。但有 1/3 的 FCD Ⅰ 型为 MRI 阴性,其原因是此部分患者组织病理学上仅有皮质分层结构紊乱。

6　局灶性皮质发育不良 Ⅱa 型

6.1　定义

存在异形神经元,但无气球样细胞的皮质发育畸形,畸形发生在皮质构筑阶段(Barkovich et al. 2005)。

6.2　流行病学

来自多数(但非所有)癫痫外科的结果,FCD Ⅱa 型病例远远少于 FCD Ⅱb 型(Fauser et al. 2006;Krsek et al. 2008;Lerner et al. 2009;Wagner et al. 2011a,b;Chang et al. 2011)。

6.3　发病机制及病理学

FCD Ⅱa 型的特征表现为皮质构筑紊乱,伴异形神经元,但无气球样细胞。因气球样细胞聚集于皮质下,故在 FLAIR 序列上该部分病灶呈显著高信号,且手术中不切除这部分病灶,术后也可获得无癫痫发作,因此,FCD Ⅱb 型病灶有可能被误归类为 FCD Ⅱa 型(Wagner et al. 2011a,b)。

6.4 临床表现

药物难治性癫痫,发作形式为部分性发作(复杂部分性发作较简单部分性发作更常见),伴或不伴继发性全面性发作。

6.5 影像学

FCD Ⅱa 型的特征表现为皮质形态及厚度的改变,有时伴有灰白质分界不清。与 FCD Ⅱb 型明显差异是在 FLAIR 序列上无漏斗形或带状的高信号影,因此,在 MRI 阅片中常被遗漏,但通过 VBM,病灶可被突出显示。据 Bonn 的一组癫痫外科病例,对比肉眼阅片及 VBM 方法,FCD Ⅱa 型的检出率分别为 65% 和 82%,而 FCD Ⅱb 型则分别为 91% 和 92%(Wagner et al. 2011a,b)(图 18-9)。

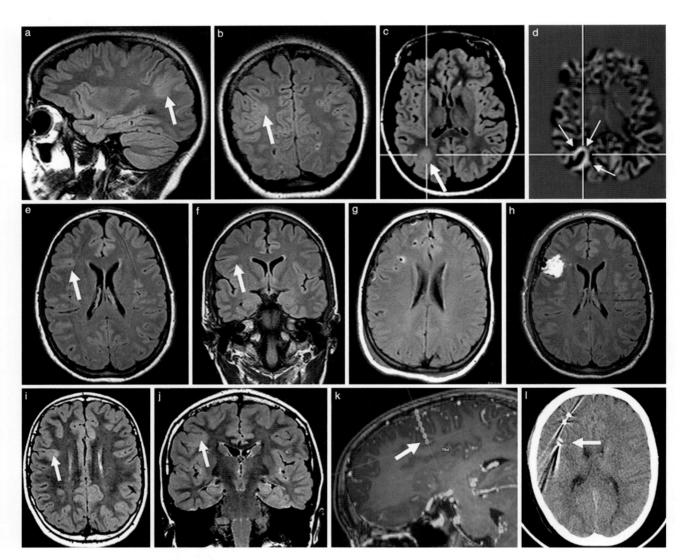

图 18-9　FCD Ⅱa 型的特征是皮质构筑紊乱,伴局部皮质增厚。相对于 FCD Ⅱb 型,FCD Ⅱa 型病灶无明显信号改变,肉眼阅片中更经常被遗漏,需要通过深部电极方可证实。**图 a-d** 1 例 FCD Ⅱa 病例,肉眼阅片发现的病灶(**图 a-c** 箭头处),VBM 验证分析,融合像(**图 d**)上见局部皮质增厚明显(**图 d** 箭头处),此部位健康者应为白质。**图 e-h** 1 例 FLAIR 序列疑似 FCD Ⅱa 型病例(**图 e、f** 箭头处),VBM 验证分析未发现异常,但深部电极证实此部位为致痫病灶(**图 g** 箭头处),术后无癫痫发作(**图 h**)。**图 i-l** 1 例肉眼阅片病灶被遗漏 FCD Ⅱa 型病例(**图 i,j** 箭头处),VBM 显示了该病灶,深部电极证实其为致痫病灶(**图 k,l**),术后无癫痫发作

7 局灶性皮质发育不良 Ⅱb 型

同义词：伴气球样细胞的局灶性皮质发育不良，Taylor 型皮质发育不良，漏斗状皮质发育不良。

7.1 定义

FCD Ⅱb 型为影响神经元和胶质细胞增殖与凋亡所致一种皮质发育畸形。

7.2 流行病学

1971 年，Taylor 等报道了 10 例局灶性皮质发育畸形，其中 7 例组织病理标本中存在气球样细胞。Taylor 如此描绘这些细胞："起源不明确的畸形细胞，大细胞核或有时为多核，细胞核被大量乳白色伪足样细胞质所包围。这些畸形细胞聚集于皮质构筑紊乱的深层及皮质下白质中"（Taylor et al. 1971）。FCD Ⅱb 型是手术切除的皮质发育不良中最常见的一种类型，各癫痫外科中心报道的发病率为 18% ～ 80%，这种差异部分源于是否将微小皮质发育畸形归类于局灶性皮质发育不良。

7.3 发病机制及病理学

2/3 患者 9 号染色体短臂上（9q34）的 TSC1 基因存在多态性变异或杂合性丢失。TSC1 基因编码错构瘤蛋白（hamartin），一个多态性变异位于外显子 17 区，此为错构瘤蛋白与 TSC2 基因编码的马铃薯球蛋白（tuberin）相互作用的区域。在成熟神经元中，错构瘤蛋白和马铃薯球蛋白协同发挥肿瘤抑制因子作用，同样的错构瘤蛋白多态性变异也见于结节性硬化患者（Becker et al. 2002）。组织病理学见皮质构筑改变，伴有异形神经元、巨大神经元和气球样细胞，气球样细胞聚集于皮质下，此部分在 FLAIR 上表现为高信号。

7.4 临床表现

药物难治性癫痫，发作类型为部分性发作（复杂部分性发作比单纯部分性发作更常见），伴或不伴继发性全面性发作。术后随访，80% 以上的患者无癫痫发作，而术后仍有癫痫发作的主要原因是 FCD 皮质部分未彻底切除（Krsek et al. 2009b），而皮质下漏斗状部分切除否、对术后是否获得无癫痫发作有无影响（Wagner et al. 2011a）有待研究。

7.5 影像学

MRI 特征为 FLAIR 序列上漏斗状显著高信号，漏斗尖端指向侧脑室，此征象谓之 Transmantle 征，见于 90% 患者（Taylor et al. 1971；Barkovich et al. 1997；Urbach et al. 2002；Widdess-Walsh et al. 2005）。一些病例 FLAIR 高信号与侧脑室延续，另外一些则表现为沿皮质内侧的高信号带状影。

发育不良的皮质在 T1 加权像为等信号，因此，如果 FCD Ⅱb 型皮质显著增厚，或毗邻白质处存在明显改变时，在 T1 加权像就可识别。在 T2 加权像，1/3 发育不良的皮质表现为等信号，2/3 表现为稍高信号，在 FLAIR 快速自旋回波序列为稍高信号。

典型 FCD Ⅱb 型为新皮质单病灶出现，额叶最常见（这或许与额叶较大有关）。如果出现一个以上病灶，要考虑到结节性硬化症，应仔细寻找是否有室管膜下巨细胞性星形细胞瘤及室管膜下结节。手术标本中存在气球样细胞的 FCD Ⅱb 病灶，与结节性硬化症的皮质结节相同或类似，实质上可能就是结节性硬化症的早期或表型变异。

FCD Ⅱb 型病灶大小不一，小的可能仅局限于脑沟底的皮质（脑沟底发育不良）或脑回冠部（Barkovich et al. 2005；Besson et al. 2008）。如果位于脑沟底部，脑沟本身常常表现为稍加深、增宽（Besson et al. 2008）（图 18-10，图 18-11）。位于脑沟底部的发育不良病灶容易被遗漏，尤其是轴位的 FLAIR 序列上。基于病灶在空间方向分布的不同，需要扫描冠状位、矢状位 FLAIR 序列及等向的 3D FLAIR 序列，和（或）VBM 来查找病灶（Wagner et al. 2011a，b）。

如果病灶较大，可累及 2 个或更多相邻脑回；如果一个脑叶大部分受累及，或累及整个半球，将难以和局灶性巨脑回畸形区分（图 18-12）。而且，这些病变皮质如不能被完全彻底切除，则术后癫痫控制率将低于 50%（Wagner et al. 2011a）。

在较大的病灶，皮质下的病灶可伴钙化，但增强扫描无强化。

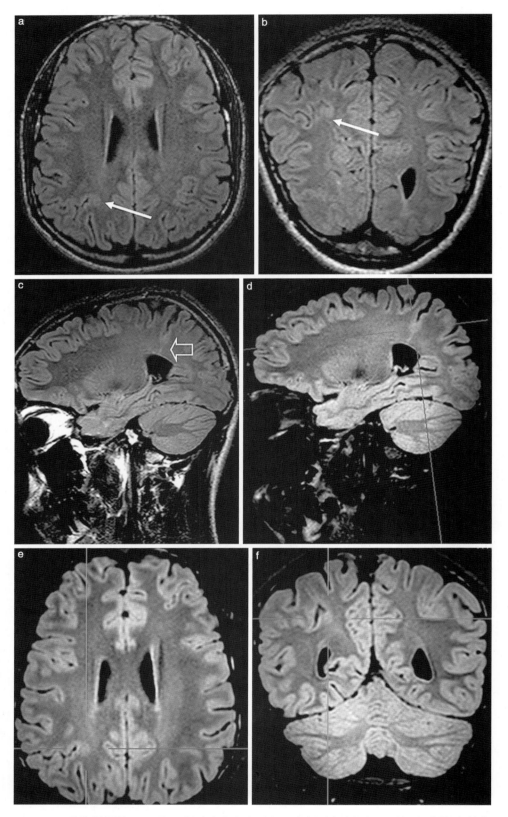

图 18-10　脑沟深部的 FCD Ⅱb 型(脑沟底发育不良):右侧顶内沟深部见局部皮质增厚,轴位(图 a)及冠状位(图 b)FLAIR 像上识别较困难,矢状位 FLAIR 像见皮质增厚和漏斗样高信号,漏斗尖端指向侧脑室壁(图 c 空心箭头处)。等向性的 3D-FLAIR 序列,从矢状位(图 d)、轴位(图 e)和冠状位(图 f)三个方位确认病灶

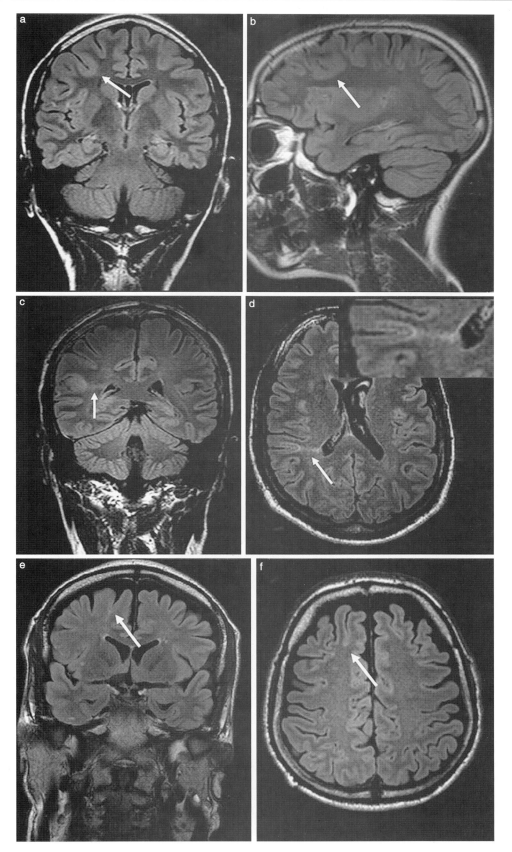

图 18-11 小型 FCD Ⅱb 型(皮质发育不良位于脑沟底部)病例。在上排,见脑沟稍加深,局部增厚的皮质环绕沟底(图 **a**,**b** 箭头处);中间(图 **c**、**d** 箭头处),高脚玻璃杯(champagner glasse)样高信号影,指向侧脑室(Transmantle 征);下排(图 **e**、**f** 箭头处),脑沟稍加深,在其深部见点状高信号影

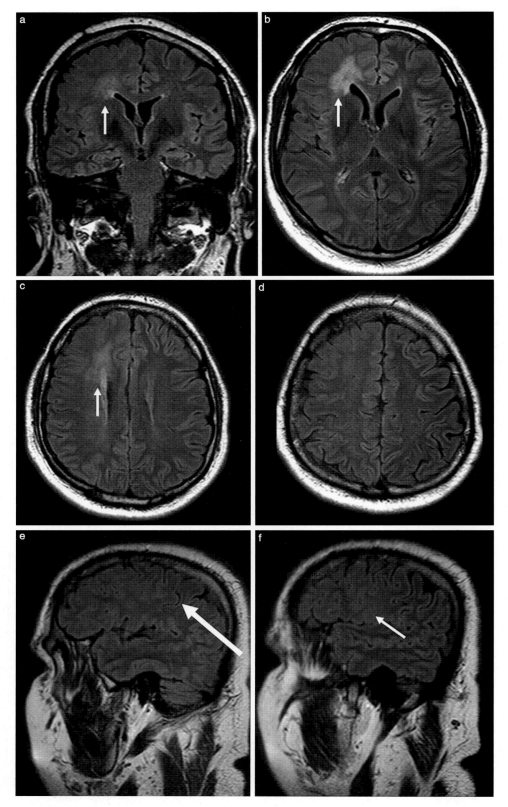

图 18-12   右额叶大型 FCD Ⅱb 型。皮质下明显的高信号影(**图 a-c** 箭头处),且毗邻部位无占位效应(**图 d、f**)。病灶累及中央前回底部(**图 e** 箭头处为"手节"),因此手术无法全部切除病灶,术后未能获得癫痫发作的完全控制

8　半侧巨脑畸形

8.1　流行病学

是由于神经元和胶质细胞增殖阶段受到干扰而致的严重皮质发育畸形（表 18-1）。Sims 通过 253 具尸体解剖后，于 1835 年首次报道（Sims 1835），可分类为以下三型（Flores-Sarnat 2002）：

1. 单独型：无全身其他系统累及。
2. 综合征型：伴有同侧躯体部分或全部肥大。在以下患者中已有报道：器官样痣综合征（表皮痣综合征）（参阅"神经皮肤疾病（斑痣性错构瘤病）第 7 节），变形综合征（Proteus 综合征）（参阅"神经皮肤疾病（斑痣性错构瘤病）第 7 节）、神经纤维瘤病 1 型（参阅"神经皮肤疾病（斑痣性错构瘤病）第 4 节）、伊藤色素减少症（参阅"神经皮肤疾病（斑痣性错构瘤病）第 6 节）、Klippel-Trenaunay-Weber 综合征和结节性硬化症（参阅"神经皮肤疾病（斑痣性错构瘤病）第 1 节）（Barkovich and Chuang 1990；Broumandi et al. 2004；Wolpert et al. 1994）。
3. 完全型：伴同侧脑干及小脑半球增大。

8.2　发病机制及病理学

半侧巨脑畸形意味着整个或部分半球类似错构瘤样过度增长，受累半球体积、重量上比正常半球大、重。脑回形态异常，可能包括无脑回、巨脑回及多小脑回。镜下观察皮质水平分层消失，皮质与白质分界不清，神经元变大且排列不紧密，胶质细胞增生。

与 FCD Ⅱb 型及结节性硬化症的皮质结节类似，组织内有气球样细胞，与神经胶质蛋白（神经胶质原纤维酸性蛋白 GFAP、S-100b）和神经元蛋白（微管相关蛋白 2 MAP2、神经元核心抗原 NeuN、嗜铬粒蛋白、神经微丝蛋白）均有免疫反应（Flores-Sarnat et al. 2003）。

8.3　临床表现

男女发病比例相同。药物难治性癫痫，癫痫发作常扩散至对侧半球。因为严重的癫痫发作，选择实施功能性大脑半球切除术，阻止发作向对侧半球扩散。

8.4　影像学

患侧半球较对侧半球大，中线向对侧偏移（图 18-13，图 18-14），侧脑室扩大，同侧的侧脑室额角变直是其特征性表现（Barkovich and Chuang 1990）。

皮质肥厚、脑回宽大扁平，脑沟变浅，外侧裂短粗、后端开放。

灰白质分界不清，白质体积增加且在 T2 加权像白质信号明显异常。正常新生儿 T2 加权像白质信号高于灰质，与此相反，在半侧巨脑畸形的新生儿患者中，T2 加权像白质信号低，其原因可能是髓鞘化提前完成（Yagishita et al. 1998）（图 18-13 ~ 图 18-15）。而在年龄较大的儿童患者，白质信号变高，反映其髓鞘缺失（Adamsbaum et al. 1998）。

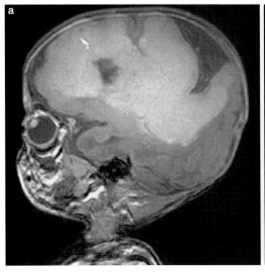
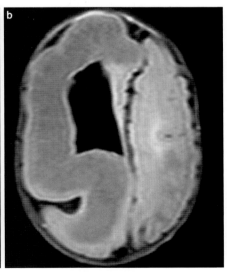

图 18-13　1 例右侧巨脑回畸形，男，10 月龄。右侧半球及侧脑室增大、中线向左侧偏移，皮质几乎无脑回样结构，灰白质分界不清，白质在 T1 加权像呈高信号，T2 加权像呈低信号，提示髓鞘化提前完成（图 a-f）

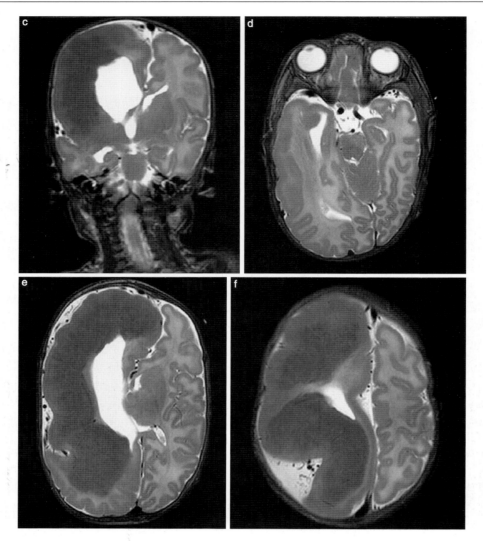

图 18-13（续）

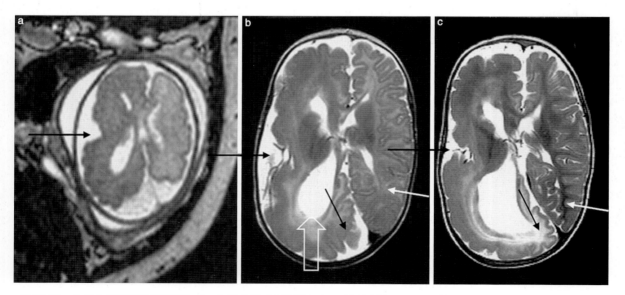

图 18-14   1 例右侧半侧巨脑畸形，女，分别为孕 35 周（图 a），7 月龄（图 b），12 月龄（图 c）MRI。右侧半球及侧脑室增大（图 b 空心箭头处），外侧裂发育不完全且后端"开放"（图 a-c 黑箭头处）。在宫内时，患侧半球白质呈低信号（图 a），而左侧半球按照髓鞘化进程，白质信号逐步从高信号转为低信号（图 b、c 白色箭头处）

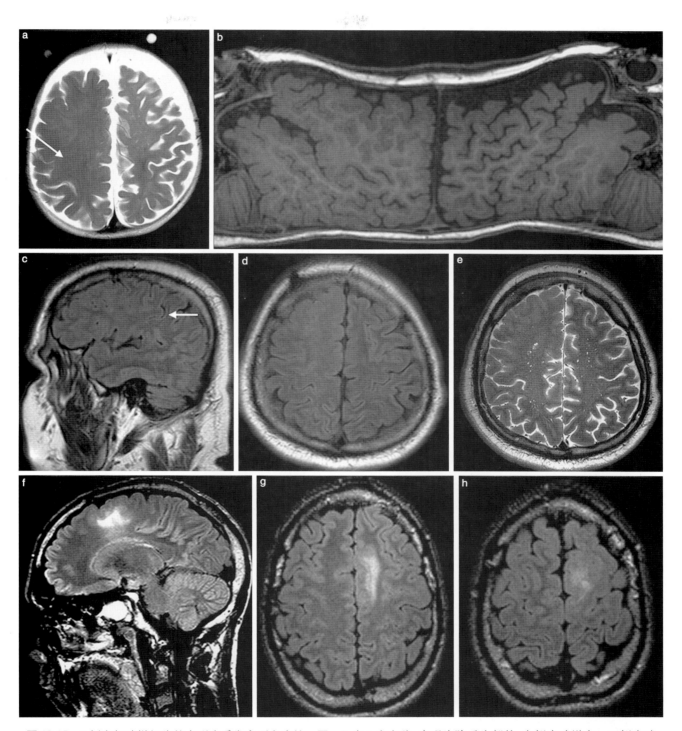

图 18-15 3 例含气球样细胞的大型皮质发育不良病灶。图 a-b 为 1 岁女孩,表现为除后头部外,右侧半球增大。双侧半球平面视图以行两侧比较(图 b)。白质低信号(图 a 箭头处)提示髓鞘化"提前完成"。图 c-e 为 36 岁男性,图 f-h 为 29 岁男性,均属于大型 FCD Ⅱb 或局灶性巨脑回畸形(图 c 箭头处为中央沟)

如果仅仅是大脑半球局部变大并呈现皮质发育不良的特征，可称之为局部巨脑回或大型 FCD Ⅱb 型（图 18-12，图 18-15）。在这些病例，FLAIR 序列皮质下白质常呈高信号，可能反映了病灶中富含气球样细胞。在 MRI 阅片中，排除对侧半球存在病变也是关键环节。

9 灰质异位

9.1 定义

灰质异位是指存在异常分布的灰质团块，可呈结节状、带状、链条状、球形或者曲线形，可分布于一侧半球，也可双侧半球，可附着于脑室壁，或位于白质内，或与皮质延续（Barkovich 2000）。镜下可见，灰质异位是由无规律排列方式的神经元和神经胶质细胞组成，不存在分层结构。

按照影像学特征，可分室管膜下（脑室旁）型、皮质下型或带状灰质异位（Barkovich 2000）。需要强调的是，带状灰质异位与遗传相关，归属于无脑回畸形Ⅰ型。

9.2 流行病学

灰质异位是很常见的皮质发育畸形。

9.3 发病机制

灰质异位是神经元从侧脑室壁上的生发基质向皮质迁移过程发生障碍所致。这些“宏观”的灰质异位必须与微小皮质发育畸形（mMCD）的白质内、边缘区的异位神经元、软脑膜下灰质异位等“微观”灰质异位区分开来（Palmini and Luders 2002；Barkovich and Kuzniecky 2000）。癫痫发作可能源于灰质结节的神经元，也可能源于灰质结节表面的皮质，这些皮质存在神经元缺失或包含异位的神经元（Kirschstein et al. 2003 年）。灰质异位可以是一种独立病变，也可以是一些遗传相关综合征的部分表现（如 18 三体综合征、21 三体综合征、Cornelia de Lange 综合征）。

9.4 临床表现

1. 双侧脑室旁（室管膜下）结节状灰质异位（BPNH）：这类伴有结节状灰质异位的常见疾病与 X 染色体短臂上（位于染色体 Xq28）细丝蛋白-1 基因（FLN1 基因，FLNA 基因）突变有关（OMIM 309550）

（Fox et al. 1998）。FLNA 编码一种与肌动蛋白交联的磷蛋白，使神经元能够附着于放射状神经胶质细胞。而神经元只有附着于放射状神经胶质纤维才能迁移到皮质。早期反复流产提示 X 染色体遗传，因为只有一个 X 染色体的男孩通常在胚胎期死亡。存活的男婴易发生神经发育障碍和其他残疾，包括小脑发育不全、并趾、短肠综合征、先天性肾病、额鼻发育异常、凝血障碍、动脉导管未闭等（Dobyns et al. 1997；Palm et al. 1986；Guerrini and Dobyns 1998；Fox et al. 1998）。女性患者可智力正常或有轻中度精神发育迟滞；80% 伴发不同类型的癫痫综合征，通常于 10 ～ 20 岁发病（Barkovich and Kuzniecky 2000）。

其他结节状灰质异位类型往往伴小头畸形，相关突变基因包括编码脑磷脂的 MCPH1 基因（位于染色体 8p23）（Jackson 2002）、ASPM 基因（位于染色体 1q31）（Bond et al. 2002）、ARFGEF2 基因（位于染色体 20q13.3）（Sheen et al. 2004）。另一种结节状灰质异位类型与 5 号染色体上基因突变有关，但其具体缺陷基因仍不明确（Sheen et al. 2003）。

2. 皮质下灰质异位：皮质下灰质异位较室管膜下灰质异位少见。可见于单侧或双侧，临床表现与病变的大小、范围和位置密切相关。常伴有其他脑发育畸形（胼胝体发育不良，见于 70% 的患者；同侧基底节畸形）。

3. 板状或带状灰质异位：板状灰质异位比所想象的更为常见（Huppertz et al. 2008）。宽厚的带状异位灰质常伴明显的智力低下和药物难治性癫痫，易于诊断。然而，细条状的异位灰质，往往只伴有轻度智力发育迟滞，容易漏诊。

9.5 影像学

灰质异位通常在所有 MRI 序列均与皮质信号一致，不过，少数结节状灰质异位可伴有钙化，提示病变出现退行性改变（Urbach et al. 2003）。

结节状灰质异位通常附着于侧脑室壁并凸入侧脑室。典型位置为各侧脑室角或颞角的腹外侧壁（图 18-16）。

皮质下灰质异位可发生在任何位置，且大小各异。可为多个折叠的皮质形成的漩涡样结节，也可以脑室壁附着结节与外周漩涡样结构同时存在（Barkovich 2000）（图 18-17）。

板状灰质异位由皮质下异位的带状物构成，如果带状物较薄，则需高分辨率 MRI，尤其是重建后冠

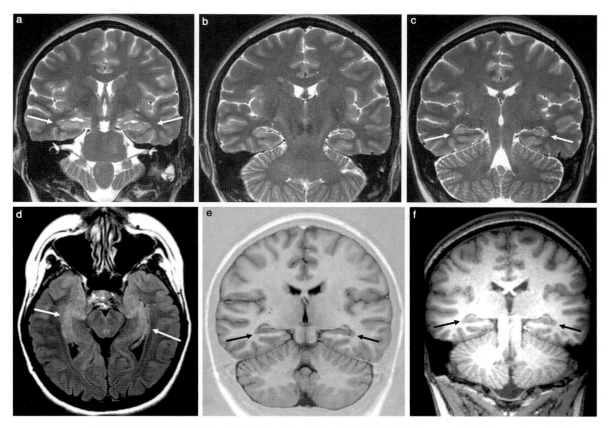

图 18-16　双侧脑室旁结节状灰质异位,在侧脑室下角可见相对较小的结节(图 a,c-f 箭头处)。系 31 岁女性,3 岁起出现颞叶癫痫发作,至今未服用抗癫痫药物

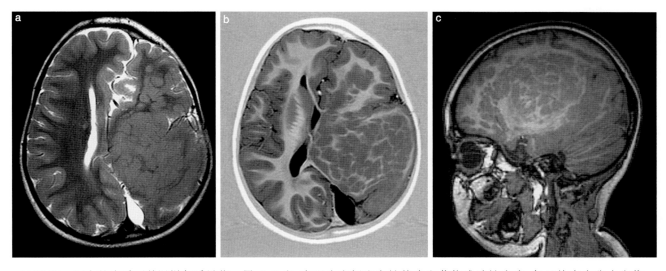

图 18-17　巨大的皮质下漩涡样灰质异位。男,3.5 岁,表现为右侧痉挛性偏瘫和药物难治性癫痫,每日均有失张力发作。该异位灰质呈卷曲状多小脑回,在所有序列上均与灰质等信号。注意存在异常的脑沟,且患侧半球体积较对侧半球小(图 a-f)

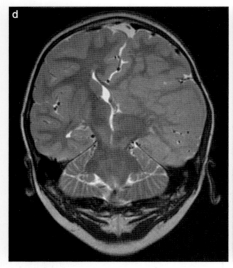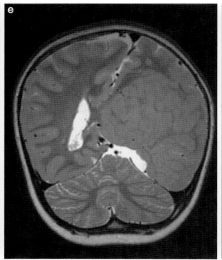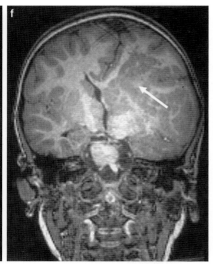

图 18-17（续）

状位 T1 加权梯度回波序列,方利于病变的发现(图 18-16)。

由于灰质异位既可单独出现,也可与其他畸形(多小脑回、巨脑回、胼胝体发育不良、小头畸形等)同时出现,有时很难将其从其他畸形(如多小脑回)中区分出来。

10　多小脑回和脑裂畸形

10.1　流行病学

多小脑回畸形是一类相对常见的皮质发育畸形。系神经元迁移后期或皮质形成阶段发生异常,导致大脑皮质六层结构紊乱、脑沟异常、脑沟间分子层相互融合。男:女 = 3:2(Leventer et al. 2010)。

10.2　发病机制

病因多样,包括宫内缺血、宫内感染(特别是巨细胞病毒、弓形虫病、水痘-带状疱疹、梅毒)、遗传因素(位于染色体 Xq21.33-q23→SRPX2 基因,位于染色体 2q21.3→RAB3GAP1 基因,位于染色体 3q21.3-p21.2→EOMES 基因,位于染色体 6p25→TUBB2B 基因,位于染色体 1q22.1→KIAA1279 基因,位于染色体 11q13→PAX6 基因,位于染色体 21q22.3→COLI18A1 基因,位于染色体 22q11.2→多基因,位于染色体 Xq28,16q12.2-21→GPR56 基因)(Barkovich 2010)以及代谢性疾病。

尽管双侧对称性多小脑回畸形提示遗传性病因,但家族性单侧多小脑回综合征已见报道(Jansen and Andermann 2005;Chang et al. 2006),常见的双侧对称性多小脑回畸形有双侧外侧裂区多小脑回畸形(Kuzniecky 综合征)、双侧额顶叶多小脑回畸形、双侧旁矢状面-顶枕叶多小脑回畸形(Kuzniecky et al. 1993)。双侧外侧裂区多小脑回畸形系位于 X 染色体的三个遗传位点(位于染色体 Xq21.33-q23,22q12,Xq28)突变所致,双侧额顶叶多小脑回畸形是常染色体隐性遗传,定位于染色体 16 q12.2-21 的 GPR56 基因突变所致,该基因的编码产物对放射状胶质细胞附着于软脑膜界膜十分重要,如果这种附着失败,导致神经元迁移过度,形成鹅卵石样脑回畸形,伴桥脑及小脑发育不良。鉴于其病理生理机制为神经元迁移过度,该综合征属于因迁移终止异常、软脑膜界膜缺陷导致的畸形(见表 18-1)(Barkovich et al. 2012)。

多小脑回畸形经常伴发其他脑发育畸形,如胼胝体缺如或发育不良、小脑发育不良、脑室旁结节状灰质异位及皮质下灰质异位等。

脑裂畸形总是伴发多小脑回畸形,脑裂畸形是指大脑实质出现裂隙,从而使脑室和蛛网膜下腔相交通,裂隙两侧皮质紧密相贴(闭合型)也可被脑脊液隔开(开放型)(Barkovich 2002)。

10.3　临床表现

临床表现多样,包括智力发育迟滞、偏瘫、四肢轻瘫和药物难治性癫痫。80% 的患者有癫痫发作,且可能存在多种发作类型(Leventer et al. 2010)。临床表现的严重程度和起病年龄、涉及的皮质范围及伴随的其他畸形有关。病情严重者,可出现假性球麻痹(吞咽障碍、构音障碍)、癫痫、精神发育迟滞、先天性关节挛缩等。

另一复杂的综合征是多小脑回畸形合并巨脑回、并指(趾)、大理石样皮肤、特殊面容(包括凸前额、低鼻梁、大眼、面部血管畸形)。患儿表现为癫痫发作和精神运动发育迟滞。MRI 表现除常见的外侧裂区多小脑回畸形外,还可见(进展性)脑积水、胼胝体增厚、扁桃体下疝。这种巨脑回畸形伴多小脑回综合征曾分别被命名为巨脑回-多小脑回-多指(趾)-脑积水畸形,或巨头-毛细血管畸形,或先天性巨头-大理石样皮肤毛细血管扩张综合征(Garavelli et al. 2007;Gripp et al. 2009;Barkovich et al. 2012)。多小脑回畸形可能为以下疾病表现的一部分(Barkovich 2010;Hermier et al. 2010;Barkovich et al. 2012;Hevner 2005;Dixon-Salazar et al. 2004;Giordanoet al. 2009)。

Aicardi 综合征(→18h)	OMIM 304050
Delleman 综合征(眼-脑-皮肤综合征)	OMIM 164180
DiGeorge(22q11.2 缺失)综合征	OMIM 188400
Warburg micro 综合征	OMIM 600118
D-bifunctional 蛋白缺失综合征	OMIM 261515
Joubert 综合征及相关疾病包括 Meckel-Gruber 综合征,Arima(眼-脑-肾综合征)综合征	OMIM 608629,…
Adams-Oliver 综合征	OMIM 100300
遗传性出血性毛细血管扩张症(Rendu-Osler 病)	OMIM 187300,600376
Apert 综合征(尖头畸形)	OMIM 101200

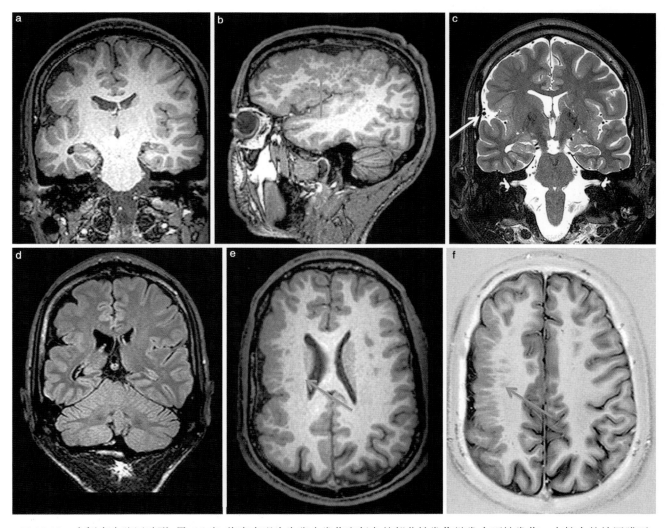

图 18-18　右侧多小脑回畸形,男,26 岁,临床表现为失张力发作和复杂的部分性发作继发全面性发作。在扩大的蛛网膜下腔(图 a-f)内见粗大的流空影(图 c 箭头处)和走行陡直的外侧裂(图 b)。由于皮质外侧分层(分子层)的跨脑沟融合,脑表光滑,根据皮质内部的分界方可辨认出多个细小脑回(图 e,f 箭头处)

10.4　病理学

多小脑回畸形分为未分层型和四层型两类。在未分层型多小脑回由一层薄薄的波浪形带状分子层和一层无分层的神经元层组成,分子层跨脑沟相互融合,形成粗糙或光滑的脑表面。

四层型多小脑回畸形较少见;它由一个分子层和两层神经元层组成,神经元层之间隔着中间层,包含少量神经元和有髓神经纤维。

10.5　影像学

多小脑回患者可呈小头畸形(占50%)、头围正常或巨头畸形。

多小脑回可呈局灶、多灶或弥漫性,可单侧、双侧不对称或双侧对称,绕外侧裂后部这个区域最常见(占60%~70%),外侧裂走行陡直,应在3D-T1梯度回波序列中仔细审阅此部位,以发现病变(图18-19)。根据MRI表现的严重程度,可分为4级:1级,位于外侧裂周围,延伸至额极或枕极;2级,延伸

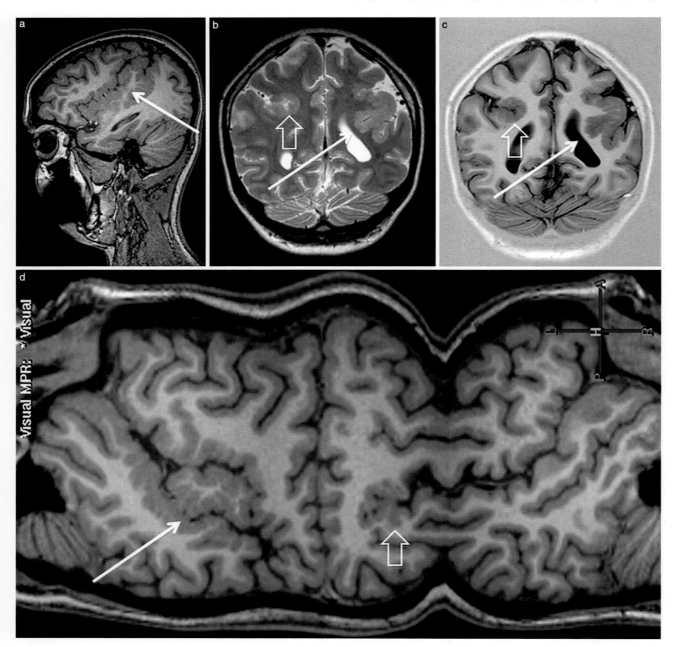

图18-19　双侧外侧裂多小脑回畸形,女,16岁,表现为睡眠相关的复杂部分性发作。矢状位T1加权梯度回波图像(**图 a**箭头处)见外侧裂走行陡直,且左侧较右侧重。为了明确是否双侧存在,外侧裂后部层面影像尤其重要(**图 b-d**空心箭头处)

至外侧裂周围以外的区域,但未达任何脑叶末端;3级,仅分布于外侧裂周围;4级,局限于外侧裂后部周围(Jansen and Andermann 2005)。

皮质表面表现为多个细小脑回,或者增厚呈锯齿状凹凸不平,或表面异常光滑[因微小脑沟上的外侧皮质分层(分子层)融合所致]。其表面的蛛网膜下腔间隙局部扩大,其内含粗大的流空影,系异常回流静脉(占 50% 左右;图 18-18)(Hayashi et al. 2002)。

皮质无明显信号改变,但是皮质下或皮质内纤维的髓鞘化程度影响成像信号:在髓鞘化不完全的部位,多小脑回皮质薄(2 ~ 3mm);髓鞘化好的部位,皮质厚(5 ~ 8mm),且相对光滑(Takanashi and Barkovich 2003)(图 18-19,图 18-20)

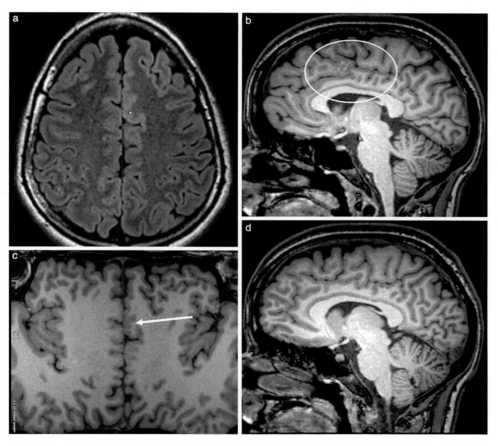

图 18-20　左侧扣带回的局灶性多小脑回,女,21 岁,1 岁起出现内侧额叶癫痫发作。在扫描层厚为 5mm 的轴位 FLAIR 序列,未见微小脑回(图 a 点处所示)。而扫描层厚为 1mm 的矢状位 T1 加权像则可发现微小脑回(图 b,d,右侧正常侧)。在冠状位二维平面图,对比双侧扣带回,更加清楚地显示局部多小脑回(图 c 箭头处)

11　Aicardi 综合征

11.1　流行病学

一种罕见的 X 染色体遗传性疾病,仅见女性。男性患者因只有一条 X 染色体而无法存活。由法国神经病学家 Aicardi 及其同事 1965 年首次报道(Aicardi et al. 1965)。

11.2　发病机制和病理

很可能由 X-染色体的短臂上新发突变引起。

病理的核心特征是胼胝体发育不全,纵裂囊肿和眼部畸形(小眼球、脉络视网膜脱落或缺失)。

还可在其他部位可能出现别的畸形,如在大脑半球(室管膜下及皮质下灰质异位,多小脑回)、后颅窝(小脑发育不良,蛛网膜囊肿)、在血管系统(单干大脑前动脉)、脑室内(脉络丛囊肿和乳头状瘤)、脊柱和骨骼系统(椎体融合、半椎体、肋骨融合、脊柱侧弯、脊柱裂、手和指的异常)等。

11.3   临床表现

胎儿期便可通过宫内超声检出胼胝体发育不全、纵裂囊肿。新生儿特征表现是双目失明和婴儿痉挛。然而,相当多的女婴 3 月龄以前正常生长发育,此后出现婴儿痉挛。眼部检查见色素上皮色素脱失区,是脉络视网膜缺损的特征表现(Hoyt et al. 1978)。只有 40% 患儿寿命超过 15 岁。

11.4   影像学

对于双目失明伴癫痫发作的女婴,要注意有无胼胝体发育不良、纵裂囊肿和皮质发育畸形(灰质异位、多小脑回畸形)(图 18-21)。由于新生儿髓鞘形成不完全或延迟,皮质发育不良很容易被遗漏。

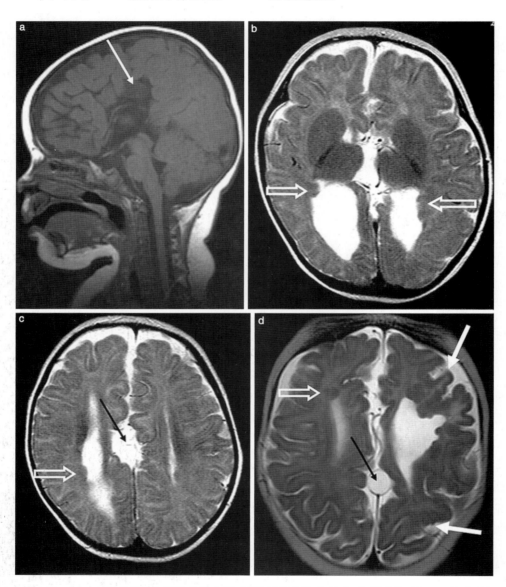

图 18-21   Aicardi 综合征。1 例 7 月龄女婴,可见胼胝体发育不良,纵裂囊肿(图 a、c 箭头处)和室管膜下灰质异位,因髓鞘化不完全,很难描绘灰质异位范围(空心箭头所示)。1 例 5 月龄女婴,通过高场强 MRI 扫描,灰质异位清楚显示(图 d 空心箭头处),且还发现存在多小脑回(白色箭头处)和纵裂囊肿(黑色箭头处)

12 灰结节和下丘脑错构瘤

12.1 流行病学

是灰结节和下丘脑灰质"异位"所致的一种罕见的先天性疾病,表现为低龄儿童性早熟和(或)痴笑发作。

12.2 临床表现

75%的患者表现为低龄儿童期性早熟,例如,3岁男童性征发育与16岁男孩相当。1/3的性早熟患者可发现灰结节错构瘤。

50%的患者表现为痴笑发作,除痴笑发作外,还可有类似颞叶癫痫样的复杂部分性发作和继发全面性强直-阵挛发作,同时患者伴有精神行为异常。

Palister-Hall综合征(常染色体7p13的GLI3基因移码突变)患儿表现为灰结节错构瘤,手部畸形(掌骨畸形、并指(趾)畸形、多指(趾)畸形)及其他畸形(会厌、喉、心脏、肾脏及肛门畸形)。

12.3 病理学

灰结节系漏斗后壁灰质隆起,下丘脑或灰结节错构瘤是先天性发育畸形,由类似于下丘脑神经元、有髓鞘轴突、无髓鞘轴突及含量不等的原纤维性神经胶质增生构成。错构瘤内的神经元能够表达某些激素(尤其是促性腺激素释放激素,GnRH),提高激活并促进下丘脑-垂体-性腺轴的分泌功能。

12.4 影像学

病变位于漏斗柄背侧,呈圆形,可无蒂或有蒂,可涉及下丘脑乳头体区,可与单侧或双侧乳头体相连;病变大小从数毫米到数厘米不等,且随访检查MRI不会随时间的延长而增大。大的错构瘤中,下丘脑内的部分位于三脑室壁,前部是连合后穹窿,后部是乳头丘脑束,下边是乳头体。

错构瘤与灰质信号近似,T1加权像呈稍低或等信号,T2加权像呈稍高信号,FLAIR序列呈高信号(图18-22)(译者注:原文此处未引用图18-22,而错误的将此图引用到Aicardi综合征章节中。需要强调的是,因脑脊液流动伪影的干扰,在FLAIR序列上,微小的错构瘤可能会被遗漏。所有的错构瘤增强均无强化。很少见囊性变和钙化,如果有,则应考虑其他性质的病变(如颅咽管瘤)。

伴有癫痫的下丘脑错构瘤往往无蒂,错构瘤附着于下丘脑,下丘脑丧失正常的形态结构,而表现为性早熟的下丘脑错构瘤多有蒂部(Valdueza et al. 1994;Freeman et al. 2004;Frazier et al. 2009)。

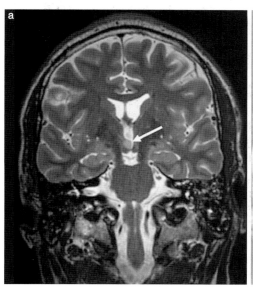
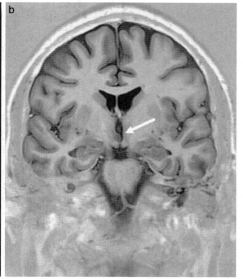

图18-22　灰结节错构瘤。1例4mm无蒂错构瘤(图a-f);男,46岁,伴伴痴笑发作,错构瘤位于第三脑室底部背侧(图e黑色箭头示漏斗隐窝)、右侧乳头体内上方(图a-e白色箭头示错构瘤),病变在T2加权像(图a)、反转恢复序列(图b),T1加权梯度回波序列(图d,e)上呈等信号,与灰质相同,而在FLAIR序列则呈高信号(图c);1例3cm错构瘤(图f-g),女,1岁,表现为痴笑发作和视力障碍,错构瘤主体位于垂体(图f箭头示高信号的神经垂体)及漏斗柄(图g箭头处)的背上方

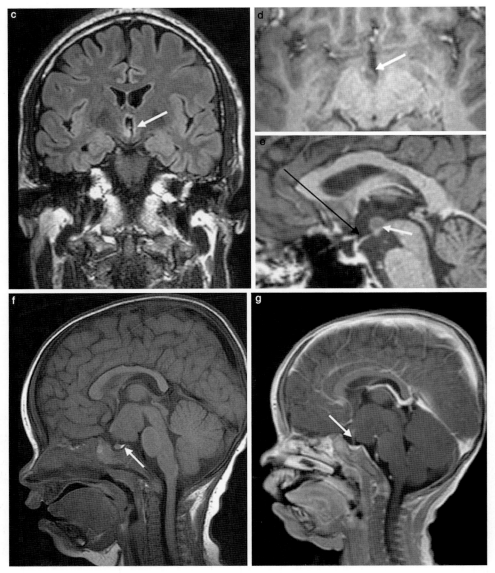

图 18-22（续）

部分患者也可伴有颞部蛛网膜囊肿和单侧（更多见）或双侧前颞叶灰-白质交界不清。对于单侧前颞叶灰-白质交界不清者，其侧别与错构瘤附着处侧别偏向一致。这反映在生后大脑发育过程中，癫痫发作累及颞叶，并提示前颞叶灰-白质交界不清是一种颞极发育障碍。

13   腹侧前脑发育畸形

13.1   前脑无裂畸形

13.1.1   流行病学

前脑无裂畸形系 Yakovlev 1959 年首次报道，是指前脑未分裂成两侧半球，内侧面相连成为一个整体（Yakovlev 1959）。此脑畸形是前脑泡在分化为两侧半球及额眼区形成中发生障碍所致，正常情况下，胎龄 6 周左右端脑分化成两侧半球。前脑无裂畸形合并独眼畸形、轻度小头畸形伴孤立上中切牙等颅面部畸形（Roessler and Muenke 1999；Moog et al. 2001）。前脑无裂畸形严重程度从重到轻为无脑叶型到脑叶型。尽管约 1:250 胎儿因自然或人工流产而死亡，活产婴儿前脑无裂畸形患病率仍达 1:16 000（Roach et al. 1975；Matsunaga and Shiota 1977；Moog et al. 2001）。

13.1.2   发病机制

前脑无裂畸形的病因是多因素的，包括遗传因素(至少有 12 个遗传位点,HPE1-12)和环境因素(妊娠期糖尿病、致畸药物)(Moog et al. 2001)。

13.1.3 临床表现

前脑无裂畸临床表现多种多样:畸形严重的无脑叶型有明显的面部畸形,常常通过胎儿超声即可诊断,出生后无法存活,或存活后伴有新生儿惊厥、婴儿痉挛症、呼吸暂停、四肢僵硬及体温调节障碍;畸形较轻者,则表现为程度不同的智能减退,四肢痉挛强直,舞蹈病-手足徐动症及内分泌与视力障碍,近半数患儿有不同形式的痫性发作,然而仅少数为药物难治性(Lewis et al. 2002)。

与前脑无裂畸形相关的综合征有 Smith-Lemli-Opitz 综合征(系内源性胆固醇合成障碍导致的腭裂、生殖器畸形、多指畸形及前脑无裂畸,属常染色体隐性遗传)、Genoa 综合征(软腭裂、前脑无裂畸、颅缝早闭、Dandy-Walker 畸形、双侧小眼畸形、脊柱侧弯、主动脉狭窄)及 CHARGE 综合征(眼缺损,心脏异常,生长与发育迟缓,生殖器异常和耳异常)(Tortori-Donati 2005)。

13.1.4 影像学

前脑无裂畸形分为四型(DeMyer et al. 1964;Barkovich and Quint 1993):

1. 无脑叶型
2. 半脑叶型
3. 脑叶型
4. 半球中央变异型(端脑融合畸形)

将前脑无裂畸形分为无脑叶型、半脑叶型和脑叶型,便于对大脑前部和中线结构分裂障碍的程度作一个连贯性描绘。无脑叶型特征性表现是单一巨大脑室,其与背侧巨大囊肿延续,中线结构(上矢状窦、透明隔、胼胝体、第三脑室、垂体、嗅球)缺如(Simon et al. 2001)。

对于半脑叶型前脑无裂畸形,大脑后部结构存在一定程度的分裂(图 18-23)。所谓的假性胼胝体压部是指非真正的胼胝体压部,实质上是增大的海马联合,假性胼胝体压部的出现及其向前延伸的程度被认为是前脑无裂畸形严重程度的标志(Oba and Barkovich 1995)。

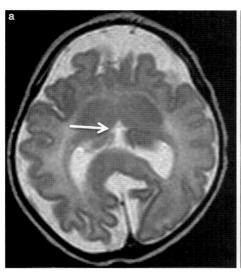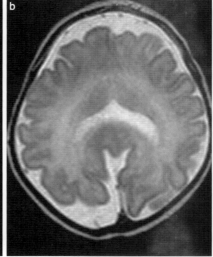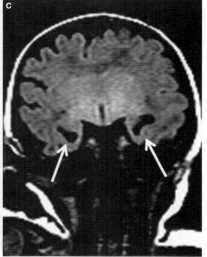

图 18-23 半脑叶型前脑无裂畸形 女,生后 4 天。大脑前部未分裂,"单一脑室"部分分裂,见发育不良的颞角(图 c 箭头处)、发育不良的第三脑室(图 a 箭头处)及丘脑部分分裂

脑叶型是最轻的一种前脑无裂畸形,患者智力可正常或仅轻度发育迟滞。冠状位上,透明隔缺如、盒形侧脑室可能是脑叶型前脑无裂畸形的唯一征象,其视神经、视交叉正常,据此与视-隔发育不良相鉴别。另外,脑叶型,海马因旋转不良,而呈垂直位。

半球中央变异型是以额叶背侧及顶叶未分裂为特征,而前脑喙侧基底部正常分裂,前纵裂存在,部分患者甚至透明隔存在(图 18-24)(Robin et

al. 1996)。这类患者可能有严重的发育迟滞,但无面部畸形(TortoriDonati 2005)。

13.2 视-隔发育不良(De Morsier 综合征)

13.2.1 流行病学

是一种表现为透明隔缺如、视神经及视交叉发育不良、垂体功能障碍的脑发育畸形,活产儿患病率

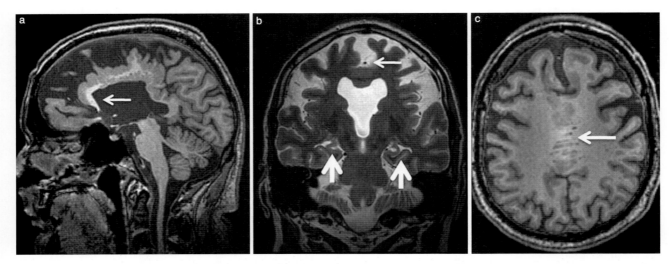

图18-24 半球中央变异型前脑无裂畸形。男,45 岁。胼胝体前部、膝部存在,但变薄(图 a 箭头处)。前纵裂已形成,半球仅中部未分裂(图 c 箭头处)。透明隔缺如,侧脑室前角呈盒形,海马呈垂直位(图 b 粗箭头处),单干大脑前动脉(图 b 箭头处)

为 1/50 000。视-隔发育不良是 De Morsier1956 年报道,他的一组 36 例透明隔缺如病例中,有 9 例伴视神经发育不良(De Morsier 1956)。

13.2.2 发病机制

视-隔发育不良是一种前脑中线结构发育障碍性疾病(故也归类为轻度的前脑无裂畸形变异型),发生在胚胎发育第 2 个月的下半月至第 3 个月之间(Miller et al. 2000),这期间正是视神经、生发基质及透明隔形成期(Barkovich et al. 1989)。尽管绝大部分病例是散发病例,HESX1 基因(定位于染色体3p21.21-3p21.2)上的 homeobox 序列中的突变导致的常染色体显性和隐性遗传都有报道可引起视-隔发育不良。其他致病因素还有宫内感染(尤其是巨细胞病毒感染)、血管事件、抗癫痫药物、妊娠期饮酒及妊娠糖尿病等。

视-隔发育不良伴皮质发育畸形(视-隔发育不良附加症)是一种皮质发育过程中,多个阶段受到影响的遗传性疾病(Miller et al. 2000;Camino and Arjona 2003)。最常见的皮质发育畸形是脑裂畸形和(或)多小脑回畸形,这种情况也被命名为视-隔神经发育不良-脑裂畸形综合征(Barkovich et al. 2005)。

13.2.3 临床表现

患儿可表现为视力障碍(单眼或双眼失明,眼球震颤)、矮小、下丘脑-垂体功能障碍(见于 60% 患者),及发育迟滞(Barkovich et al. 1989)。如果伴有皮质发育畸形,则常发生部分性癫痫发作,且可伴或

不伴继发性全面强直-阵挛发作(图 18-25)。

13.2.4 影像学

视-隔发育不良 MRI 表现为透明隔全部或部分缺如,伴有视神经发育不良,还有 2/3 的患者可有垂体发育不良,伴或不伴垂体后部异常高信号。

视-隔发育不良伴随的脑发育畸形除脑裂畸形和(或)多小脑回(占 1/3 ~ 1/2 的患者)外,还有如灰质异位等皮质发育畸形(Barkovich et al. 1989;Camino andArjona 2003)、胼胝体发育不良、眼部异常(眼缺如,无眼畸形或小眼畸形)及嗅球发育不良。

13.3 Kallmann 综合征

13.3.1 流行病学及发病机制

Kallmann 综合征是一种罕见的先天性畸形(患病率男性为 1/10 000,女性 1/50 000),由 Kallmann1944 年最早报道。正常情况下分泌促黄体激素释放激素(LHRH)的嗅细胞未能从内侧嗅基板迁徙到前脑,同时,外侧嗅基板投射到前头部的纤维不足以诱导嗅球形成(Truwit et al. 1993)。遗传方式为 X-连锁(定位于 Xp22.3 上的 KAL1 基因突变),常染色体隐性遗传或常染色体显性遗传。

13.3.2 临床表现

X-连锁遗传的 Kallmann 综合征表现为嗅觉减退或缺失,下丘脑功能不全导致性腺功能低下,一侧主动运动引起对侧同部位出现相似不自主运动(镜

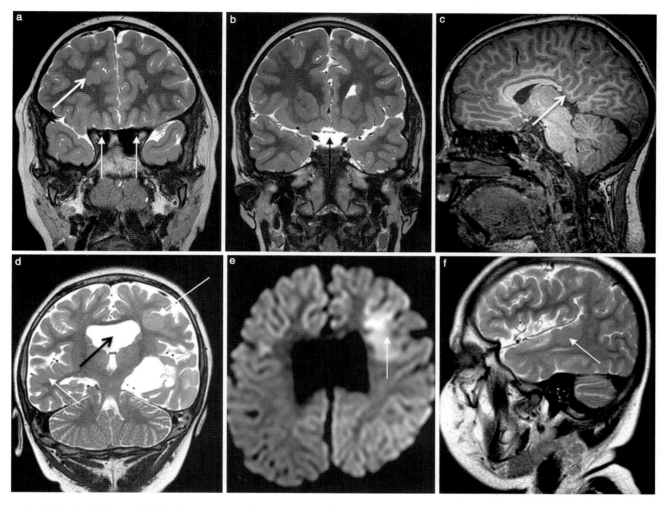

图18-25　视-隔发育不良附加症,1例为9岁男童(图a-c),1例为3岁女童(图d-f)(译者注:原文是图d-e,但根据图片及前文,应该为图d-f)。9岁男童可见视神经(图a细箭头处)和视交叉(图b箭头处)发育不良,异位灰质团块(图a粗箭头处)及胼胝体压部发育不良(图c粗箭头处)。3岁女童可见透明隔缺如(图d黑色箭头处)(译者注:原文是图a,但根据图片及前文,应该为图d),双侧半球多发异位灰质团块(图d,f白色箭头处)(译者注:原文是图a,c,f,但根据图片及前文,应该为图d,f)。MRI弥散加权成像(DWI)见左侧额叶有一病灶,提示细胞毒性水肿(图e箭头处)(译者注:原文是图b,但根据图片及前文,应该为图e),10天后复查MRI示表面扩散系数(ADC)恢复正常(未提供图片),提示左侧额叶病灶系癫痫发作所致的短暂性改变

像运动)和肾功能异常(如单侧肾发育不全)。男性多于女性。

13.3.3　影像学

Kallmann综合征表现为嗅球、嗅束、嗅沟发育不全和(或)缺如,以及下丘脑刺激不足导致的腺垂体萎缩,但垂体后叶正常(Knorr et al. 1993)(图18-26)。

13.4　Shapiro综合征

13.4.1　流行病学及发病机制

是Shapiro于1969年最早报道的一种罕见综合征,以自发低体温,多汗及胼胝体发育不良三联征为主要特征(Shapiro et al. 1969)。

13.4.2　临床表现

反复发作性多汗,低体温,常持续数小时,可能系下丘脑功能失调所致(Tambasco et al. 2005;Dundar et al. 2008)。

13.4.3　影像学

胼胝体前部发育不全和(或)缺如(见图18-26)。有1例病例报道,胼胝体正常,但是丘脑、基底节及额叶下部呈高灌注,提示这些部位与发作期活动有关(Dundar et al. 2008)。

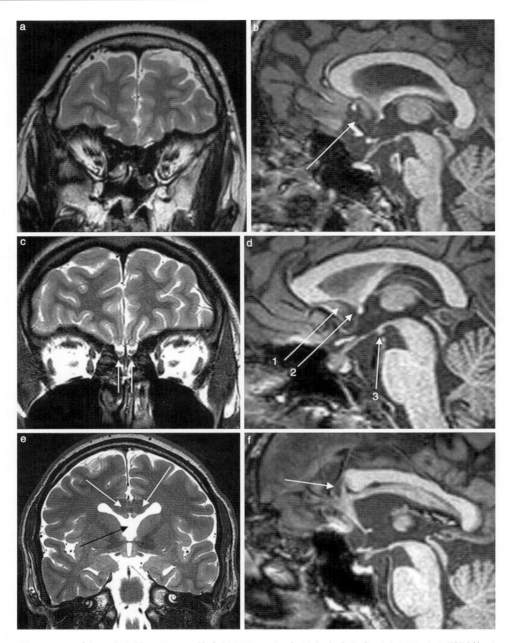

图 18-26   1 例 25 岁女性 Kallmann 综合征（图 a,b），表现为嗅球发育不良（图 a）和胼胝体下区和垂体发育不良（图 b 箭头处）。1 例 38 岁男性 Shapiro 综合征（图 e,f）表现为胼胝体前部发育不良（图 f），透明隔缺如（图 e 黑色箭头处）及穹窿部抬高（图 e,f 白色箭头处）。与正常 MRI 对比（图 c,d），T2 加权像冠状位嗅球可见（图 c），胼胝体喙（图 d 中 1 所示），前联合（图 d 中 2 所示），乳头体（图 d 中 3 所示）

参考文献

Adachi Y, Poduri A, Kawaguch A, Yoon G, Salih MA, Yamashita F, Walsh CA, Barkovich AJ (2011) Congenital microcephaly with a simplified gyral pattern: associated findings and their significance. AJNR Am J Neuroradiol 32(6):1123–1129

Adamsbaum C, Robain O, Cohen PA, Delalande O, Fohlen M, Kalifa G (1998) Focal cortical dysplasia and hemimegalencephaly: histological and neuroimaging correlations. Pediatr Radiol 28(8):583–590

Aicardi J, Lefebvre J, Leriqu-Koechlin A (1965) A new syndrome: spasm in flexion, callosal agenesis, ocular abnormalities. Electro-encephalogr Clin Neurophysiol 19:609–610

Ashwal S, Michelson D, Plawner L (2009) Quality Standards Subcommittee of the American Academy of Neurology and the Practice Committee of the Child Neurology Society. Practice parameter: evaluation of the child with microcephaly (an evidence-based review): report of the Quality Standards Subcommittee of the American Academy of Neurology and the Practice Committee of the Child Neurology Society. Neurology 73(11):887–897

Barkovich AJ, Fram EK, Norman D (1989) Septo-optic dysplasia. MR Imaging. Radiology 171:189–192

Barkovich AJ, Chuang SH (1990) Unilateral megalencephaly: correlation of MR imaging and pathologic characteristics. AJNR Am J Neuroradiol 11:523–531

Barkovich AJ, Quint DJ (1993) Middle interhemispheric fusion: an unusual variant of holoprosencephaly. AJNR Am J Neuroradiol 14(2):431–440

Barkovich AJ, Guerrini R, Battaglia G, Kalifa G, N'Guyen T, Parmeggiani A, Santucci M, Giovanardi-Rossi P, Granata T, D'Incerti L (1994) Band heterotopia: correlation of outcome with magnetic resonance imaging parameters. Ann Neurol 36:609–617

Barkovich AJ, Kuzniecky RI, Dobyns WB, Jackson GD, Becker LE, Evrard P (1996) A classification scheme for malformations of cortical development. Neuropediatrics 27:59–63

Barkovich AJ, Kuzniecky RI, Bollen AW, Grant PE (1997) Focal transmantle dysplasia: a specific malformation of cortical development. Neurology 49(4):1148–1152

Barkovich AJ, Ferriero DM, Barr RM, Gressens P, Dobyns WB, Truwit CL, Evrard P (1998) Microlissencephaly: a heterogeneous malformation of cortical development. Neuropediatrics 29: 113–119

Barkovich AJ (2000) Morphologic characteristics of subcortical heterotopia: MR imaging study. AJNR Am J Neuroradiol 21:290–295

Barkovich AJ, Kuzniecky RI (2000) Gray matter heterotopia. Neurology 55:1603–1608

Barkovich AJ, Kuzniecky RI, Jackson GD, Guerrini R, Dobyns WB (2001) Classification system for malformations of cortical development: update 2001. Neurology 57:2168–2178

Barkovich AJ (2002) Morphological features and associated anomalies of schizencephaly in the clinical population: detailed analysis of MR images. Neuroradiology 44:647–655

Barkovich AJ, Kuzniecky RI, Jackson GD, Guerrini R, Dobyns WB (2005) A developmental and genetic classification for malformations of cortical development. Neurology 65:1873–1887

Barkovich AJ (2010) Current concepts of polymicrogyria. Neuroradiology 52:479–487

Barkovich AJ, Guerrini R, Kuzniecky RI, Jackson GD, Dobyns WB (2012) A developmental and genetic classification for malformations of cortical development: update 2012. Brain 135:1348–1369

Becker AJ, Urbach H, Scheffler B, Baden T, Normann S, Lahl L, Pannek H, Tuxhorn I, Elger CE, Schramm J, Wiestler OD, Blümcke I (2002) Focal cortical dysplasia of Taylor's balloon cell type: mutational analysis of the TSC1 gene indicates a pathogenic relationship to tuberous sclerosis. Ann Neurol 52:29–37

Besson P, Andermann F, Dubeau F, Bernasconi A (2008) Small focal cortical dysplasia lesions are located at the bottom of a deep sulcus. Brain 131:3246–3255

Blümcke I, Thom M, Aronica E, Armstrong DD, Vinters HV, Palmini A, Jacques TS, Avanzini G, Barkovich AJ, Battaglia G, Becker A, Cepeda C, Cendes F, Colombo N, Crino P, Cross JH, Delalande O, Dubeau F, Duncan J, Guerrini R, Kahane P, Mathern G, Najm I, Ozkara C, Raybaud C, Represa A, Roper SN, Salamon N, Schulze-Bonhage A, Tassi L, Vezzani A, Spreafico R (2011) The clinicopathologic spectrum of focal cortical dysplasias: a consensus classification proposed by an ad hoc Task Force of the ILAE Diagnostic Methods Commission. Epilepsia 52:158–174

Bond J, Roberts E, Mochida GH, Hampshire DJ, Scott S, Askham JM, Springell K, Mahadevan M, Crow YJ, Markham AF, Walsh CA, Woods CG (2002) ASPM is a major determinant of cerebral cortical size. Nat Genet 32:316–320

Bond J, Scott S, Hampshire DJ, Springell K, Corry P, Abramowicz MJ, Mochida GH, Hennekam RC, Maher ER, Fryns JP, Alswaid A, Jafri H, Rashid Y, Mubaidin A, Walsh CA, Roberts E, Woods CG (2003) Protein-truncating mutations in ASPM cause variable reduction in brain size. Am J Hum Genet 73:1170–1177

Bond J, Roberts E, Springell K, Lizarraga SB, Scott S, Higgins J, Hampshire DJ, Morrison EE, Leal GF, Silva EO, Costa SM, Baralle D, Raponi M, Karbani G, Rashid Y, Jafri H, Bennett C, Corry P, Walsh CA, Woods CG (2005) A centrosomal mechanism involving CDK5RAP2 and CENPJ controls brain size. Nat Genet 37:353–355

Broumandi DD, Hayward UM, Benzian JM, Gonzalez I, Nelson MD (2004) Best cases from the AFIP: hemimegalencephaly. Radiographics 24(3):843–848

Camino R, Arjona A (2003) Septo-optic dysplasia plus. Lancet Neurol 2:436

Cepeda C, Hurst RS, Flores-Hernández J, Hernández-Echeagaray E, Klapstein GJ, Boylan MK, Calvert CR, Jocoy EL, Nguyen OK, André VM, Vinters HV, Ariano MA, Levine MS, Mathern GW (2003) Morphological and electrophysiological characterization of abnormal cell types in pediatric cortical dysplasia. J Neurosci Res 72(4):472–486

Chamberlain WA, Cohen ML, Gyure KA, Kleinschmidt-DeMasters BK, Perry A, Powell SZ, Qian J, Staugaitis SM, Prayson RA (2009) Interobserver and intraobserver reproducibility in focal cortical dysplasia (malformations of cortical development). Epilepsia 50:2593–2598

Chang BS, Aspe KA, Caraballo A, Cross JH, Mclellan A, Jacobson RD, Valente KD, Barkovich AJ, Walsh CA (2006) A familiar syndrome of unilateral polymicrogyria affecting the right hemisphere. Neurology 66:133–135

Chang EF, Wang DD, Barkovich AJ, Tihan T, Auguste KI, Sullivan JE, Garcia PA, Barbaro NM (2011) Predictors of seizure freedom after surgery for malformations of cortical development. Ann Neurol 70(1):151–162

Clement E, Mercuri E, Godfrey C, Smith J, Robb S, Kinali M, Straub V, Bushby K, Manzur A, Talim B, Cowan F, Quinlivan R, Klein A, Longman C, McWilliam R, Topaloglu H, Mein R, Abbs S, North K, Barkovich AJ, Rutherford M, Muntoni F (2008) Brain involvement in muscular dystrophies with defective dystroglycan glycosylation. Ann Neurol 64(5):573–582

de Morsier G (1956) Etudes sum les dysraphies cranio-encephaliques. III. Agenesie du septum lucidum avec malformation du tractus optique: Ia dysplasie septo-optique. Schweiz Arch Neurol Psychiatr 77:267–292

DeMyer W, Zeman W, Palmer GG (1964) The face predicts the brain. Diagnostic significance of median facial anomalies for holoprosencephaly (arhinencephaly). Pediatrics 34:256–263

Dixon-Salazar T, Silhavy JL, Marsh SE, Louie CM, Scott LC, Gururaj A, Al-Gazali L, Al-Tawari AA, Kayserili H, Sztriha L, Gleeson JG (2004) Mutations in the AHI1 gene encoding jouberin cause Joubert syndrome with cortical polymicrogyria. Am J Hum Genet 75:979–987

Dobyns WB (2010) The clinical patterns and molecular genetics of lissencephaly and subcortical band heterotopia. Epilepsia 51(Suppl. 1):5–9

Dobyns WB, Barkovich AJ (1999) Microcephaly with simplified gyral pattern (oligogyric microcephaly) and microlissencephaly. Neuropediatrics 30:105–106

Dobyns WB, Andermann E, Andermann F, Czapansky-Beilman D, Dubeau F, Dulac O, Guerrini R, Hirsch B, Ledbetter DH, Lee NS, Motte J, Pinard JM, Radtke RA, Ross ME, Tampieri D, Walsh CA, Truwit CL (1996) X-linked malformations of neuronal migration. Neurology 47(2):331–339

Dobyns WB, Guerrini R, Czapansky-Beilman DK, Pierpont ME, Breningstall G, Yock DH Jr, Bonanni P, Truwit CL (1997) Bilateral periventricular nodular heterotopia with mental retardation and syndactyly in boys: a new X-linked mental retardation syndrome. Neurology 49(4):1042–1047

Dundar NO, Boz A, Duman O, Aydin F, Haspolat S (2008) Spontaneous periodic hypothermia and hyperhidrosis. Pediatr Neurol 39:438–440

Fauser S, Huppertz HJ, Bast T, Strobl K, Pantazis G, Altenmueller DM, Feil B, Rona S, Kurth C, Rating D, Korinthenberg R, Steinhoff BJ, Volk B, Schulze-Bonhage A (2006) Clinical characteristics in focal cortical dysplasia: a retrospective evaluation in a series of 120 patients. Brain 129:1907–1916

Flores-Sarnat L (2002) Hemimegalencephaly. I. Genetic, clinical, and imaging aspects. J Child Neurol 17:373–384

Flores-Sarnat L, Sarnat HB, Dávila-Gutiérrez G, Alvarez A (2003) Hemimegalencephaly: part 2. Neuropathology suggests a disorder of cellular lineage. J Child Neurol 18(11):776–785

Forman MS, Squier W, Dobyns WB, Golden JA (2005) Genotypically defined lissencephalies show distinct pathologies. J Neuropathol Exp Neurol 64(10):847–857

Fox JW, Lamperti ED, Ekşioğlu YZ, Hong SE, Feng Y, Graham DA,

Scheffer IE, Dobyns WB, Hirsch BA, Radtke RA, Berkovic SF, Huttenlocher PR, Walsh CA (1998) Mutations in filamin 1 prevent migration of cerebral cortical neurons in human periventricular heterotopia. Neuron 21(6):1315–1325

Frazier JL, Goodwin CR, Ahn ES, Jallo GI (2009) A review on the management of epilepsy associated with hypothalamic hamartomas. Childs Nerv Syst 25:423–432

Freeman JL, Coleman LT, Wellard RM, Kean MJ, Rosenfeld JV, Jackson GD, Berkovic SF, Harvey AS (2004) MR imaging and spectroscopic study of epileptogenic hypothalamic hamartomas: analysis of 72 cases. AJNR Am J Neuroradiol 25:450–462

Friede R (1989) Developmental neuropathology, 2nd edn. Springer, Berlin

Garavelli L, Guareschi E, Errico S, Simoni A, Bergonzini P, Zollino M, Gurrieri F, Mancini GM, Schot R, Van Der Spek PJ, Frigieri G, Zonari P, Albertini E, Giustina ED, Amarri S, Banchini G, Dobyns WB, Neri G (2007) Megalencephaly and perisylvian polymicrogyria with postaxial polydactyly and hydrocephalus [MPPH]: report of a new case. Neuropediatrics 38:200–203

Garbelli R, Milesi G, Medici V, Villani F, Didato G, Deleo F, D'Incerti L, Morbin M, Mazzoleni G, Giovagnoli AR, Parente A, Zucca I, Mastropietro A, Spreafico R (2012) Blurring in patients with temporal lobe epilepsy: clinical, high-field imaging and ultrastructural study. Brain, Aug 135(Pt 8):2337–2349

Giordano L, Vignoli A, Pinelli L, Brancati F, Accorsi P, Faravelli F, Gasparotti R, Granata T, Giaccone G, Inverardi F, Frassoni C, Dallapiccola B, Valente EM, Spreafico R (2009) Joubert syndrome with bilateral polymicrogyria: clinical and neuropathological findings in two brothers. Am J Med Genet A 149A:1511–1515

Gripp KW, Hopkins E, Vinkler C, Lev D, Malinger G, Lerman-Sagie T, Dobyns WB (2009) Significant overlap and possible identity of macrocephaly capillary malformation and megalencephaly polymicrogyria-polydactyly hydrocephalus syndromes. Am J Med Genet A 149A:868–876

Guerrini R, Dobyns WB (1998) Bilateral periventricular nodular heterotopia with mental retardation and frontonasal malformation. Neurology 51(2):499–503

Hayashi N, Tsutsumi Y, Barkovich AJ (2002) Polymicrogyria without porencephaly/schizencephaly. MRI analysis of the spectrum and the prevalence of macroscopic findings in the clinical population. Neuroradiology 44(8):647–655

Hermier M, Montavont A, Dupuis-Girod S, Cho TH, Honnorat J, Plauchu H (2010) Polymicrogyria: an underrecognized cause of epilepsy in in patients with hereditary hemorrhagic telangiectasia (Rendu-Osler disease). Epilepsia 51(Suppl 4):1–189

Hevner RF (2005) The cerebral cortex malformation in thanatophoric dysplasia: neuropathology and pathogenesis. Acta Neuropathol 110(3):208–221

Hildebrandt M, Pieper T, Winkler P, Kolodziejczyk D, Holthausen H, Blümcke I (2005) Neuropathological spectrum of cortical dysplasia in children with severe focal epilepsies. Acta Neuropathol 110(1):1–11

Hoyt CS, Billson F, Ouvrier R, Wise G (1978) Ocular features of Aicardi's syndrome. Arch Ophthalmol 96:291–295

Huppertz HJ, Wellmer J, Staack AM, Altenmüller DM, Urbach H, Kröll J (2008) Voxel-based 3-D MRI analysis helps to detect subtle forms of subcortical band heterotopia. Epilepsia 49(5):772–785

Jackson AP (2002) Identification of microcephalin, a protein implicated in determining the size of the human brain. Am J Hum Genet 71(1):136–142

Jansen A, Andermann E (2005) Genetics of the polymicrogyria syndromes. J Med Genet 42(5):369–378

Jissendi-Tchofo P, Kara S, Barkovich AJ (2009) Midbrain–hindbrain involvement in lissencephalies. Neurology 72(5):410–418

Kallmann FT, Schoenfeld WA, Barrera SE (1944) The genetics aspects of primary eunuchoidism. Am J Mental Deficits 48:203–208

Kirschstein T, Fernandez G, Grunwald T, Pezer N, Urbach H, Blümcke I, Van Roost D, Lehnertz K, Elger CE (2003) Heterotopias, cortical dysplasias and glioneural tumors participate in cognitive processing in patients with temporal lobe epilepsy. Neurosci Lett 338:237–241

Knorr JR, Ragland RL, Brown RS, Gelber N (1993) Kallmann

syndrome: MR findings. AJNR Am J Neuroradiol. 14(4):845–851

Krsek P, Maton B, Korman B, Pacheco-Jacome E, Jayakar P, Dunoyer C, Rey G, Morrison G, Ragheb J, Vinters HV, Resnick T, Duchowny M (2008) Different features of histopathological subtypes of pediatric focal cortical dysplasia. Ann Neurol 63(6):758–769

Krsek P, Pieper T, Karlmeier A, Hildebrandt M, Kolodziejczyk D, Winkler P, Pauli E, Blümcke I, Holthausen H (2009a) Different presurgical characteristics and seizure outcomes in children with focal cortical dysplasia type I or II. Epilepsia 50(1):125–137

Krsek P, Maton B, Jayakar P, Dean P, Korman B, Rey G, Dunoyer C, Pacheco-Jacome E, Morrison G, Ragheb J, Vinters HV, Resnick T, Duchowny M (2009b) Incomplete resection of focal cortical dysplasia is the main predictor of poor postsurgical outcome. Neurology 72(3):217–223

Kuzniecky R, Andermann F, Guerrini R (1993) Congenital bilateral perisylvian syndrome: study of 31 patients. The congenital bilateral perisylvian syndrome multicenter collaborative study. Lancet 341:608–612

Lerner JT, Salamon N, Hauptman JS, Velasco TR, Hemb M, Wu JY, Sankar R, Donald Shields W, Engel J Jr, Fried I, Cepeda C, Andre VM, Levine MS, Miyata H, Yong WH, Vinters HV, Mathern GW (2009) Assessment of surgical outcomes for mild type I and severe type II cortical dysplasia: a critical review and the UCLA experience. Epilepsia 50:1310–1335

Leventer RJ, Jansen A, Pilz DT, Stoodley N, Marini C, Dubeau F, Malone J, Mitchell LA, Mandelstam S, Scheffer IE, Berkovic SF, Andermann F, Andermann E, Guerrini R, Dobyns WB (2010) Clinical and imaging heterogeneity of polymicrogyria: a study of 328 patients. Brain 133:1415–1427

Lewis AJ, Simon EM, Barkovich AJ, Clegg NJ, Delgado MR, Levey E, Hahn JS (2002) Middle interhemispheric variant of holoprosencephaly: a distinct cliniconeuroradiologic subtype. Neurology 59(12):1860–1865.

Matsunaga E, Shiota K (1977) Holoprosencephaly in human embryos: epidemiologic studies of 150 cases. Teratology 16:261–272

Miller SP, Shevell MI, Patenaude Y, Poulin C, O'Gorman AM (2000) Septo-optic dysplasia plus: a spectrum of malformations of cortical development. Neurology 54:1701–1703

Moog U, De Die-Smulders CE, Schrander-Stumpel CT, Engelen JJ, Hamers AJ, Frints S, Fryns JP (2001) Holoprosencephaly: the Maastricht experience. Genet Couns 12(3):287–298

Oba H, Barkovich AJ (1995) Holoprosencephaly: an analysis of callosal formation and its relation to development of the interhemispheric fissure. AJNR Am J Neuroradiol 16:453–460

Palm L, Hägerstrand I, Kristoffersson U, Blennow G, Brun A, Jörgensen C (1986) Nephrosis and disturbances of neuronal migration in male siblings–a new hereditary disorder? Arch Dis Child 61(6):545–548

Palmini A, Lüders H (2002) Classification issues in malformations caused by abnormalities of cortical development. Neurosurg Clin N Am 13:1–16

Palmini A, Najm I, Avanzini G, Babb T, Guerrini R, Foldvary-Schaefer N, Jackson G, Lüders HO, Prayson R, Spreafico R, Vinters HV (2004) Terminology and classification of the cortical dysplasias. Neurology 62(6 Suppl 3):S2–S8. Review

Pattison L, Crow YJ, Deeble VJ, Jackson AP, Jafri H, Rashid Y, Roberts E, Woods CG (2000) A fifth locus for primary autosomal recessive microcephaly maps to chromosome 1q31. Am J Hum Genet 67:1578–1580

Pilz DT, Matsumoto N, Minnerath S, Mills P, Gleeson JG, Allen KM, Walsh CA, Barkovich AJ, Dobyns WB, Ledbetter DH, Ross ME (1998) LIS1 and XLIS (DCX) mutations cause most classical lissencephaly, but different patterns of malformation. Hum Mol Genet 7:2029–2037

Pilz DT, Kuc J, Matsumoto N, Bodurtha J, Bernadi B, Tassinari CA, Dobyns WB, Ledbetter DH (1999) Subcortical band heterotopia in rare affected males can be caused by missense mutations in DCX (XLIS) or LIS1. Hum Mol Genet 8(9):1757–1760

Rakic P (1988) Defects of neuronal migration and the pathogenesis of cortical malformation. Prog Brain Res 73:15–37

Roach E, Demyer W, Conneally PM, Palmer C, Merritt AD (1975) Holoprosencephaly: birth data, benetic and demographic analyses of 30 families. Birth Defects Orig Artic Ser 11(2):294–313

Robin NH, Ko LM, Heeger S, Muise KL, Judge N, Bangert BA (1996) Syntelencephaly in an infant of a diabetic mother. Am J Med Genet 66:433–437

Roessler E, Muenke M (1999) The molecular genetics of holoprosencephaly: a model of brain development for the next century. Child's Nerv Syst 15:646–651

Rosenberg MJ, Agarwala R, Bouffard G, Davis J, Fiermonte G, Hilliard MS, Koch T, Kalikin LM, Makalowska I, Morton DH, Petty EM, Weber JL, Palmieri F, Kelley RI, Schäffer AA, Biesecker LG (2002) Mutant deoxynucleotide carrier is associated with congenital microcephaly. Nat Genet 32(1):175–179

Ross ME, Swanson K, Dobyns WB (2001) Lissencephaly with cerebellar hypoplasia (LCH): a heterogeneous group of cortical malformations. Neuropediatrics 32:256–263

Schijns OE, Bien CG, Majores M, von Lehe M, Urbach H, Becker A, Schramm J, Elger CE, Clusmann H (2011) Presence of temporal gray–white matter abnormalities does not influence epilepsy surgery outcome in temporal lobe epilepsy with hippocampal sclerosis. Neurosurgery 68(1):98–106

Shapiro WR, Williams GH, Plum F (1969) Spontaneous recurrent hypothermia accompanying agenesis of the corpus callosum. Brain 92:423–436

Sheen VL, Wheless JW, Bodell A, Braverman E, Cotter PD, Rauen KA, Glenn O, Weisiger K, Packman S, Walsh CA, Sherr EH (2003) Periventricular heterotopia associated with chromosome 5p anomalies. Neurology 60(6):1033–1036

Sheen VL, Ganesh VS, Topcu M, Sebire G, Bodell A, Hill RS, Grant PE, Shugart YY, Imitola J, Khoury SJ, Guerrini R, Walsh CA (2004) Mutations in ARFGEF2 implicate vesicle trafficking in neural progenitor proliferation and migration in the human cerebral cortex. Nat Genet 36(1):69–76

Shen J, Gilmore EC, Marshall CA, Haddadin M, Reynolds JJ, Eyaid W, Bodell A, Barry B, Gleason D, Allen K, Ganesh VS, Chang BS, Grix A, Hill RS, Topcu M, Caldecott KW, Barkovich AJ, Walsh CA (2010) Mutations in PNKP cause microcephaly, seizures and defects in DNA repair. Nat Genet 42(3):245–249

Sicca F, Kelemen A, Genton P, Das S, Mei D, Moro F, Dobyns WB, Guerrini R (2003) Mosaic mutations of the LIS1 gene cause subcortical band heterotopia. Neurology 61(8):1042–1046

Simon EM, Hevner RF, Pinter J, Clegg NJ, Delgado M, Kinsman SL, Hahn JS, Barkovich AJ (2001) The dorsal cyst in holoprosencephaly and the role of the thalamus in its formation. Neuroradiology 43:787–791

Sims J (1835) On hypertrophy and atrophy of the brain. Med Quir Trans 19:315–380

Takanashi J, Barkovich AJ (2003) The changing MR imaging appearance of polymicrogyria: a consequence of myelination. AJNR Am J Neuroradiol 24(5):788–793

Tambasco N, Corea F, Bocola V (2005) Subtotal corpus callosum agenesis with recurrent hyperhidrosis-hypothermia (Shapiro syndrome). Neurology 65:124

Tampieri D, Walsh CA, Truwit CL (1993) X-linked malformations of neuronal migration. Neurology 47:331–339

Tassi L, Garbelli R, Colombo N, Bramerio M, Lo Russo G, Deleo F, Milesi G, Spreafico R (2010) Type I focal cortical dysplasia: surgical outcome is related to histopathology. Epileptic Disord 3:181–191

Taylor DC, Falconer MA, Bruton CJ, Corsellis JA (1971) Focal dysplasia of the cerebral cortex in epilepsy. J Neurol Neurosurg Psychiatry 34(4):369–387

Tortori-Donati P (2005) Pediatric neuroradiology brain. Springer, Berlin

Truwit CL, Barkovich AJ, Grumbach MM, Martini JJ (1993) MR imaging of Kallmann syndrome, a genetic disorder of neuronal migration affecting the olfactory and genital systems. AJNR Am J Neuroradiol 14(4):827–838

Urbach H, Scheffler B, Heinrichsmeier T, von Oertzen J, Kral T, Wellmer J, Schramm J, Wiestler OD, Blümcke I (2002) Focal cortical dysplasia of Taylor's balloon cell type: a clinicopathological entity with characteristic neuroimaging and histopathological features, and favorable postsurgical outcome. Epilepsia 43:33–40

Urbach H, Blümcke I, Becker A, Solymosi L (2003) Störungen der kortikalen Entwicklung: Bildgebung und Klassifizierung. Klin Neuroradiol 13:163–172

Valdueza JM, Cristante L, Dammann O, Bentele K, Vortmeyer A, Saeger W, Padberg B, Freitag J, Herrmann HD (1994) Hypothalamic hamartomas: with special reference to gelastic epilepsy and surgery. Neurosurgery 34:949–958

Wagner J, Wellmer J, Urbach H, Niehusmann P, von Lehe M, Elger CE (2011a) Focal cortical dysplasia type IIb: completeness of cortical, not subcortical resection is necessary for seizure freedom. Epilepsia 52:1418–1424

Wagner J, Weber B, Urbach H, Elger CE, Huppertz HJ (2011b) Morphometric MRI analysis improves detection of focal cortical dysplasia type II. Brain 134(Pt 10):2844–2854

Widdess-Walsh P, Kellinghaus C, Jeha L, Kotagal P, Prayson R, Bingaman W, Najm IM (2005) Electro-clinical and imaging characteristics of focal cortical dysplasia: correlation with pathological subtypes. Epilepsy Res 67:25–33

Wolpert SM, Cohen A, Libenson MH (1994) Hemimegalencephaly: a longitudinal MR study. AJNR Am J Neuroradiol 15:1479–1482

Yagishita A, Arai N, Tamagawa K, Oda M (1998) Hemimegalencephaly: signal changes suggesting abnormal myelination on MRI. Neuroradiology 40(11):734–738

Yakovlev PI (1959) Pathoarchitectonic studies of cerebral malformations. III. Arhinencephalies (holoprosencephalies). J Neuropathol Exp Neurol 18:22–55

第 19 章 神经皮肤综合征(斑痣性错构瘤病)

梁树立 崔建飞 译 张凯 朱丹 校

目录

摘要

本章节主要描述与癫痫相关的神经皮肤综合征,包括结节性硬化症(tuberous sclerosis complex,TSC)、脑面血管瘤病(Sturge-Weber syndrome,SWS)、神经纤维瘤病 I 型(neurofibromatosis type 1,NF-1)、脑膜血管瘤病(meningioangiomatosis)、伊藤色素减少症、类脂质蛋白沉积症、表皮痣综合征(epidermal nevus syndrome,ENS)及其变异型、色素失禁症、类脂质蛋白沉积症和线状硬皮病,线状硬皮病也被称为剑伤样硬皮病。

1 前言

神经皮肤综合征是同时存在脑和皮肤错构瘤和(或)错构瘤性肿瘤的统称,这个词来自希腊语"ψακσζ",意思是水晶体或斑点。与癫痫相关的神经皮肤综合征主要包括 TSC、SWS、NF-1、脑膜血管瘤病、伊藤色素减少症、ENS 及其变异型。其他如色素失禁症、类脂质蛋白沉积症和线状硬皮病(剑伤样硬皮病)等临床很少见,然而发病机制已明确。NF-2 患者的癫痫发病率很低,可能是继发于软脑膜肿瘤(脑膜瘤和脑膜血管瘤病)的症状性癫痫。

2 结节性硬化症

同义词:M. Bourneville-Pringle

流行病学:是继 NF-1 之后最常见的神经皮肤综合征,以各系统器官多发错构瘤为特征,患病率为 1/30 000,出生发病率为 1:6000(Osborne et al. 1991)。不典型(顿挫型)TSC 的发病率要更高一些。

发病机制：该病为常染色体显性遗传性疾病，外显率低，且表型各异。新发突变多见，目前已经确认两个致病基因：位于 9q34 染色体上、编码马铃薯球蛋白的 TSC1 基因、位 16p13 上编码错构瘤蛋白的 TSC2 基因。这两个基因联合产生肿瘤抑制基因的作用。TSC2 突变较 TSC1 突变更为常见，同时体细胞和生殖细胞嵌合突变均有报道。

临床症状：高达 90% 的患者伴有药物难治性癫痫，且常在生后的数月内以婴儿痉挛起病。另外精神发育迟滞、行为问题和学习障碍也非常普遍。

影像学：颅脑 MRI 可表现为典型的三联征：与 FCD Ⅱb 病理一致的皮质结节、室管膜下钙化结节及室管膜下巨细胞星形细胞瘤。室管膜下巨细胞星形细胞瘤以莫氏孔处最为常见，生长速度各异，所以随访过程中必须进行 T1 加权增强扫描。新近研究显示，应用依维莫司可以显著缩小室管膜下巨细胞星形细胞瘤的体积（Krueger et al. 2010）（图 19-1，表 19-1）。

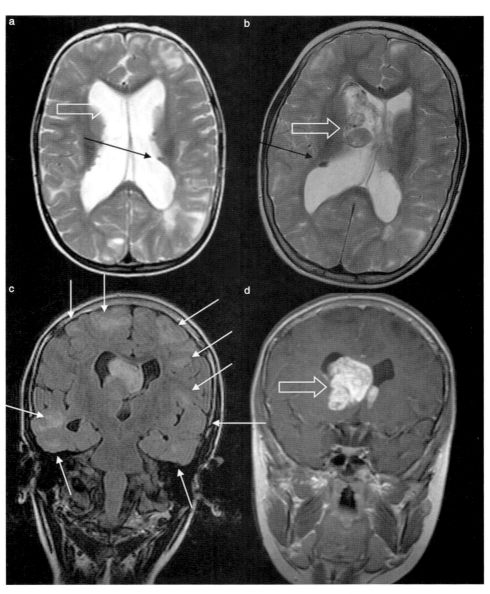

图 19-1　TSC 患者的多发皮质结节（图 c 白色箭头）、室管膜下结节（图 a,b 黑色箭头）和室管膜下巨细胞星形细胞瘤（图 b,d 空心箭头处）。6 年前 MRI 检查未见室管膜下巨细胞星形细胞瘤（图 a 空心箭头处）。皮质结节在病理学上和 MRI 上均与 FCD Ⅱb 类似。约 50% 患者表现室管膜下钙化结节且 T2 上表现为低信号。室管膜下巨细胞星形细胞瘤常常邻近莫氏孔和侧脑室额角

表 19-1　结节性硬化症的诊断标准和检查方式

出现频率、临床特点和影像检查方法的选择	
主要特征	
面部血管纤维瘤或前额斑块	4 岁前少见,常为蝴蝶状分布
非创伤性指甲或甲周纤维瘤	见于 20% ~35% 的青春期后患者
3 个或更多的色素脱失斑	出生时出现,可用伍德灯(Wood's light)检查
鲨革斑(结缔组织痣)	见于 20% ~35% 的青春期后患者
多发性视网膜结节状错构瘤	
皮质结节	类似于 FCD Ⅱb
室管膜下结节	50% 伴钙化,T2 梯度回旋序列、SWI 序列和 CT
室管膜下巨细胞星形细胞瘤	出现于 20% 左右的 TSC 患者,高峰发病年龄在 11 ~20 岁,位于莫氏孔,生长速度各异。随访中必须进行 T1 增强扫描。
心脏横纹肌肉瘤(单个或多发)	心脏超声
淋巴管肌瘤病[a]	胸部 CT
肾血管肌脂瘤[a]	超声
少见特征	
牙釉质多发点状凹陷	牙齿检查
错构样直肠息肉	建议组织病理学检查
骨囊肿	X 线检查可以确诊
脑白质内放射线	MRI 检查可以确诊
齿龈纤维瘤	口腔检查
非肾性错构瘤	建议组织病理学检查
视网膜色素脱失斑	眼底检查
"斑斓"皮损	皮肤检查
多发性肾囊肿	建议组织病理学检查

a. 如果淋巴管肌瘤病和肾血管肌脂瘤同时存在,必须有其他的 TSC 特征才能确诊。
本表改编自 Roach et al. (1998)

3　脑面血管瘤病(Sturge-Weber 综合征)

同义词:脑三叉神经血管瘤病

流行病学:该病罕见,发病率 1/50 000,常为散发,为先天性非遗传性疾病,但有时出现家族性神经皮肤疾病,男女发病率相当。最早于 1879 年由 Wil-liam Allen Sturge 报道。

发病机制:胎儿皮质静脉退化缺陷导致软膜血管瘤病,表现为许多小的迂曲的深紫色小静脉。由于进行性的静脉栓塞和慢性静脉性缺血,常导致脑萎缩和血管瘤下皮质和皮质下白质的车轨样钙化。

临床表现:生后即可见三叉神经 V1、V2 区域的葡萄酒色痣，50％的患者合并躯干和四肢的葡萄酒色痣和黏膜血管瘤病。葡萄酒色痣常位于眼裂上方，累及上睑和额区。邻近中线的病灶主要是位于前部的软脑膜血管瘤病，非中线病灶以顶枕血管瘤病更为常见（Enjolras et al. 1985）。

脉络膜血管瘤（70％出现）可以引起先天性青光眼和牛眼、视网膜毛细血管扩张、巩膜血管瘤、虹膜异色症。

癫痫（90％出现）往往 1 岁以内起病，发作形式包括婴儿痉挛症、强直-阵挛和肌阵挛发作。

偏瘫、偏盲（66％）。

偏头痛发作平均起病年龄 8 岁。

甲状腺功能减退。

影像学：1 岁内即出现进行性脑萎缩，单侧多于双侧。软脑膜血管瘤：出生时出现，单侧占 80％，双侧占 20％。累及部位：枕叶>顶叶>额叶，颞叶>间脑>小脑（图 19-2）。

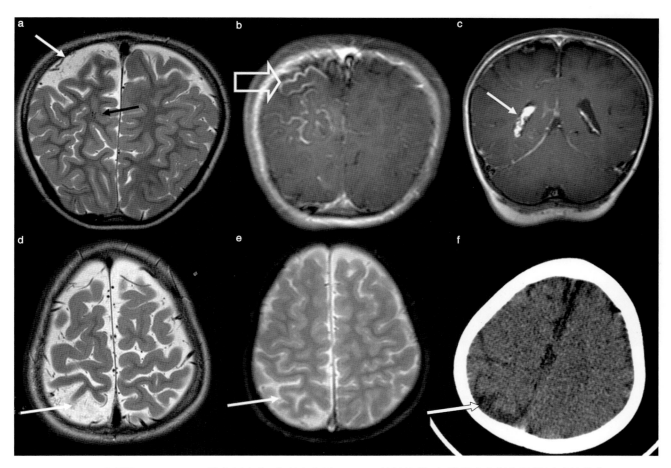

图 19-2　2.5 岁男性 Sturge-Weber 综合征患儿，表现为右侧 V1、V2 区域的酒红色葡萄痣和复杂局灶运动性发作。MRI 显示右侧半球萎缩，顶叶明显（**图 a,d-f**. 箭头处）和顶、枕、颞叶的软脑膜血管瘤（**图 b** 空箭头处）。T2 加权成像除了少量血管流空影外无明显异常（**图 a** 黑箭头处）。脉络膜血管瘤是 Sturge-Weber 综合征的另外一个特点（**图 c** 箭头处）。1 岁以内可以无车轨样钙化（**图 e,f**）

车轨样钙化：出生时即可见，但多在 1 岁内逐渐出现。软脑膜血管瘤同侧的脉络丛扩大。

早期，由于髓鞘化快速成熟常导致白质体积增大和 T2-加权信号增高。后期，出现脑萎缩、胶质增生和代偿性板障增厚和鼻窦过度气化。

眼眶组织增生（>50％）与脉络膜血管瘤、眶周软组织、骨性眼眶和额叶脑组织等有关。

有时伴多小脑回和灰质异位（图 19-3）。

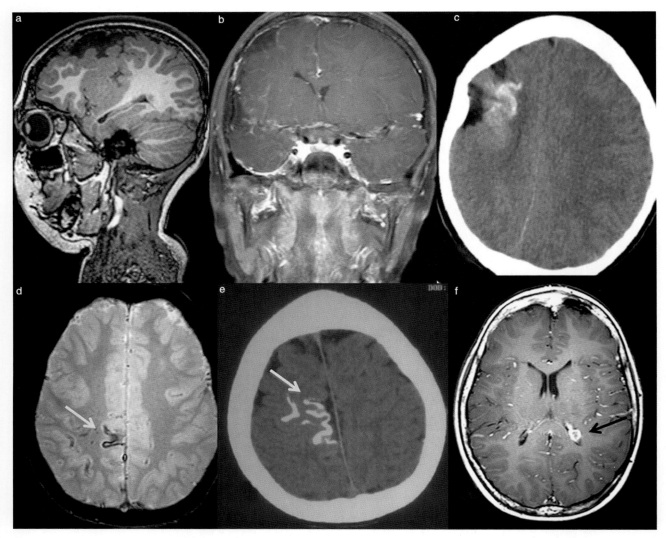

图 19-3 不典型的 Sturge-Weber 综合征(**图 a-c**),16 岁男性患儿,表现为局限性额叶萎缩伴钙化和巨大的皮质下灰质异位;双侧 Sturge-Weber 综合征(**图 d-f**),12 岁男性患儿,表现为双侧酒红色葡萄痣,MRI 和 CT 显示血管结构(**图 d** 箭头处)和右侧半球的车轨样钙化(**图 e** 箭头处),左侧三角区可见扩大的脉络丛(**图 f** 箭头处)

4 神经纤维瘤病 I 型

同义词:von Recklinghausen 病

流行病学:1882 年,德国病理学家 Friedrich von Recklinghauen 最先报道神经纤维瘤病,该病为一种常染色体显性遗传性疾病,患病率为 1/3000,其中 50% 为新发突变。神经纤维瘤病有 8 种亚型,其中 NF1 约占 85%。NF1 病例中癫痫的发生率为 5% ~ 10%,包括婴儿痉挛在内的各种类型癫痫发作均可出现。

发病机制:*NF1* 基因位于染色体 17q12,编码神经纤维瘤蛋白,是一种肿瘤抑制因子。*NF1* 基因突变导致细胞增殖和肿瘤生成。

临床表现:根据 1988 年 NIH 的会议共识,有以下 2 个或 2 个以上特点可以诊断为 NF1:

- 牛奶咖啡斑:界限清楚的牛奶咖啡色皮肤斑块。作为一种独立临床表现,10% ~ 20% 的正常人群也会出现单个或数量较少的牛奶咖啡斑,而 90% 的 NF1 患者为多发板块。牛奶咖啡斑的数量多于 5 个,直径超过 5mm 的儿童或 15mm 的成人提示 NF1。牛奶咖啡斑可能是 NF-1 在儿童期的唯一表现,这种情况时需要定期随访,直到成年早期。

- 神经纤维瘤:2 个神经纤维瘤或一个丛状神经纤

维瘤。神经纤维瘤位于皮内或皮下,直径从数毫米到数厘米不等。有时 10 岁以内出现,并随着年龄逐步增多。丛状神经纤维瘤是无包膜的皮肤或皮下肿瘤,可体积巨大并与颅内或椎管内肿瘤相连续。

- 腋窝或腹股沟雀斑:位于腋窝或腹股沟的小型牛奶咖啡斑,见于 20% 左右的 NF1 患者。
- 视神经胶质瘤。
- 两个或以上的虹膜错构瘤(Lisch nodules):Lisch 结节是有色的虹膜错构瘤,6 岁前 NF1 患者出现虹膜错构瘤的概率为 22% ~ 30% ,12 岁以上接近 100% 。
- 特异性骨病变:蝶骨发育不良等。
- 第一代近亲属中有 NF1 患者。

　　影像学:15% ~ 20% 的 NF1 患者出现视神经和下丘脑胶质瘤,通常为良性的毛细胞型星形细胞瘤,区别于其他视神经胶质瘤的特点是在视神经周围出现蛛网膜胶质瘤病。病变常分布于双侧,可以局限于视神经,也可累及视交叉或交叉后视路。50% 的肿瘤无明显生长,另外 50% 的逐渐增大并损害视力,但 10 岁以后罕有继续进展。

　　脑内肿瘤,包括胶质瘤和髓母细胞瘤和室管膜瘤等典型的儿童期肿瘤发病率高于普通人群。

　　60% ~ 70% 的 NF-1 患儿在苍白球、丘脑、脑干和小脑白质内可见到局灶性、无明显占位效应、双侧不完全对称且边界不清的的海绵状病变,这种病灶可以达到 3cm 大小,T2 和 FLAIR 像呈高信号,T1 为低信号、等信号或略高信号。组织学上可见到髓鞘空泡化,但无脱髓鞘或炎症。海绵状病变在 10 岁前逐步增多,然后开始减少,在 20 岁后罕有出现。

　　硬脑膜膨出引起的双侧内听道扩大,需要与 NF2 型相鉴别。

　　内膜增生引起的血管病变多见于颅外循环中,但动脉瘤、烟雾样改变或其他情况也有报道。

　　80% 的 NF1 患儿,冠状位 FLAIR 和 T2 加权快速回波成像显示双侧海马信号高于正常人,可以不对称,也可以累及杏仁核和海马旁回(Gill 2006)。这种情况对术后癫痫无发作的影响还不完全清楚。波恩大学癫痫外科项目组报道 5 名 NF1 合并双侧海马异常信号的患者进行了选择性海马杏仁核切除术,其中 1 例达到术后无发作,病理学显示为海马硬化(图 19-4)。

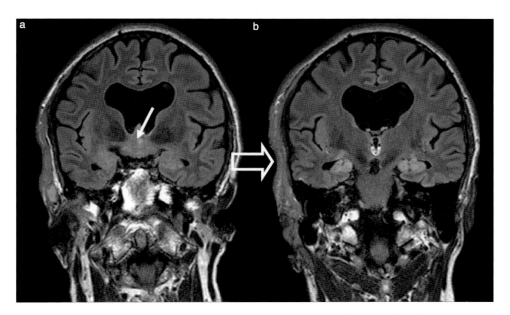

图 19-4　2 例 NF1 型患者,可见视交叉胶质瘤(**图 a** 箭头处)、丛状神经纤维瘤病(**图 b** 空心箭头处)和海绵状或错构瘤样病灶(**图 f** 箭头处)。注意:双侧海马信号改变提示双侧海马硬化。其中 1 例患者组织病理学检查没有发现海马硬化(**图 a,b**),但另外 1 例则证实海马硬化病理改变(**图 c-f**)

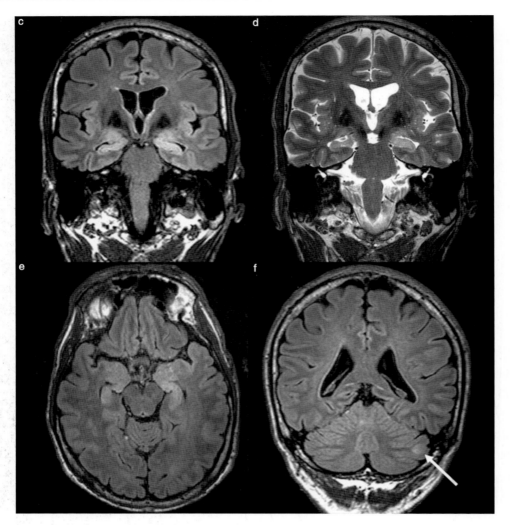

图 19-4（续）

5   脑膜血管瘤病

流行病学：罕见，儿童期错构瘤性、皮质或软脑膜发育异常，男性多于女性。

发病机制：不明，可能是一种错构瘤，一种累及脑组织的脑膜瘤或者是一种血管畸形。

临床表现：常见于儿童，表现为药物难治性癫痫。半数患者合并神经纤维瘤病（常为 NF2），因此，在一些 NF 患者的影像检查中可以发现脑膜血管瘤病变（Jallo et al. 2005）。

病理学：皮质的脑膜血管发育不良伴钙化，沿血管周腔隙分布的增殖脑膜内皮细胞，无恶变。

影像学：局限性病灶，伴（80%）或不伴钙化（20%），皮质或皮质下 T2 高信号。

增强扫描可见脑表面强化并向深部放射状延伸，强化也可不明显或无增强。

高分辨率 MRI 上放射状的 T2 加权高信号，提示扩大的血管周腔隙，表现为（图 19-5）。

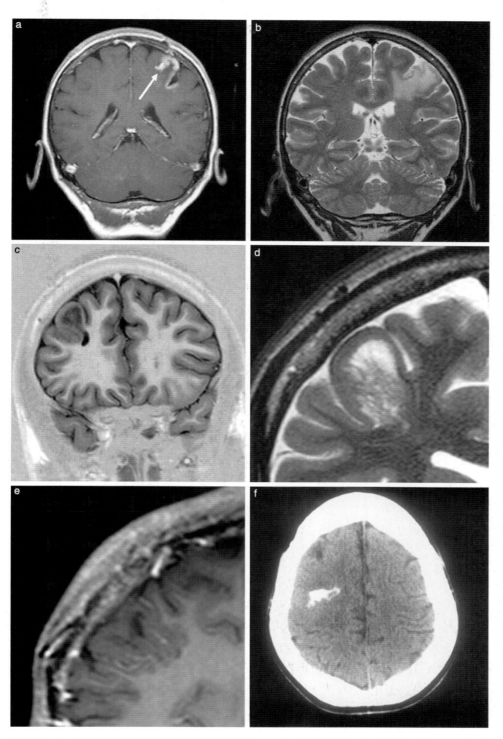

图 19-5　2 例脑膜血管瘤病的典型病例:特征性 MRI 表现是软脑膜-皮质增强显影(**图 a** 箭头处)和 T2 加权像皮质下高信号(**图 b**)。高分辨率 MRI 扫描(**图 c, d**. 3T,体素 0.47mm×0.64mm×2mm)可以显示其放射状的形态,脑膜细胞沿血管周围(Virchow-Robin)间隙增殖。也有一些患者增强不明显或者完全看不到(**图 e**)。CT 有助于发现和诊断钙化(**图 f**)

6 伊藤色素减少症

同义词:无色性色素失调症

流行病学:罕见的神经皮肤综合征,1952 年由伊藤首先报道。患病率:1/10 000 ~ 1/8000。

发病机制:不明,在一些病例中发现染色体嵌合现象。另外一种影响神经元前体细胞和染色体稳定性的基因与本病相关,该基因突变被认为可以引起神经元和黑色素细胞遗传学异常。

临床表现:皮肤表现:出生或婴幼儿期出现的沿 Blaschko 线(译者注:皮肤 Blaschko 线最早是

柏林皮肤病学家 A. Blaschko 于 1901 年提出,根据表皮痣等皮肤病的临床表现在体表绘制成有特点的线状和漩涡状图,皮损有线状和漩涡状的分布特点,即按 Blaschko 线分布)分布的色素脱失斑和涡轮状皮面。

皮肤外器官的表现:精神发育迟滞(65%)、癫痫(53%)、孤独症(12%)、精神异常、巨头畸形以及牙齿、眼睛、骨骼和心脏发育异常。

影像学:异质性表现,可有半球巨脑畸形、巨脑回、皮质发育不良、灰质异位、白质异常及其他表现(图 19-6)。

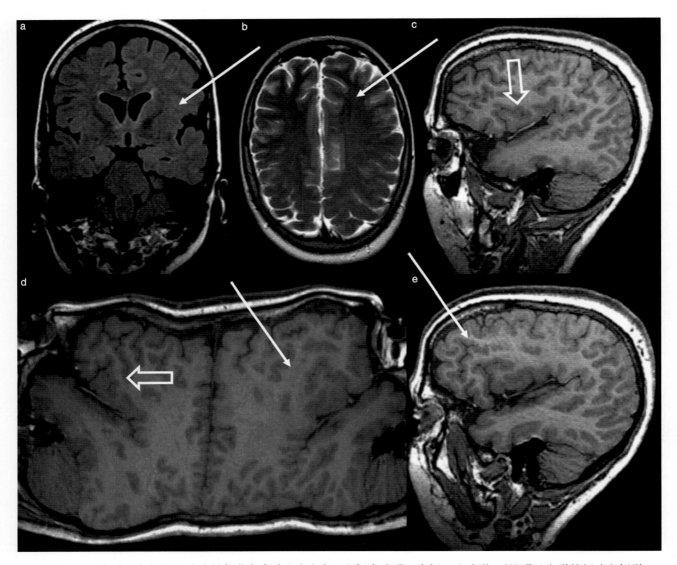

图 19-6 一位严重残疾的 24 岁女性伊藤色素减少症患者。左侧半球明显半侧巨脑畸形,可见明显变形的额叶和侧裂周解剖结构(**图 a,b,d,e** 箭头处)。注意:右侧也可以见到变形的岛叶和侧裂(**图 c,d** 空心箭头处)

7　表皮痣综合征

流行病学：有几种非常罕见的神经皮肤综合征表现为大的皮肤色素痣、同侧脑发育畸形，常合并眼睛、骨骼和其他异常。以皮肤改变侧过度发育为特点的头部和身体发育不对称是本病的另一个特征（Sugarman 2007；Happle 2010）。

这些综合征可以统一表述为表皮痣或器官样痣综合征。其中一些综合征可以根据表皮痣的类型和是否有遗传性进行区分。常见的类型是线状皮脂腺痣或皮脂腺痣 Jadassohn 综合征和变形综合征（proteus syndrome）。但是，有时同一种综合征会有不同的命名，而且不同综合征的临床表现上会有交叉重叠（Turner et al. 2004）。从 MRI 的角度，半侧巨脑畸形是一种常见的脑发育畸形，但其他的畸形（胼胝体发育不良、Dandy-Walker 综合征、脊髓脊膜膨出、Arnold-Chiari 畸形、血管畸形、脑肿瘤）也时有发生。

线状皮脂腺痣或皮脂腺痣 Jadassohn 综合征：又名 Schimmelpfennig-Feuerstein-Mims 综合征，其特征性表现是沿 Blaschko 线分布的线状皮脂腺痣，常位于面部（Hornstein and Knickenberg 1974；Bouwes Bavinck and van de Kamp 1985）。所有病例均为散发病例。目前认为，本病与一种常染色体显性致死性突变相关，因体细胞嵌合而存活（Gorlin et al. 2001）。

Proteus 综合征：Proteus 是希腊传说中可变形的海神。本病最早于 1979 年由 Cohen 和 Hayden 报道（Wiedemann et al. 1983），1983 年德国儿科医生 Hans-Rudolf Wiedemann 将其命名为 Proteus 综合征。本病是一种非常罕见的先天性疾病（20% 以上有 PTEN 突变），表现为部分躯体非对称性、不成比例的过度生长，结缔组织和表皮痣，血管畸形，颅骨和脑组织异常及肿瘤经常出现在过度生长侧的躯体（Dietrich et al. 1998）。一种表现为脂肪瘤过度生长的综合征既往被误认为是 Proteus 综合征，现在已经被新命名为 CLOVE 综合征（Sapp et al. 2007；McCall et al. 1992）。

临床表现：表现为颅面表皮痣、同侧大脑异常、眼睛和骨骼异常、精神发育迟滞和药物难治性癫痫。

影像学：对于有皮肤改变和同侧脑、血管异常、肿瘤及肿瘤样病变的患者要考虑到表皮痣综合征及其变异型。血管异常常见的类型有主动脉狭窄、动脉瘤、肾动脉狭窄和颈动脉狭窄（Greene et al. 2007）。

8　色素失禁症（Bloch-Sulzberger 综合征）

流行病学：罕见的 X 连锁多系统病变，有其非常特征性的皮肤改变，最早由皮肤病学家 Bloch（1926）和 Sulzberger（1928）报道。30% 的患者有神经系统症状，通常发生于新生儿期（Meuwissen and Mancini 2012）。

发病机制：编码调节凋亡、各种细胞因子反应和细胞黏附的转录因子的染色体 Xq28 上的 *NEMO* 基因突变。

临床表现：皮肤改变包括色素脱失、线状或盘旋状水疱性病变（Hubert and Callen 2002）。眼部病变包括视网膜血管改变和视神经萎缩，也有小眼畸形、白内障等发育性缺陷（Meuwissen and Mancini 2012）。神经系统症状有癫痫性脑病、多种类型的癫痫发作、急性播散性脑脊髓炎和缺血性卒中，而不同的癫痫发作类型可能与脑血管损害的程度相关。

影像学：MRI 往往表现为微血管脑损伤后的改变，包括脑室旁及皮质下白质病变，诸如弥散受限的病变和萎缩、脑出血和胼胝体发育不全（Pascual-Castroviejo et al. 1994；Hennel et al. 2003；Wolf et al. 2005；Hsieh and Chang 2011；Meuwissen and Mancini 2012）。

9　类脂质蛋白沉积症（Urbach-Wiethe 综合征）

流行病学：1929 年 Urbach and Wiethe 首先报道，是一种常染色体隐性遗传病，表现为皮肤和黏膜中非晶体样透明物质沉积、杏仁核和基底节钙化，目前共报道病例约 300 例。

发病机制：1q21 染色体上编码糖蛋白的 *ECM1* 的 *ECM1* 基因突变引起，而 *EMCI* 糖蛋白在皮肤、内皮细胞和发育期的骨组织中表达。

临床表现：皮肤表现为变厚、瘢痕形成或眼睑的黄斑瘤样结节，儿童期开始出现声音嘶哑，头发变细、变脆。癫痫时有发生，认知损害和情感缺乏为主要临床症状（Claeys et al. 2007）。

影像学：对称的、半月形杏仁核钙化具有诊断意义，钙化也可以累及海马、海马旁回和纹状体（Gonçalves et al. 2010）（图 19-7）。

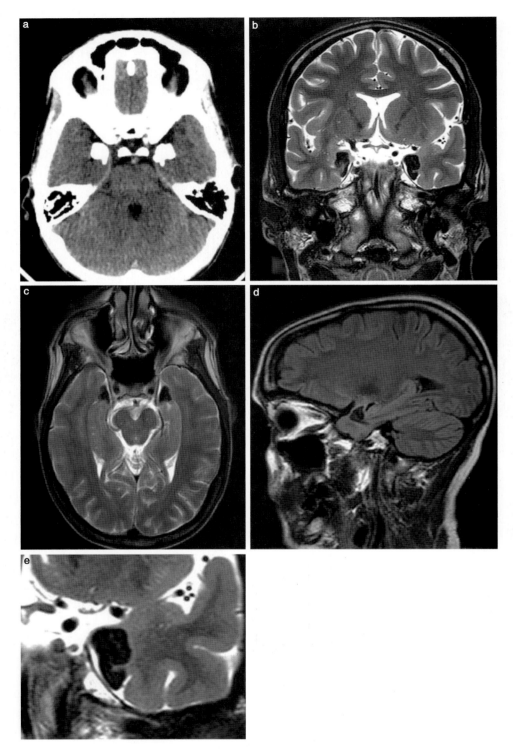

图 19-7　一位 36 岁女性 Urbach-Wiethe 综合征患者的 CT（**图 a**）和 MRI（**图 b-e**）影像，其特点是杏仁核几乎全部钙化，并向海马旁回呈尾状延伸

10　线状硬皮病（剑伤样硬皮病）和 Parry-Romberg 综合征

流行病学：线状硬皮病表现为一种前额部皮肤垂直内陷的无色线状改变，也称为刀砍伤样改变和剑伤样硬皮病。典型的表现是局灶性皮肤和皮下组织的线状萎缩。Parry-Romberg 综合征（进行性半侧面部萎缩）是一种原因不明的罕见病，临床上有时伴

有局灶性癫痫,甚至部分性癫痫持续状态。一些病例报道显示两种疾病之间有密切的关系（Carreño et al. 2007；Chiang et al. 2009；Longo et al. 2011；Seifert et al. 2011）。

发病机制：具体机制不明。一些 Parry-Romberg 综合征患者与 Rasmussen 脑炎相关。

临床表现：Parry-Romberg 的特点是一侧面部肌肉、骨骼和皮肤等组织的慢性进行性萎缩。萎缩通常于 10 ~ 20 岁起病,病程迁延可持续数年,最终进入稳定期。神经系统损害包括局灶性癫痫（部分性癫痫持续状态）、偏头痛和面部疼痛。

影像学：单侧进行性面部皮肤、皮下组织和骨骼萎缩。进行性半球萎缩,有时与 Rasmussen 脑炎影像学信号改变相似,后者早期表现为半球肿胀和岛周区域为主的皮质高信号,后期高信号区域呈进行性萎缩（图 19-8）。

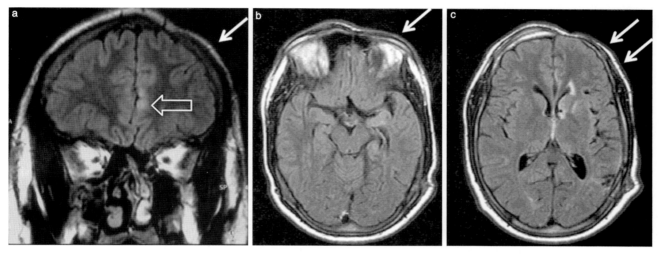

图 19-8　1 例 16 岁男性患者,患 Parry-Romberg 综合征和 Rasmussen 脑炎。初期表现为皮肤、皮下组织和骨骼的萎缩（图 a 箭头处）和皮质肿胀,提示 Rasmussen 脑炎的急性期（图 a 空箭头）,皮肤萎缩呈缓慢进展（图 b,c 箭头处）,组织病理学检查证实为 Rasmussen 脑炎的慢性组织萎缩期

参考文献

Bouwes Bavinck JN, van de Kamp JJP (1985) Organoid naevus phakomatosis: Schimmelpenning–Feuerstein–Mims syndrome. Br J Derm 113:491–492

Carreño M, Donaire A, Barceló MI et al (2007) Parry–Romberg syndrome and linear scleroderma in coup de sabre mimicking Rasmussen encephalitis. Neurology 68(16):1308–1310

Chiang KL, Chang KP, Wong TT, Hsu TR (2009) Linear scleroderma "en coup de sabre": initial presentation as intractable partial seizures in a child. Pediatr Neonatol 50(6):294–298

Claeys KG, Claes LR, Van Goethem JW et al (2007) Epilepsy and migraine in a patient with Urbach–Wiethe disease. Seizure 16:465–468

Cohen MM Jr, Hayden PW (1979) A newly recognized hamartomatous syndrome. Birth Defects Orig Artic Ser 15:291–296

Dietrich RB, Glidden DE, Roth GM et al (1998) The Proteus syndrome: CNS manifestations. Am J Neuroradiol 19(5):987–990

Enjoltas O, Riche MC, Merland JJ (1985) Facial port-wine stains and Sturge–Weber syndrome. Pediatrics 76:48–51

Gill DS (2006) Age-related findings on MRI in neurofibromatosis type 1. Pediatr Radiol 36:1048–1056

Gonçalves FG, de Melo MB, de L Matos V et al (2010) Amygdalae and striatum calcification in lipoid proteinosis. Am J Neuroradiol 31(1):88–90

Gorlin RJ, Cohen MM, Hennekam RCM (2001) Syndromes of the Head and Neck, 4th edn. Oxford University Press, New York, pp 484–488

Greene AK, Rogers GF, Mulliken JB (2007) Schimmelpenning syndrome: an association with vascular anomalies. Cleft Palate Craniofac J 44:208–215

Happle R (2010) The group of epidermal nevus syndromes. Part I. Well defined phenotypes. J Am Acad Dermatol 63(1):1–22

Hennel SJ, Ekert PG, Volpe JJ, Inder TE (2003) Insights into the pathogenesis of cerebral lesions in incontinentia pigmenti. Pediatr Neurol 29(2):148–150

Hornstein OP, Knickenberg M (1974) Zur Kenntnis des Schimmelpenning-Feuerstein-Mims-Syndroms (Organoide Naevus-Phakomatose) [in German]. Arch Derm Forsch 250:33–50

Hsieh DT, Chang T (2011) Incontinentia pigmenti: skin and magnetic resonance imaging findings. Arch Neurol 68(8):1080

Hubert JN, Callen JP (2002) Incontinentia pigmenti presenting as seizures. Pediatr Dermatol 19(6):550–552

Ito M (1952) Studies of melanin: XI. Incontinentia pigmenti achromiens. Tohoku J Exp Med 55(suppl):55–57

Jallo GI, Kothbauer K, Mehta V et al (2005) Meningioangiomatosis without neurofibromatosis: a clinical analysis. J Neurosurg 103(4 Suppl):319–324

Krueger DA, Care MM, Holland K et al (2010) Everolimus for subependymal giant-cell astrocytomas in tuberous sclerosis. N Engl J Med 363(19):1801–1811

Longo D, Paonessa A, Specchio N et al (2011) Parry–Romberg syndrome and Rasmussen encephalitis: possible association. Clinical and neuroimaging features. J Neuroimaging 21(2):188–193

McCall S, Ramzy MI, Cure JK, Pai GS (1992) Encephalocraniocutaneous lipomatosis and the Proteus syndrome: distinct entities with overlapping manifestations. Am J Med Genet 43:662–668

Meuwissen ME, Mancini GM (2012) Neurological findings in incontinentia pigmenti; a review. Eur J Med Genet 55(5):323–331

NIH Consensus Development Conference (1988) Neurofibromatosis: conference statement. Arch Neurol 45:575–578

Osborne JP, Fryer A, Webb D (1991) Epidemiology of tuberous sclerosis. Ann NY Acad Sci 615:125–127

Pascual-Castroviejo I, Roche MC, Martinez Fernández V et al (1994) Incontinentia pigmenti: MR demonstration of brain changes. Am J Neuroradiol 15(8):1521–1527

Pavone L, Curatolo P, Rizzo R et al (1991) Epidermal nevus syndrome: a neurologic variant with hemimegalencephaly, gyral malformation, mental retardation, seizures, and facial hemihypertrophy. Neurology 41:266–271

Roach ES, Gomez MR, Northrup H (1998) Tuberous Sclerosis Complex Consensus Conference: revised clinical diagnostic criteria. J Child Neurol 13:624–628

Sapp JC, Turner JT, van de Kamp JM et al (2007) Newly delineated syndrome of congenital lipomatous overgrowth, vascular malformations, and epidermal nevi (CLOVE syndrome) in seven patients. Am J Med Genet 143A:2944–2958

Seifert F, Bien CG, Schellinger PD et al (2011) Parry–Romberg syndrome with chronic focal encephalitis: two cases. Clin Neurol Neurosurg 113(2):170–172

Sugarman JL (2007) Epidermal nevus syndromes. Semin Cutan Med Surg 26(4):221–230

Turner JT, Cohen MM, Biesecker LG (2004) Reassessment of the Proteus syndrome literature: application of diagnostic criteria to published cases. Am J Med Genet 130A:111–122

Urbach E, Wiethe C (1929) Lipoidosis cutis et mucosae. Virch Arch Pathol Anat 273:285–319

Wiedemann HR, Burgio GR, Aldenhoff P et al (1983) The Proteus syndrome. Partial gigantism of the hands and/or feet, nevi, hemihypertrophy, subcutaneous tumors, macrocephaly or other skull anomalies and possible accelerated growth and visceral affections. Eur J Pediatr 140(1):5–12

Wolf NI, Krämer N, Harting I et al (2005) Diffuse cortical necrosis in a neonate with incontinentia pigmenti and an encephalitis-like presentation. Am J Neuroradiol 26:1580–1582

第20章　创伤

崔建飞　梁树立 译　张凯　王逢鹏　姚一 校

目录

摘要

创伤是癫痫的主要危险因素之一。但需要注意的是,MRI 显示的创伤后的改变可能是癫痫的产生原因,也可能是癫痫的继发性损害。

1　流行病学

创伤相关癫痫大约占癫痫患者的 4%(Serles et al. 2003)。15 ~ 24 岁是创伤发生率最高的年龄段,且男性较女性更常见(Langendorf and Pedley 1997; Boswell et al. 2002)。重型颅脑损伤(格拉斯哥昏迷评分<9)后癫痫发作的发生率,成人为 10% ~ 15%,儿童为 30% ~ 35%(Caveness et al. 1979; Hahn et al. 1988)。

2　发病机制

原发性脑损伤包括皮质挫裂伤和弥漫性轴索损伤(diffuse axonal injuries, DAI)。皮质挫裂伤是暴力导致骨性结构或硬脑膜反折处压迫大脑(撞击伤),或相对固定的大脑受牵拉而撞击于着力点对侧(对冲伤)所致。其他产生机制为穿透伤导致颅内血肿和金属碎片残留。

典型 DAI 是高速机动车辆事故的减速性损伤所致,不一定受到撞击。DAI 是因皮质和其下白质以不同的速度运动时,产生的剪切力牵拉轴索所致。80% 的 DAI 病灶是镜下非出血病灶,MRI 上可见的病灶仅仅是"冰山一角"。

3　临床表现

创伤后早期癫痫发作是指创伤后1周以内的癫痫发作,而创伤1周以后的癫痫发作称为创伤后晚期癫痫发作。创伤后癫痫发作可能在伤后几十年内仍可发生,尤其是穿通伤和金属碎片残留的患者,风险更高。

癫痫发作可由创伤引起,也可导致新的创伤(图20-1)。因此有必要仔细评估,创伤后发作症状是否有变化。

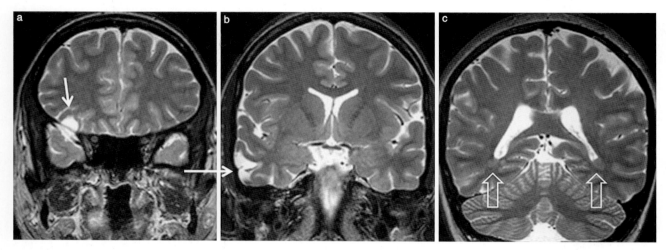

图20-1　女,31岁,既往创伤导致至少两处皮质挫裂伤(**图a,b**箭头)。在创伤发生前有癫痫发作,很可能是由双侧脑室旁结节状灰质异位引起的(bilateral periventricular nodular heterotopias,BPNH)(**图c**空箭头)

4　影像学

皮质挫伤常发生在骨棘或硬脑膜反折处邻近脑组织,如额叶底面、颞极和颞底、矢状窦旁("滑动"挫伤)。早期CT显示的脑表面的微小、不明确、散在的高密度的浅表病灶,24~48小时后病灶增大。慢性期,出现皮质和皮质下萎缩和含铁血黄素沉积。病灶可能很小,所以对于容易发生损伤的部位,注意皮质表面的观察很重要(图20-2)。

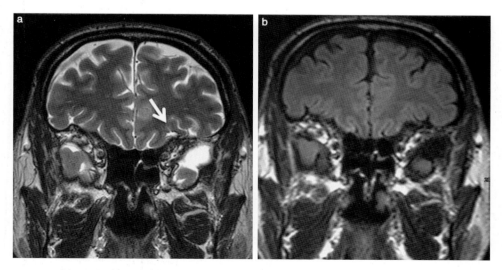

图20-2　男,51岁,轻微的皮质挫裂伤(**图a,c,d**箭头),20岁时头部损伤,后出现强直-阵挛发作。皮质病灶的含铁血黄素沉积在高分辨率T2加权像上显示很清晰,在FLAIR像上因解剖分别率低而遗漏(**图b**),由于额窦的磁敏感性伪影,在T2加权像同样不能看到

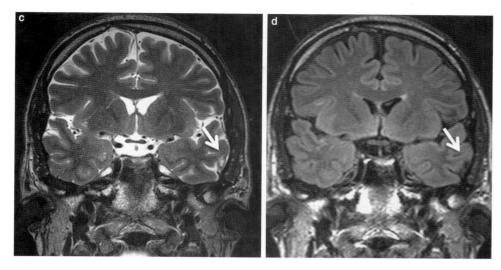

图 20-2（续）

DAI 在 T2 加权像梯度回波序列中表现为多发斑点状的低信号病变（图 20-3）。CT 扫描常常表现不明显，与患者的临床状态不相符。尽管如此，脚间池和脑干上部背外侧的局限、一过性高信号可能提

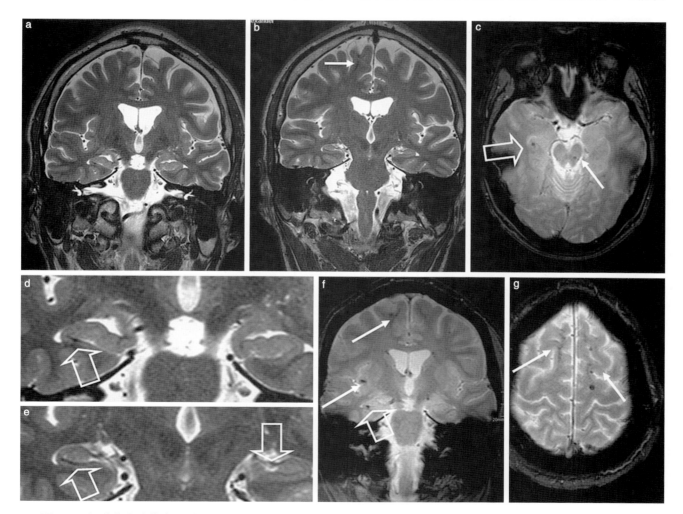

图 20-3 冠状位高分辨率 T2 加权像（图 a，b）的海马放大视野显示弥漫性轴索损伤后多灶性含铁血黄素沉积。剪应力损伤通常位于皮质与白质的交界区（图 b，f，g：箭头）、胼胝体、脑干（通常在中脑背外侧）（图 c 箭头）。该患者男性，28 岁，在双侧海马 CA1 区也发现有含铁血黄素沉积（图 c-f 空箭头）

示严重 DAI。特别是灰白质交界区、胼胝体、脑干上部背外侧等部分的多灶性斑点状出血（Adams et al. 1982）。灰白质交界区为组织密度突然改变的区域，特别容易受剪切力损伤。胼胝体是 DAI 的第二好发部位，尤其以胼胝体压部最常见（Gentry et al. 1988），侧脑室后角的少许血性脑脊液可能提示胼胝体 DAI。脑干 DAI 常涉中脑背外侧及邻近小脑结合臂。这些病灶在重型颅脑损伤中可见，且合并多发脑深部白质和胼胝体出血（Zuccarello et al. 1983）。与 DAI 相鉴别的疾病有 Duret 出血，一种脑干上部背外侧出血，是因为幕上体积快速增大，导致小脑幕切迹疝，而产生的一种继发性病灶。

对于有创伤史癫痫患者，需要仔细观察额叶和颞叶底面的 MRI 表现（图 20-1）。冠状位 T2 加权像扫描范围需要包括整个额叶。T2 加权梯度回波图像用来显示 DAI 病变，然而，皮质挫裂伤可能被颅脑交界面的磁敏感性伪影掩盖。

参考文献

Adams JH, Graham DI, Murray LS, Scott G (1982) Diffuse axonal injury due to nonmissile head injury in humans: an analysis of 45 cases. Ann Neurol 12:557–563

Agrawal A, Timothy J, Pandit L, Manju M (2006) Post-traumatic epilepsy: an overview. Clin Neurol Neurosurg 108(5):433–439

Boswell JE, McErlean M, Verdile VP (2002) Prevalence of traumatic brain injury in an ED population. Am J Emerg Med 20:177–180

Caveness WF, Meirowsky AM, Rish BL, Mohr JP, Kistler JP, Dillon JD, Weiss GH (1979) The nature of posttraumatic epilepsy. J Neurosurg 50(5):545–553

Gentry LR, Thompson B, Godersky JC (1988) Trauma to the corpus callosum: MR features. Am J Neuroradiol 9:1129–1138

Hahn YS, Fuchs S, Flannery AM, Barthel MJ, McLone DG (1988) Factors influencing posttraumatic seizures in children. Neurosurgery 22(5):864–867

Langendorf F, Pedley TA (1997) Post-traumatic seizures. In: Engel J Jr, Pedley TA (eds) Epilepsy: a comprehensive textbook. Lippincott-Raven Publishers, Philadelphia, pp 2469–2474

Raymont V, Salazar AM, Lipsky R, Goldman D, Tasick G, Grafman J (2010) Correlates of posttraumatic epilepsy 35 years following combat brain injury. Neurology 75(3):224–229

Serles W, Baumgartner C, Feichtinger M, Felber S, Feucht M Podreka I, Prayer D, Trinka E (2003) Richtlinien für ein standardisiertes MRT-Protokoll für Patienten mit epileptischen Anfällen in Österreich. Mitteilungen der Österreichischen Sektion der Internationalen Liga gegen Epilepsie 3:2–13

Zucarello M, Fiore DL, Trincia G, De Caro R, Pardatscher K, Andrioli GC (1983) Traumatic primary brain stem haemorrhage. A clinical and experimental study. Acta Neurochir 67:103–113

第 21 章　血管畸形

李文玲 译　张凯　梁树立　姚一 校

目录

摘要

本章按以下顺序阐述血管畸形:海绵状血管畸形,动静脉畸形,硬脑膜动静脉瘘,发育性静脉畸形和毛细血管扩张症,此顺序是按照癫痫发生率由高到低排列的。海绵状血管畸形最常见的症状是癫痫发作,其次是头痛、头晕等非特异性症状,并因此而检查 MRI,发现此病。对于动静脉畸形,有癫痫发作的患者约占 30%,更多的是因偶然检查意外发现或出现出血而发现。对动静脉畸形的主要治疗是以出血相关的高致残率、死亡率及再出血风险为目的。硬脑膜动静脉瘘是典型的获得性血管病变,如果有皮质静脉反流,可引起癫痫发作。发育性静脉畸形仅当合并海绵状血管畸形或少见的引流静脉血栓形成时,才具有治疗价值。毛细血管扩张症一般无须治疗。

1　海绵状血管畸形

1.1　同义词

同义词:"海绵状血管畸形"(cavernous malformation)。不建议使用"海绵状血管瘤"(cavernous hemangioma),此术语表示真正的血管增生性肿瘤。

1.2　流行病学

海绵状血管畸形是相对常见的血管畸形,患病率约为 0.5%。75% 为单发病例,25% 可为多发。10% 为家族性常染色体显性遗传,外显率可变,已发现有三个相关基因(CCM1,CCM2 和 CCM3)。近 20% 的海绵状血管畸形合并发育性静脉畸形,有证据显示,静脉异常引流可触发海绵状血管畸形的演变(Wurm et al. 2005)(图21-4)。

1.3　发病机制

　　海绵状血管畸形是不成熟的血管性病变,伴有内皮细胞的增生和血管发生机制的上调。组织病理学上,由无动脉特征的扩张的单层内皮血管组成。窦样的血管腔紧密排列,管腔之间无脑实质组织。在较大的海绵状血管畸形中可见血栓形成、机化组织、炎性反应及偶发的钙化(Raabe et al. 2012)。陈旧性出血是海绵状血管

畸形的特征性改变,反复的出血和病变内的血栓形成是造成病变增大和产生症状的主要原因。特征性的出血一般局限于病变内部,其产生的局部占位效应而非直接脑组织损伤是引起神经系统功能缺失的主要原因。较小的无症状性出血是导致癫痫发作的主要原因,较小的出血可导致海绵状血管畸形周围脑组织缓慢进展性的含铁血黄素沉积,而含铁血黄素中的铁元素正是众所周知的致病物质,实验室中常常用来制作癫痫模型(图21-1,图21-2)。较大的病变内部出血是导致发作的另一重要原因(图21-3,图21-4)。

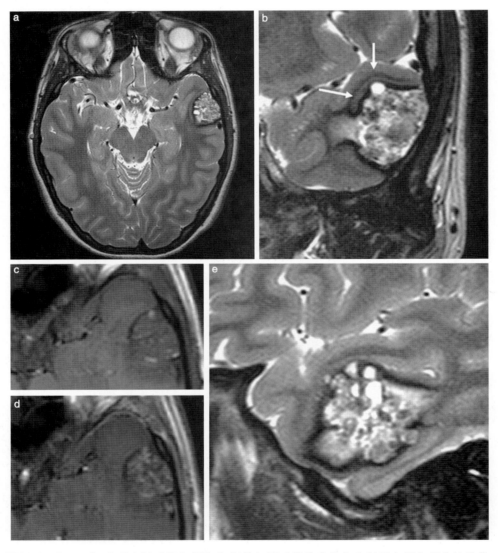

图21-1　女,17岁,表现为每天都有恐惧感、似曾相识感等先兆发作和每月有复杂部分性发作。MRI显示左侧颞中回2cm大小的 Zabramski 2型海绵状血管畸形,T2加权像序列示病灶呈爆米花样,高、低信号混杂(图a,b,e),外周为环形带状低信号区,系邻近脑组织沉积含铁血黄素的表现(图b箭头)。T1加权像平扫病灶部分呈高信号(图c),增强扫描病灶有强化(图d)

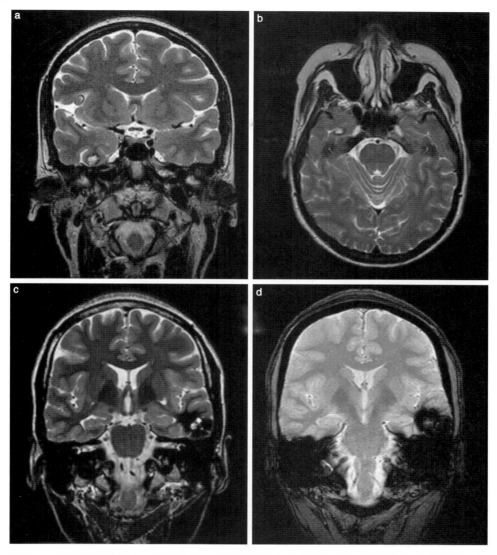

图 21-2　颞下回海绵状血管畸形 2 例。右侧海绵状血管畸形小,仅扫描轴位像,容易遗漏。海绵状血管畸形伴长期癫痫,T2 加权像病灶边缘可见或窄(图 a,b)或宽(图 c,d)的低信号含铁血黄素沉积带

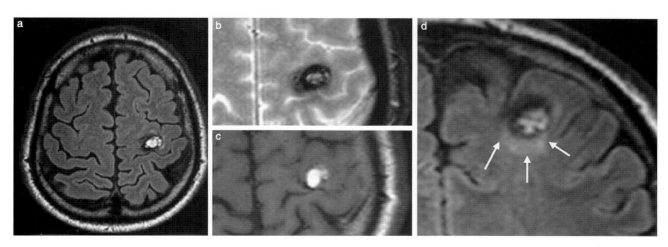

图 21-3　男,53 岁,表现为右侧颈部肌肉抽搐的部分性癫痫持续状态 4 周。一年前有过类似症状,持续 1 天。轴位 FLAIR 像(图 a)、T2 加权梯度回波像(图 b)、T1 加权自旋回波像(图 c)及冠位 FLAIR 像(图 d)显示为 Zabramski 1 型海绵状血管畸形。病灶内部出血及周边水肿(图 d 箭头)是患者发生部分性癫痫持续状态的可能原因

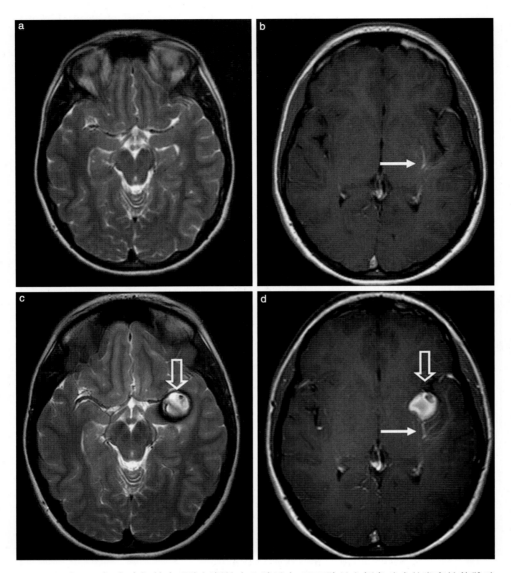

图21-4　女,14岁,起病初始表现为短暂性右上肢无力,MRI除见左侧岛叶小的发育性静脉畸形外,余无其他发现(图a,b)。4年后,发生2次复杂部分性发作,MRI显示岛叶Zabramski 1型海绵状血管畸形伴病灶内亚急性出血(图c,d空心箭头),此已获病理证实。邻近的发育性静脉畸形呈水母头样(图b,d箭头)并向室管膜下静脉引流(本图未显示)

1.4　临床表现

　　近40%的海绵状血管畸形患者表现为癫痫发作(Awad and Jabbour 2006;Baumann et al. 2007;Del Curling et al. 1991;Gross et al. 2011;Moran et al. 1999;Moriality et al. 1999)。癫痫发作一般发生于幕上的海绵状血管畸形,约40%会发展为癫痫(Englot et al. 2011)。海绵状血管畸形的另一临床表现为症状性出血,每年约有0.5%的病例发生,较癫痫的发生率低。显微手术切除海绵状血管畸形后,约75%的患者发作可以完全缓解(Englot et al. 2011),术后癫痫有无发作的影响因素包括:病变位于颞叶内侧,包括含铁血黄素在内的解剖性全切,病灶体积小(直径<1.5cm),癫痫发作起病后1年内实施手术,无继发性全面性发作等(Baumann et al. 2006,2007;Chang et al. 2009;Englot et al. 2011)。

1.5　影像学

　　MRI典型表现呈爆米花样,高和低信号混杂影,周围环绕低信号的含铁血黄素沉积带(见图21-1)。T1加权像上"草莓样"海绵状血管畸形高信号部分为病灶内亚急性出血或血栓形成。在T2加权序列,尤其是T2梯度回波序列上,病灶边缘可见低信号环状影,为含铁血黄素沉积的脑组织。海绵状血管畸形出血常常浸入周边的脑实质中(病灶外出血),但就与癫痫发作的关系而言,病灶内无症状性出血、血栓形成及出血的吸收导致的周围脑实质内含铁血黄素沉积,更易引发癫痫发作。另外,T2 加权像的快速自旋回波序列可以更好地显示解剖细节,T2 加权像梯度回波序列或磁敏感序列是检出 Zabramski 4 型海绵状血管畸形的必需序列(Zabramski et al. 1994)。尽管如此,在 T2 加权像梯度回波序列,因颅脑交界磁化伪影,皮质或(和)皮质下小的海绵状血管畸形容易被遗漏(见图 21-2)。近 20% 的海绵状血管畸形伴有发育性静脉畸形(DVAs),DVAs 是正常引流静脉的解剖变异,特征性表现为白质内扩张的髓静脉(水母头样)汇集成穿支静脉,引流到硬脑膜窦或室管膜下静脉,T1 加权强化扫描可显示(见图 21-4)。如果海绵状血管畸形合并 DVA,切除海绵状血管畸形时,务必保留 DVAs 的引流静脉。

2 动静脉畸形

2.1 流行病学

动静脉畸形(arteriovenous malformations,AVM)是最常见的症状性血管畸形,每年检出率为 1.2/100 000 人(Stapf et al. 2001)。最常见的临床表现是 AVM 相关性出血,每年出血率在 2.8%(Stapfet al. 2006)~4.6%(daCosta et al. 2009)。

2.2 发病机制与病理学

AVM 由一团异常的血管组成,动脉血未经正常的毛细血管床,直接流入引流静脉。典型的 AVM 为单发病灶,如为多发病灶,应考虑遗传性出血性毛细血管扩张症 1 型(Rendu-Osler-Weber 综合征),系染色体 9 长臂 33 和 34 带的 endoglin 基因突变;Wyburn-Mason 综合征及脑面部动静脉异构综合征(cerebrofacial arteriovenous metameric syndromes)(1 ~ 3 型)(Bharatha et al. 2012;Krings et al. 2007)。

2.3 临床表现

脑出血(与海绵状血管畸形的出血预后明显不同,AVM 每次出血后的死亡率是 10%,致残率为 30% ~ 50%)后的癫痫发作是 AVM 最常见的临床表现,发生率约 30%(Garcin et al. 2012)。患者获诊年龄越小,癫痫发作发生的风险越高(Stapf et al. 2003)。合并出血或局灶性神经功能障碍的 AVM 患者,癫痫发作风险高于偶然发现的 AVM 患者(Josephson et al. 2011)。男性、畸形血管团体积进行性增大、动脉位于病变边缘、病变位于额叶、表浅引流静脉及静脉异常扩张是相对危险因素(Garcin et al. 2012)。与癫痫发作相关的血管造影征象又包括静脉性充血、畸形血管巢周边低灌注性缺血、脑膜静脉行程长及占位效应等(Shankar et al. 2012)。畸形血管巢周边组织因静脉充血导致备用容量受损是诱发癫痫发作的潜在性病理机制(Fiestra et al. 2011)。尽管如此,研究显示,AVM 患者无论是保守或侵袭性治疗、是否合并出血或癫痫发作,对于 5 年癫痫发生风险均无差异(Josephson et al. 2012)。

2.4 影像学

MRI(图 21-5,图 21-6,图 21-7,图 21-8)扫描显示 AVMs 表现"黑色蚯蚓样"改变(血管流空现象),

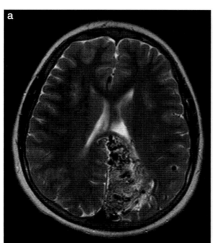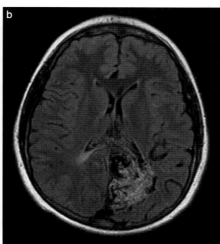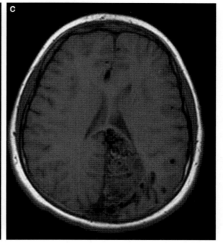

图 21-5 轴位 T2 加权像(图 a)、FLAIR 像(图 b)、T1 加权像(图 c)显示动静脉畸形脑实质内流空血管巢。T2 加权和 FLAIR 像显示高信号影为病灶周边胶质增生,是患者癫痫发作的原因

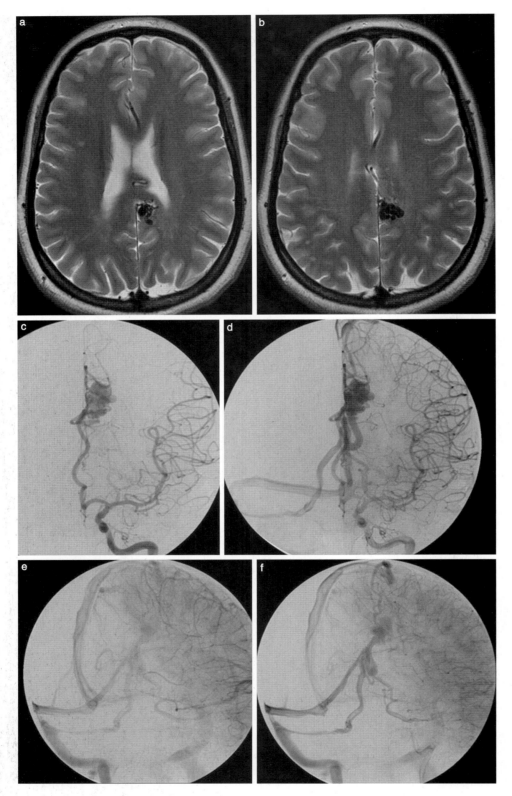

图 21-6　女，33 岁，临床表现为典型的左侧颞叶癫痫发作，而 AVM 位于扣带回（**图 a-d**）。DSA 的静脉期显示静脉回流绕中脑外侧裂静脉汇入左侧 Rosenthal 基底静脉（**图 d-f**）。由于海马的静脉回流亦经由此静脉，患者的癫痫发作可能与左侧海马静脉回流不畅造成动脉负荷增高而引起的静脉性充血有关

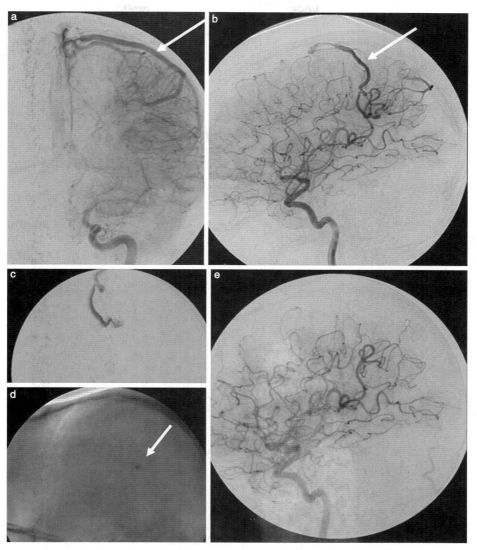

图 21-7　推测癫痫发作与软脑膜表面回流静脉行程较长、左侧半球广泛性静脉充血有关（**图 a,b** 箭头）。通过微导管远端（**图 c**）注射 NBCA（**图 d**,箭头）进行栓塞,AVM 闭塞,发作停止

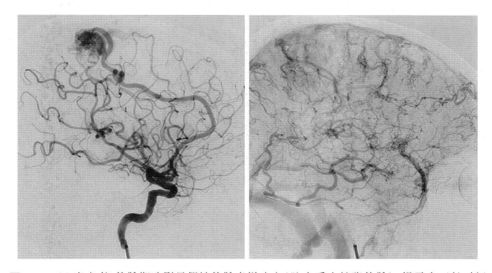

图 21-8　34 岁患者,静脉期造影呈假性静脉炎样改变（脑实质内扩张静脉）,提示由于长时间静脉高压引造成静脉性充血,并引起癫痫发作

无占位效应或轻微。引流静脉较供血动脉粗大,汇入静脉窦或深部静脉系统。寻找血管巢内或供血动脉血流相关的动脉瘤非常重要,有时出血的原因可能是动脉瘤而不是 AVM 本身。如果病变周围水肿明显,要考虑是瘤卒中,而非 AVM。AVM 的影像特征在(高分辨)T2 加权像快速回波序列上显示最清晰。3D-TOF MRA 可大致显示血流情况,而时间分辨增强 MRA 可更好地显示详细的血管结构(Hadizadeh et al. 2012)。由于 AVM 出血往往引起较严重的后果,AVM 需要预先实施手术、栓塞或放射治疗等方法处理,但治疗前必须权衡治疗风险和出血风险。Spetzler-Martin 分类(Spetzler and Martin 1986)是根据血管巢大小(<3cm:1 分,3~6cm:2 分,>6cm:3 分),是否毗邻功能区(是:1 分),引流静脉类型(静脉深部引流:1 分)来评估外科治疗的风险。另外,AVM 的部位也很重要,例如位于颞叶内侧的 AVM,很难将增粗的供血动脉与脉络膜前动脉区分,因此,手术切除和栓塞造成偏瘫的风险均较高。

3　硬脑膜动静脉瘘

3.1　流行病学

硬脑膜动静脉瘘是静脉窦壁上的动静脉短路,典型的供血动脉是脑膜动脉。成人硬脑膜动静脉瘘一般是获得性的,可继发于微小的外伤或静脉窦血栓。儿童则一般是先天性的。

3.2　发病机制

硬脑膜动静脉瘘是颈内动脉脑膜支、颈外动脉、椎动脉与颅内静脉或静脉窦直接相通而形成。

3.3　临床表现

临床症状因病变大小、部位、静脉引流方式不同而不同。前颅底动静脉瘘出血风险较高,因血流逆向性充盈皮质静脉,颅内出血和癫痫的风险高(图 21-9)。Cognard 硬脑膜动静脉瘘分级就是根据静脉

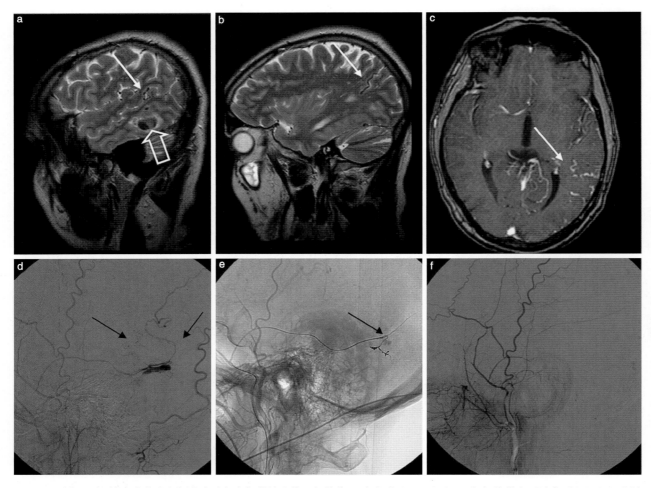

图 21-9　男,54 岁,临床症状为左侧头痛及复杂部分性发作。矢状位 T2 加权像(图 a,b)和 T1 加权像梯度回波序列(图 c)显示颞枕交界区出血(图 a 空心箭头)及邻近部位血管扩张(图 a-c 箭头)。采用导管行脑血管造影显示小脑幕硬脑膜动静脉瘘,脑内静脉血液逆流(图 d 箭头),经脑膜中动脉注射栓塞剂 Onyx(ev3 Neurovascular,Irvine,CA,USA)进行栓塞治疗(图 e 箭头,图 f)

引流方式来划分的:1 级是动静脉短路位于静脉窦壁,血流方向正常;2A 级是静脉窦内有逆向血流,但皮质静脉无逆向血流;2B 级是血流由静脉窦逆向反流入皮质静脉;3 级是动静脉瘘的血液直接注入无扩张的皮质静脉;4 级是动静脉瘘的血液直接注入扩张的皮质静脉(Cognard et al. 1995)。1 级和 2A 级动静脉瘘出血和癫痫发生率低,而 2B、3、4 级动静脉瘘发生率较高。

3.4　影像学

硬脑膜动静脉瘘的 MRI 影像表现为血管源性水肿、出血、管状或迂曲的流空影(T2 加权像),T1 加权扫描可见明显的强化影。冠状三维增强血管造影用以显示静脉窦解剖结构,并可显示静脉窦血栓形成或者部分通畅。尽管时间分辨对比增强 MR 或 CTA 可以发现硬脑膜动静脉瘘,但仍需行双侧颈内动脉、颈外动脉、椎动脉 DSA 检查以制定血管内治疗策略。

4　发育性静脉畸形

4.1　同义词

同义词:静脉血管瘤

4.2　流行病学

发育性静脉畸形(developmental venous anomalies,DVAs)是最常见的血管畸形,MRI T1 加权像强化扫描显示发病率为 2.5% ~9%(Osborn 2010)。

4.3　发病机制与病理学

DVAs 被认为是正常引流静脉的变异。近 20% 的海绵状血管畸形合并 DVAs,有证据表明,异常的静脉引流会触发海绵状血管畸形的演变(见图 21-4)。

4.4　临床表现

DVAs 通常都是偶然发现的,其症状多与合并的海绵状血管畸形相关。一项 Mata 分析及前瞻性研究显示:4% 的患者有癫痫发作(Hon et al. 2009),但癫痫发作与 DVA 是否存在因果关系尚不清楚。极个别情况下,DVA 引流静脉血栓形成可引起癫痫发作,同时还可导致出血和静脉回流障碍性水肿(Flacke et al. 2006;Pereira et al. 2008)(图 21-10)。

4.5　影像学

DVAs 的影像学特征为白质内扩张的髓静脉(水母头样)汇集成穿支静脉,引流到硬脑膜窦或室管膜下静脉,约 5% DVAs 表现不典型,一些在动脉和静脉系统间有短路。

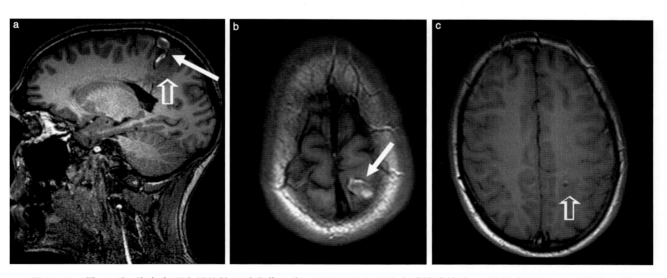

图 21-10　男,21 岁,临床表现为局灶性运动发作 2 次。MRI 显示左顶叶皮质静脉扩张、血栓形成(图 **a,b,d** 箭头),周围环绕血管源性水肿(图 **a,c,d** 空心箭头)。水母头样静脉汇入此皮质静脉(图 **e,f** 箭头)

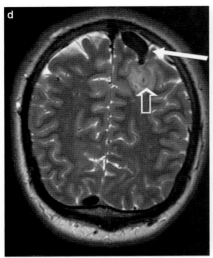
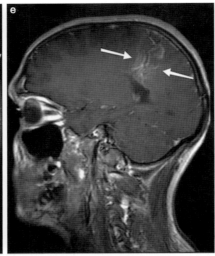
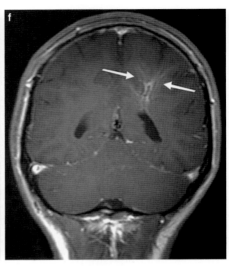

图 21-10(续)

5   毛细血管扩张症

5.1   流行病学

毛细血管扩张症(capillary telangiectasias)病变小,在 MRI 及尸检时均不易发现,故真实发病率不详。

5.2   发病机制与病理学

毛细血管扩张症是散布于脑实质中扩张的毛细血管丛,可与发育性静脉畸形合并存在。

5.3   临床表现

毛细血管扩张症常常是偶然发现,而非因为癫痫

发作而被发现,但是大的毛细血管扩张症可引起癫痫发作,可能与局部血流缓慢、低灌注及缺氧损伤有关(Samaya et al. 2010),同时要考虑与遗传性出血性毛细血管扩张症(Rendu-Osler-Weber 综合征)、共济失调毛细血管扩张症以及儿童既往有无脑干外病变放疗史相鉴别。

5.4   影像学

典型的毛细血管扩张症体积小(<1cm),无占位效应,好发于桥脑(图 21-11)(Castillo et al. 2001)。仅 7% 左右的病例病灶>1cm(Sayama et al. 2010)。在 T1 加权增强扫描像,毛细血管扩张症显示最清晰,表现为散在于正常脑实质中的轻度放射状强化。T2 加权梯度回波序列也可显示病变,表现为中等低

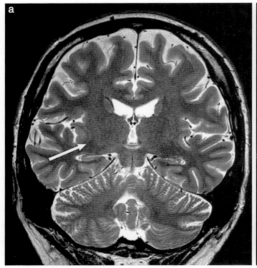
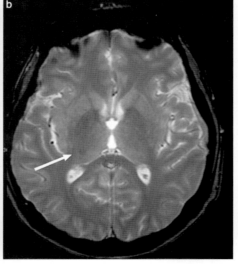

图 21-11   男,36 岁,颞叶癫痫发作,偶然发现毛细血管扩张症。T2 加权快速自旋回波像显示丘脑附近可见小的、无占位效应的病变(图 a),T2 加权梯度回波像(图 b 箭头)显示为中等低信号影,T1 加权梯度回波(图 c)及自旋回波(图 d)增强扫描显示轻度强化

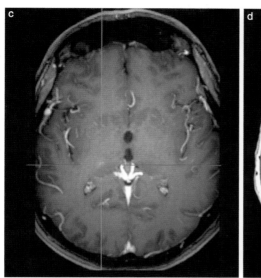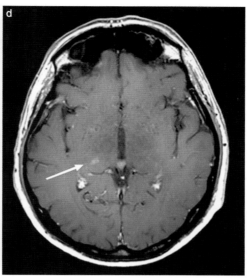

图 21-11（续）

信号。FLAIR 像和 T2 加权快速回波序列容易漏诊，或表现为斑点状高信号影。

参考文献

Awad I, Jabbour P (2006) Cerebral cavernous malformations and epilepsy. Neurosurg Focus 21:e7

Bharatha A, Faughnan ME, Kim H, Pourmohamad T, Krings T, Bayrak-Toydemir P, Pawlikowska L, McCulloch CE, Lawton MT, Dowd CF, Young WL, Terbrugge KG (2012) Brain arteriovenous malformation multiplicity predicts the diagnosis of hereditary hemorrhagic telangiectasia: quantitative assessment. Stroke 43(1):72–78

Baumann CR, Schuknecht B, Lo Russo G, Cossu M, Citterio A, Andermann F, Siegel AM (2006) Seizure outcome after resection of cavernous malformations is better when surrounding hemosiderin-stained brain also is removed. Epilepsia 47:563–566

Baumann CR, Acciarri N, Bertalanffy H, Devinsky O, Elger CE, Lo Russo G, Cossu M, Sure U, Singh A, Stefan H, Hammen T, Georgiadis D, Baumgartner RW, Andermann F, Siegel AM (2007) Seizure outcome after resection of supratentorial cavernous malformations: a study of 168 patients. Epilepsia 48:559–563

Castillo M, Morrison T, Shaw JA, Bouldin TW (2001) MR imaging and histologic features of capillary telangiectasia of the basal ganglia. Am J Neuroradiol 22(8):1553–1555

Chang EF, Gabriel RA, Potts MB, Garcia PA, Barbaro NM, Lawton MT (2009) Seizure characteristics and control after microsurgical resection of supratentorial cerebral cavernous malformations. Neurosurgery 65(1):31–37

Cognard C, Gobin YP, Pierot L, Bailly AL, Houdart E, Casasco A, Chiras J, Merland JJ (1995) Cerebral dural arteriovenous fistulas: clinical and angiographic correlation with a revised classification of venous drainage. Radiology 194:671–680

da Costa L, Thines L, Dehdashti AR, Wallace MC, Willinsky RA, Tymianski M, Schwartz ML, ter Brugge KG (2009) Management and clinical outcome of posterior fossa arteriovenous malformations: report on a single-centre 15-year experience. J Neurol Neurosurg Psychiatry 80(4):376–379

Del Curling O Jr, Kelly DL Jr, Elster AD, Craven TE (1991) An analysis of the natural history of cavernous angiomas. J Neurosurg 75:702–708

Englot DJ, Han SJ, Lawton MT, Chang EF (2011) Predictors of seizure freedom in the surgical treatment of supratentorial cavern-ous malformations. J Neurosurg 115(6):1169–1174

Fierstra J, Conklin J, Krings T, Slessarev M, Han JS, Fisher JA, Terbrugge K, Wallace MC, Tymianski M, Mikulis DJ (2011) Impaired peri-nidal cerebrovascular reserve in seizure patients with brain arteriovenous malformations. Brain 134(Pt 1):100–109

Flacke S, Stuer C, Stoffel M, Urbach H (2006) Symptomatic developmental venous anomaly after spontaneous thrombosis of the collector vein. Clin Neuroradiol 16:131–133

Garcin B, Houdart E, Porcher R, Manchon E, Saint-Maurice JP, Bresson D, Stapf C (2012) Epileptic seizures at initial presentation in patients with brain arteriovenous malformation. Neurology 78(9):626–631

Gross BA, Lin N, Du R, Day AL (2011) The natural history of intracranial cavernous malformations. Neurosurg Focus 30(6):E24

Hadizadeh DR, Kukuk GM, Steck DT, Gieseke J, Urbach H, Tschampa HJ, Greschus S, Kovàcs A, Möhlenbruch M, Bostroem A, Schild HH, Willinek WA (2012) Noninvasive evaluation of cerebral arteriovenous malformations by 4D-MRA for preoperative planning and postoperative follow-up in 56 patients: comparison with DSA and intraoperative findings. AJNR Am J Neuroradiol 33(6):1095–1101

Hon JM, Bhattacharya JJ, Counsell CE, Papanastassiou V, Ritchie V, Roberts RC, Sellar RJ, Warlow CP, Al-Shahi Salman R (2009) SIVMS Collaborators. The presentation and clinical course of intracranial developmental venous anomalies in adults: a system-atic review and prospective, population-based study. Stroke 40(6):1980–1985

Josephson CB, Leach JP, Duncan R, Roberts RC, Counsell CE, Al-Shahi Salman R (2011) Scottish Audit of Intracranial Vascular Malformations (SAIVMs) Steering committee and collaborators. Seizure risk from cavernous or arteriovenous malformations: prospective population-based study. Neurology 76(18):1548–1554

Josephson CB, Bhattacharya JJ, Counsell CE, Papanastassiou V, Ritchie V, Roberts R, Sellar R, Warlow CP, Al-Shahi Salman R (2012) On behalf of the Scottish Audit of Intracranial Vascular Malformations (SAIVMs) steering committee and collaborators. Seizure risk with AVM treatment or conservative management: prospective, population-based study. Neurology 79(6):500–507

Krings T, Geibprasert S, Luo CB, Bhattacharya JJ, Alvarez H, Lasjaunias P (2007) Segmental neurovascular syndromes in children. Neuroimaging Clin N Am 17(2):245–258

Moran NF, Fish DR, Kitchen N, Shorvon S, Kendall BE, Stevens JM (1999) Supratentorial cavernous haemangiomas and epilepsy: a review of the literature and case series. J Neurol Neurosurg Psychiatry 66:561–568

Moriarity JL, Clatterbuck RE, Rigamonti D (1999) The natural history of cavernous malformations. Neurosurg Clin N Am 10:411–417

Osborn AG, Salzman KL, Barkovich AJ (eds) (2010) Diagnostic imaging. Brain Amirsys Inc, Salt Lake City

Pereira VM, Geibprasert S, Krings T, Aurboonyawat T, Ozanne A, Toulgoat F, Pongpech S, Lasjaunias PL (2008) Pathomechanisms of symptomatic developmental venous anomalies. Stroke 39(12):3201–3215

Raabe A, Pernhorst K, Schmitz AK, Grote A, Urbach H, Friedman A, Albert J. Becker AJ, Elger CE, Niehusmann P (2012) Clinico-neuropathological correlations in vascular lesions suggest astroglial albumin storage as common epileptogenic factor. Epilepsia 53: 539–548

Sayama CM, Osborn AG, Chin SS, Couldwell WT (2010) Capillary telangiectasias: clinical, radiographic, and histopathological features. Clinical article. J Neurosurg 113(4):709–714

Shankar JJS, Menezes R, Pohlman-Eden B, Wallace C, Terbrugge K, Krings T (2012) Angio-architecture of brain AVM determines seizures presentation- proposed scoring system. AJNR Am J Neuroradiol [Epub ahead of print]

Spetzler RF, Martin NA (1986) A proposed grading system for arteriovenous malformations. J Neurosurg 65:476–483

Stapf C, Mohr JP, Pile-Spellman J, Solomon RA, Sacco RL, Connolly ES Jr (2001) Epidemiology and natural history of arteriovenous malformations. Neurosurg Focus 11(5):e1

Stapf C, Khaw AV, Sciacca RR, Hofmeister C, Schumacher HC, Pile-Spellman J, Mast H, Mohr JP, Hartmann A (2003) Effect of age on clinical and morphological characteristics in patients with brain arteriovenous malformation. Stroke 34(11):2664–2669

Stapf C, Mast H, Sciacca RR, Choi JH, Khaw AV, Connolly ES, Pile-Spellman J, Mohr JP (2006) Predictors of hemorrhage in patients with untreated brain arteriovenous malformation. Neurology 66(9):1350–1355

Wurm G, Schnizer M, Fellner FA (2005) Cerebral cavernous malformations associated with venous anomalies: surgical considerations. Neurosurgery 57(Suppl 1):42–58

Zabramski JM, Wascher TM, Spetzler RF, Johnson B, Golfinos J, Drayer BP, Brown B, Rigamonti D, Brown G (1994) The natural history of familial cavernous malformations: results of an ongoing study. J Neurosurg 80:422–432

第 22 章　缺血

郭燕舞　池雅杰 译　朱丹　张建国 校

目录

摘要

不论是在胎儿期、围产期还是成年期，血管性疾病都是癫痫发作的常见病因。在成人，50% 以上新诊断的癫痫与脑血管疾病相关，但确切的发病机制往往难以明确。本章对各种血管性病变及其 MRI 影像学特征作概述。

1　胎儿及婴儿期缺氧缺血性脑病

背景：

胎龄以及缺氧缺血严重程度决定了大脑的反应。

在胎龄 20 ~ 28 周，未成熟的大脑无法形成反应性神经胶质增生；典型病变为积水性无脑畸形（图 22-1）或（发育不全性）脑穿通畸形。

在胎龄 28 ~ 32 周，主要为脑室旁-脑室内出血（PIVH）。这部分脑区起源于室管膜下生发基质，该区域细胞密集，在孕期可形成神经元及神经胶质细胞。这种出血绝大部分发生在第 28 周，与围产期应激密切相关，包括低血压，缺氧，高碳酸血症等。

在胎龄 32 ~ 36 周，脑室旁白质软化（PVL）是特征性损害表现。然而，在发育不全足月新生儿，例如先天性心脏异常的患儿，也可能出现这种损害。PVL 与 PIVH 也可同时出现，研究发现约 75% 的 PIVH 死亡患儿有 PVL 表现，并且 PVL 患儿中 25% 多为出血所致。

随着大脑的进一步发育成熟，其血管分水岭区向外侧移行。相应地，白质损害的部位也逐渐从脑室旁向皮质下区域"移动"。因此，脑室旁和皮质下的白质软化灶不应被视为相互独立的疾病，而是一种连续的疾病谱。

在足月儿，病变类型依然取决于窒息的严重程度：

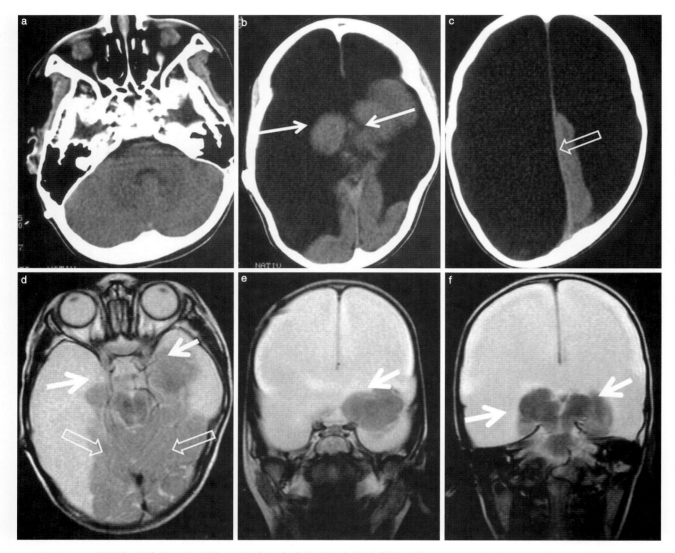

图 22-1   4 岁男孩,积水性无脑畸形。双侧大脑半球几乎完全被脑脊液替代、充盈。正常情况下由大脑后动脉供血的脑组织如丘脑(图 b 箭头处),颞叶内侧结构(图 d-f 实心箭头处)和枕叶(图 d 空心箭头处)得以保留。脑干以及小脑正常(图 a)。完整的大脑镰(图 c 空心箭头处)有助于积水性无脑畸形和无脑叶型前脑无裂畸形相鉴别

严重的急性窒息可能导致广泛的大脑皮质及白质区域被单个或多个大小不一的充满脑脊液的囊性病变所取代(多囊性脑软化症),损伤常以丘脑、基底节、海马、背侧中脑结构以及邻近中央区皮质为著,而其他脑区受损相对较轻(图 22-5,图 22-6)。婴儿轻中度缺氧(长期的局灶性缺血缺氧,主要为反复低血压)可导致中线旁分水岭区皮质与皮质下的损害。此损害主要为皮质坏死,并累及其下邻近的白质,主要位于中线旁双侧半球凸面背内侧区域,顶枕区较额区更易受累(图 22-7)。在慢性期,受累的脑回逐渐萎缩,形成所谓的"瘢痕性脑回",一种特殊类型的皮质异常,特点是脑沟深部皮质明显萎缩,而表面脑回

相对正常(图 22-9,表 22-1)。

1.1   积水性无脑畸形

流行病学:1/10 000 ~ 1/5000 的活产婴;其中未成年母亲的产儿发生率更高,达 10 倍左右。

病理和发病机制:胎龄 20 ~ 27 周正在发育的大脑受到损伤(Myers. 1989),此阶段大脑受到损害时无反应性胶质增生,而表现为液化坏死。积水性无脑畸形被认为是继发于颈内动脉前床突水平以上的闭塞。半球内部分脑组织仍然保留提示积水性无脑畸形是后天损伤坏死性疾病而不是先天发育异常(图 22-1)。常见的病因包括双胎输血综合征,先天性感染(弓形虫感染,巨细

胞病毒感染）以及毒素入侵。极少数病例是常染色体隐性疾病例如 Fowler 综合征或微积水性无

脑畸形（Williams et al. 2010；Kavaslar et al. 2000；Behunova et al. 2010）。

表 22-1　胎儿及婴儿期缺氧缺血性脑病的分类

疾病	缺氧事件的时间节点及特征	磁共振表现
积水性无脑畸形脑穿通畸形	20~28 周胎龄之前：未成熟大脑对损伤无胶质增生反应	脑组织液化坏死变成充满脑脊液的囊腔。FLAIR 序列没有或几乎没有高信号影
脑室旁及脑室内（生发基质）出血	28~32 周胎龄：生发基质在 34 周胎龄完全消退	Ⅰ级：只有室管膜下出血（典型出血位置在尾状核与丘脑之间） Ⅱ级：出血小于脑室体积的 50%，不伴脑室扩张 Ⅲ级：出血超过脑室体积的 50%，伴脑室扩张 Ⅳ级：脑实质出血
脑室旁白质软化	32~36 胎龄：早产儿在产前或围产期损伤；双侧凝固性坏死合并白质减少，胶质增生和邻近侧脑室外侧角的囊性病变 或由于少突胶质细胞前体损伤引起的弥漫性白质损害和髓鞘发育不良（Counsell et al. 2003）	"局灶性脑室旁囊性病灶"型 1 级：囊腔位于侧脑室后角旁 2 级：囊腔位于侧脑室前角及后角旁 3 级：囊腔沿着整个侧脑室周围 4 级：出现皮质下白质内软化空腔 "弥漫性白质损伤及髓鞘发育不良"型
皮质下白质软化	更大胎龄的早产儿产前或围产期损伤	皮质下白质病灶合并白质减少
足月新生儿缺氧缺血性脑病	严重的新生儿窒息：多囊性脑软化症较轻的新生儿窒息；深部灰质及中央区周围皮质损伤（高耗氧皮质）	多囊性病灶 基底节（背侧壳核，丘脑腹外侧）、海马、脑干背侧及中央前后回对侧性病灶
瘢痕性脑回	足月儿产前或围产期损伤	脑回瘢痕形成，中线旁的（顶枕区）脑沟深部增宽，即所谓的"蘑菇状脑回"

临床表现：新生儿头围可较小、正常、甚至大于正常，因为分泌脑脊液的脉络丛是完整未受损的，而且可存在脑积水。过度兴奋和癫痫发作是常见的临床症状。只有脑干功能是完整的。患儿往往在婴儿期就夭折。

少见的单侧积水性无脑畸形患者可能有相对正常的生活。这些患者主要存在精细运动功能障碍（钳形手）。左侧积水性无脑畸形患者，语言功能区转移至右侧半球（Ulmer et al. 2005）。

影像学表现：正常由颈内动脉供血的区域被充满脑脊液的囊腔所替代。而由大脑后动脉供血的脑实质往往能保留下来。此类患者大脑镰是完整的，据此可与无脑叶型前脑无裂畸形相鉴别（图 22-1）。

1.2　脑穿通畸形、脑软化症和围产期脑卒中

流行病学：由于多种原因均可以引起脑穿通畸形、脑软化症和围产期脑卒中，脑软化症和围产期脑卒中并非完全独立的诊断，所以具体患者数难以统计。但是围产期脑卒中较为普遍的，活产婴儿中患病率约为 1/5000~1/2300（Raju et al. 2007）。

病理和发病机制：脑穿通畸形可以是单侧或双侧囊性病灶，是由于在胎儿期大脑半球形成之前发生的半球坏死而形成（Friede 1989）。这些囊腔在胎龄 20 周之前即出现，其毗邻的皮质往往表现为发育不良，往往不伴或仅有轻微的胶质增生（发育不全性脑穿通畸形）。如果损伤发生在中期妊娠后期或晚期妊娠，囊腔周围表现为明显的胶质增生，毗邻皮质萎缩而非发育不良，这些病变应诊断为损伤性脑穿通畸形或（巨）囊性脑软化。若囊性病变局限在某一脑动脉主支供血区，称之为"围产期缺血性脑卒中"较为恰当。围产期缺血性脑卒中指的是在胎龄 20 周至出生后 28 天内，因动脉或者静脉栓塞引起的局部血流中断而引起的各种临床症状的总称（Raju et al. 2007）。

脑穿通畸形、脑软化症、围产期脑卒中的发病机制多为血管源性因素（局部缺血或脑内血肿的溶解）。双胎妊娠（单胎盘，双羊膜腔）风险更高（Friede 1989）。另外，由于 13 号染色体上 COL4A1

基因突变引起的常染色体显性遗传疾病及胎儿期感染(通常是巨细胞病毒)而导致的脑穿通畸形也有报导(Aguglia et al. 2004;Gould et al. 2005;Breedveld et al. 2006;van derKnaap et al. 2006;Alamowitch et al. 2009)。对于伴有胶质增生反应的双侧病变,多称之为"多囊脑软化症",其病因除了双侧血栓栓塞性梗死外,严重的低血压以及新生儿低血糖也是其发病原因。

临床表现:脑穿通畸形病灶位置与癫痫发作症状学之间的相关性并不高,许多患者表现为颞叶发作,因为其同时存在海马的损害(双重病理)(Ho et al. 1998)。围产期脑卒中患者往往存在先天性或早期获得性的轻偏瘫或完全偏瘫。

影像学表现:脑穿通畸形实质是充满脑脊液的囊性病变,周围胶质增生不明显,囊腔与侧脑室和(或)蛛网膜下腔相通。囊腔毗邻的皮质多为萎缩性,也可能是发育不良性改变(图 22-2 ~ 图 22-4)。

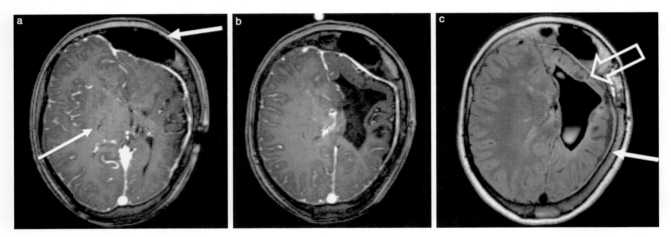

图 22-2　女,15 岁,先天性右侧偏瘫和药物难治性癫痫,MRI 表现左侧脑室穿通性扩张(图 b,c),并左侧额角周围胶质增生(图 c 箭头处)。邻近萎缩的左侧大脑半球,额窦扩大及颅板增厚(图 c 空心箭头处)(Dyke-Davidoff-Masson 综合征)。将弥散张量纤维束成像与 3D-T1 加权成像融合示踪锥体束,仅见右侧锥体束(图 a 箭头处)。此种情况,即使胶质增生很明显,也可诊断为损伤性脑穿通畸形

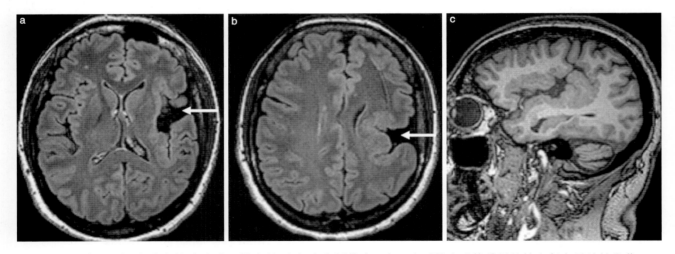

图 22-3　女,35 岁,脑裂畸形/多小脑回综合征,有轻度右侧偏瘫。自 8 岁开始出现简单局灶性和复杂局灶性发作。MRI 见增宽的外侧裂池(图 a,b 箭头处)围绕着多小脑回畸形,无胶质增生(图 b,c 黑色箭头处)。脑裂畸形/多小脑回综合征多是由于妊娠中、晚期的血管性损伤所致,也可诊断为发育不良性脑穿通畸形

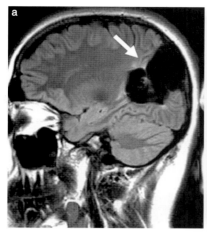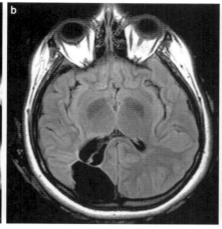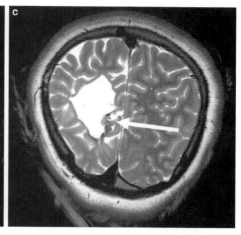

图 22-4　女，15 岁，顶枕叶脑穿通性囊腔并药物难治性继发性全面性强直-阵挛发作，左侧偏瘫，以及左下 1/4 象限盲（图 a-c）。囊性病变具有脑脊液样的信号，与侧脑室和浅表的蛛网膜下腔相通，囊肿内衬以胶质增生（图 a 箭头处）。冠状位 T2 加权快速自旋回波序列扫描可见低信号结构（图 c 箭头处），提示该穿通性囊腔是由脑内血肿溶解吸收形成

　　脑软化症可以是大囊型或者微囊型。大囊型脑软化的特征为囊腔内为脑脊液信号影，囊壁衬以 FLAIR 高信号影。微囊型脑软化指脑组织破坏伴胶质增生，局部组织水含量增多但无明显的坏死后囊腔形成，其特征为 FLAIR 序列信号增高。因血栓栓塞引起的围产期缺血性脑卒中，可表现为局限于单支或多支脑动脉供血区的囊性病灶，受累半球严重萎缩，同侧的皮质脊髓束显著变薄（图 22-5）。微囊变、皮质胶质增生以及中线旁分水岭区分布的皮质下信号改变等提示新生儿期的中度缺氧或低血压因素的存在（图 22-8），若上述病变以顶叶和枕叶显著则提示新生儿期低血糖可能（Barkovich et al. 1998）。

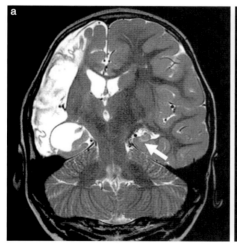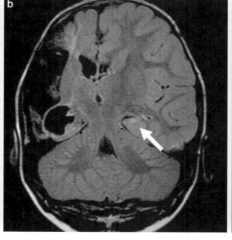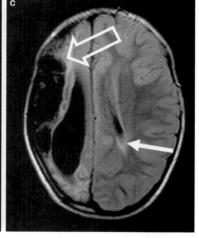

图 22-5　3 岁，男孩，出生后缺血性脑卒中。2 月龄突然出现左侧肢体偏瘫。4 岁开始出现简单和复杂局灶性发作。脑室穿通性囊肿局限于右侧大脑中动脉供应区，并与脑表蛛网膜下腔相通。右侧半球萎缩和胶质增生改变明显（图 c 空心箭头处）提示这是分娩前、围产期或出生后早期的损伤因素所导致。侧脑室三角区周围的异常高信号影（图 c 箭头处）和海马萎缩以及海马 CA1 区的异常高信号表现（图 a,b 箭头处）都提示缺氧缺血性脑病

1.3　脑室旁白质软化、皮质下白质软化和瘢痕性脑回

　　临床表现：轻型脑室旁白质软化患者典型表现为痉挛性双肢瘫和视觉障碍。严重者表现为下肢为著的痉挛性四肢瘫，并可能合并严重的认知损害。25% ~ 50% 的脑室旁白质软化患者伴有癫痫，且为多种发作类型、多灶性起源。其中，复杂局灶性发作

最常见（Gurses et al. 1999；Humphreys et al. 2007）。磁共振异常程度分级及其他放射学检查异常，与癫痫发病的风险以及癫痫综合征类型之间具有一定相关性。例如，5% 的 West 综合征患者发现有脑室旁白质软化。

瘢痕性脑回患者往往具有不同程度的痉挛性四肢瘫痪及智力损害，可伴有癫痫发作。

影像学表现：脑室旁白质软化表现为白质萎缩伴脑沟加深、呈锯齿状，侧脑室扩张及三角区形态不规则，脑室旁特别是三角区旁白质病变。胼胝体的体部和压部变薄（图 22-9）

对于皮质下白质软化，白质损害以皮质下白质为主。

瘢痕性脑回的特点为脑回瘢痕主要累及脑沟深处皮质，表面脑回相对完整。病变常呈双侧对称性分布，顶枕区更多见。FLAIR 序列清楚显示脑回萎缩、脑沟增宽和信号增高（图 22-6 ~ 图 22-10）。

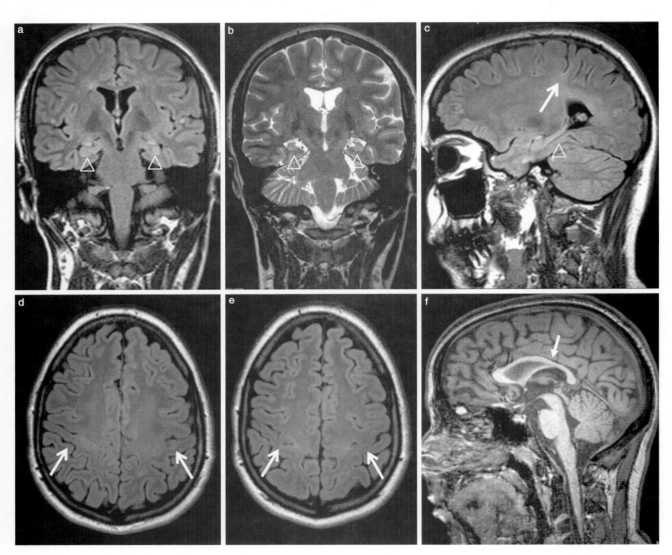

图 22-6　足月儿轻度缺氧缺血性脑病。女，20 岁，8 岁开始出现药物难治性颞叶癫痫。既往史 2 周龄时复苏成功。MRI 上双侧海马（右侧>左侧）、三角区（图 a-c）、以及中央前、后回（图 c-e 箭头处）分别可见胶质增生和体积缩小。脑沟深处的皮质损害更严重（图 c 箭头处）。神经胶质增生和体积缩小是由于选择性神经元丢失以及在出生前后中央前、后回髓鞘化活跃、耗氧量高、代谢旺盛所导致的后遗症。T1 加权的正中矢状切面可见由于轴突退化而导致的胼胝体变薄（图 f 箭头处）

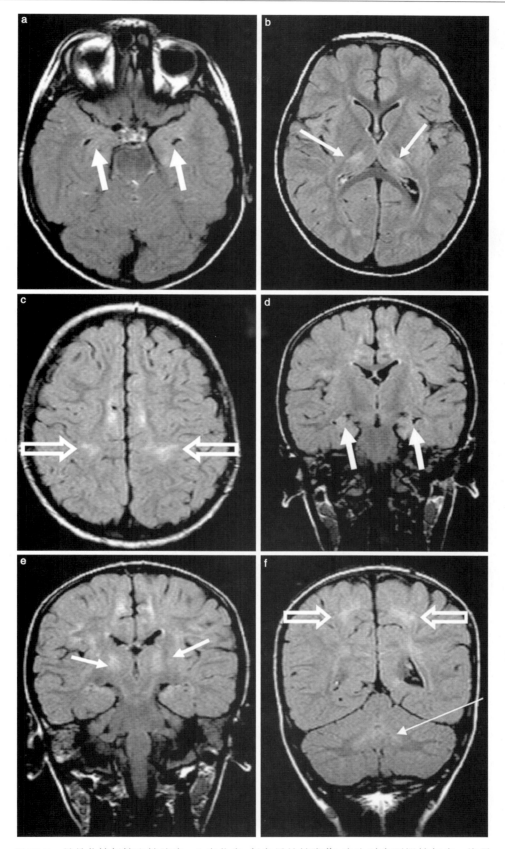

图 22-7　足月儿缺氧缺血性脑病。5 岁儿童，复杂局灶性发作，出生时有可疑缺氧史。海马（图 a，d 粗箭头处）、丘脑腹外侧（图 b，e 箭头处）、浦肯野细胞、齿状核（图 f 长箭头处），以及在足月围产期髓鞘化活跃的脑区（中央前、后回）（图 c，f 空心箭头处）见神经胶质增生，考虑是系高氧耗脑区选择性神经元坏死的表现

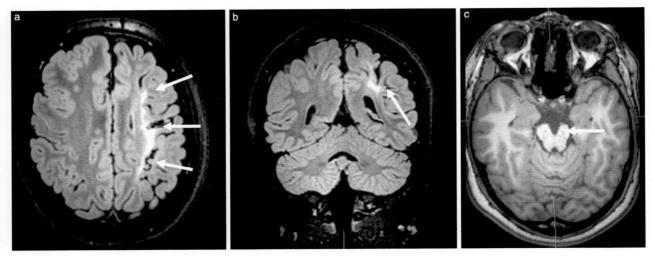

图 22-8   男,12 岁,出生时胎粪误吸。右侧痉挛性轻偏瘫,2 岁起出现右上肢阵挛发作。MRI 提示其左侧半球萎缩和"分水岭区"胶质增生(图 a,b 箭头处),提示出生时有轻至中度的缺氧。注意左侧大脑脚萎缩(图 c 箭头处)

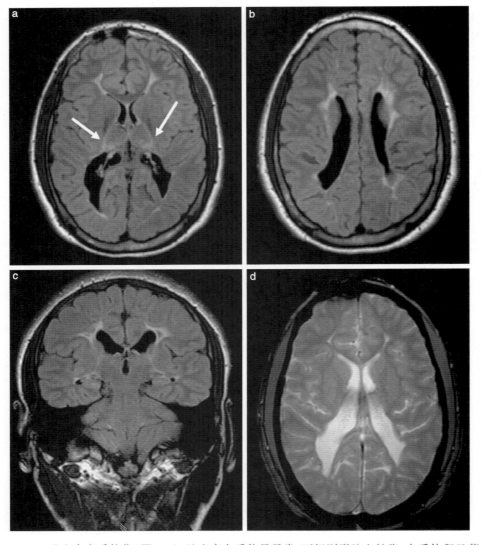

图 22-9   脑室旁白质软化(图 b,c),脑室旁白质信号异常,不规则形脑室扩张,白质体积显著缩小,胼胝体变薄。同时可见双侧以丘脑为主的基底节区对侧性高信号影(图 a 箭头处)。轴位 T2 加权梯度回波序列成像(图 d)未能显示的含铁血黄素沉积的表现。该 8 岁男性患儿为胎龄 37 周出生,在出现两次复杂局灶性发作后进行此磁共振检查

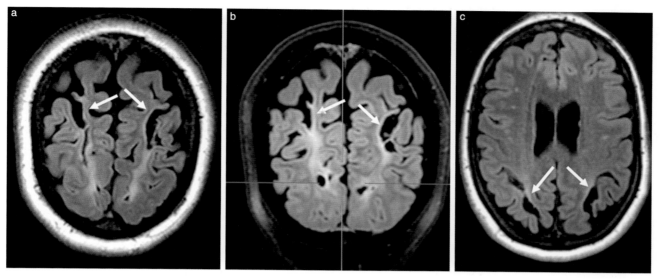

图 22-10 女,47 岁,瘢痕性脑回,其出生时分娩困难,并在 18 岁出现复杂局灶性发作。FLAIR 序列的冠状位(**图 a,b**)和轴位(**图 c**)可见萎缩和信号增高的皮质,以及周围增宽的脑沟(箭头)。典型的双侧分布,顶内沟深部皮质明显较表面皮质受累严重

2　成人脑卒中

流行病学:对于成年人(>35 岁),卒中是癫痫的最常见病因。在新确诊的中老年癫痫患者中,超过 50% 与脑血管疾病相关(Hauser et al. 1993;Loiseau et al. 1990)。卒中患者 5 年内癫痫发作率 11%,其中 1/3 将出现反复癫痫发作(Burnet al. 1997;Bladin et al. 2000)。

发病机制:确切的发病机制尚不清楚,胞内 Na^+ 和 Ca^{2+} 升高引起细胞去极化阈值降低、谷氨酸的兴奋毒性、缺氧、代谢紊乱、脑实质低灌注(图 22-11)以及高灌注损伤等是其发病机制(Myint et al. 2006)。

临床表现:早发性(卒中后 2 周内)和晚发性卒中后癫痫发作是有所区别的。早发性癫痫发作往往是在前几天出现单纯局灶性发作,一般没有继发全面性发作。晚发性癫痫发作(发生率约是早发性的 3 倍)在卒中后 6 个月至 2 年发生率最高,多表现为复局灶性发作伴或不伴有继发性全面性发作(Shinton et al. 1988;Bladin et al. 2000;Arboix et al. 2003)。

哪些卒中患者可能出现癫痫发作是很难预测的。脑内出血(发生率 10% ~ 15%)和蛛网膜下腔出血(8.5%)较缺血性卒中(6.5% ~ 8.5%)有更高的风险。在大血管病变引起的缺血性脑卒中,已知的与癫痫发作相关的危险因素包括:伴有皮质损害的血栓性卒中,卒中位于后岛叶和海马,多发梗死灶或大范围梗死灶,起病时神经功能障碍程度重和卒中后严重的永久性神经功能障碍(Bladin et al. 2000)。

微血管病变也是癫痫发作的危险因素之一,将近 1/4 的经 CT 或 MR 证实有微血管病变的患者出现癫痫发作,其确切发病机制目前仍不清楚(Okroglic et al. 2013)。

对于蛛网膜下腔出血患者,大脑中动脉动脉瘤和脑实质内血肿被认为是危险因素(Myint et al. 2006)。因静脉阻塞引起出血性卒中引起癫痫发作的风险是最高的。

接受血管内介入治疗的患者,卒中后 24 小时内出现癫痫发作往往预示预后不良(Jung et al. 2012)。

影像学表现:对于存在微血管病变的患者,额叶和顶枕叶白质病变与癫痫发作的相关性较较颞叶和基底节区白质病变高(Okroglic et al. 2013)。

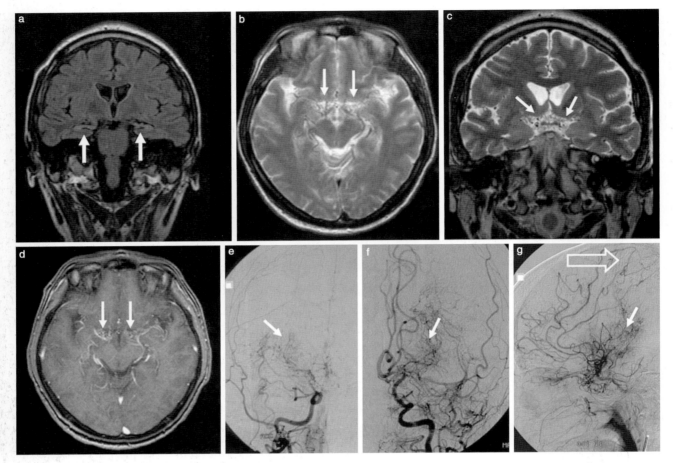

图 22-11   男 , 28 岁 , Moyamoya 病 , 表现为单纯局灶性发作、复杂局灶性发作、继发全面性发作 , 颞叶起源可能性大。冠状位 FLAIR 像显示双侧海马硬化（**图 a** 箭头处）。轴位（**图 b**）和冠状位（**图 c**）T2 加权快速自旋回波及轴位 T1 加权梯度回波序列（**图 d**）可见基底池内小血管。血管造影显示双侧颈内动脉床突上段狭窄 , 可见基底池大量异常血管网（**图 e-g** 箭头处）, 大脑前动脉分支间可见软脑膜侧支建立（**图 g** 空心箭头处）

3   烟雾病

流行病学 : 烟雾病是以大脑主要供血动脉近侧端狭窄或闭塞为特征的进展性脑血管疾病 , 于 1962 年由日本学者首次报道（Subirana and Subirana 1962）。典型的狭窄或闭塞位于颈内动脉末端及基底动脉分叉处。初期是豆纹动脉以及丘脑穿通动脉 , 随后供应硬脑膜的颈外动脉分支和椎动脉分支形成侧支循环对进展性狭窄进行代偿。这个过度增生的异常血管网由日本学者首次以日文描述为 "moyamoya", 意思是 "一团烟雾"（Kudo1968 ; Suzuki and Takaku1969）。

发病机制 : 目前观点认为 , 不同区域发病率不同的特发性烟雾病（烟雾病）, 与继发性即烟雾病（烟雾综合征）是要加以区别的（Kleinloog et al. 2012）。诸如放射治疗 , 遗传因素 , 感染（EB 病毒、人类免疫缺陷综合征、结核性脑膜炎）, 以及各种各样其他疾病（镰刀型红细胞贫血症、神经纤维瘤病 1 型、唐氏综合征、先天性心脏病、抗磷脂抗体综合征、肾动脉狭窄症、甲状腺炎等）都被发现与烟雾综合征具有相关性（Lutterman et al. 1998）。

临床表现 : 70% 的患者（男 : 女 = 1 : 1.8）在 20 岁之前出现临床症状 , 往往是在 10 岁前就出现 , 典型症状为短暂脑缺血发作（TIAs）、进展性神经功能缺失、反复发作性头痛、和（或）复杂局灶性或继发全面性癫痫发作（15% 的患者）。

30% 患者在 30 ～ 40 岁出现症状 , 常常伴有蛛网膜下腔出血或脑内出血。

影像学表现 : FLAIR 序列对慢性梗死的显示效果最好 , 通常可见到位于血流动力学分布（分水岭区）的局灶性或弥漫性脑萎缩。急性脑梗死需弥散加权序列检测。T2 加权或 T1 增强扫描可见基底池或脑实质内流空影 , 提示过度增生的侧支循环血管和扩张的毛细血管。时间飞跃法血管成像（TOF-

MRA),特别是 3.0TMRI 扫描,可能足够充分的显示狭窄或闭塞位置以及颅底的侧支循环血管(图 22-12)。尽管如此,为了更好地显示侧支循环血管,往往需要进行脑血管造影检查。磁共振灌注成像或 HMPAO(六甲基丙二基胺)-SPECT(应用或不应用乙酰唑胺负荷试验)可被用来评估血流动力学改变。

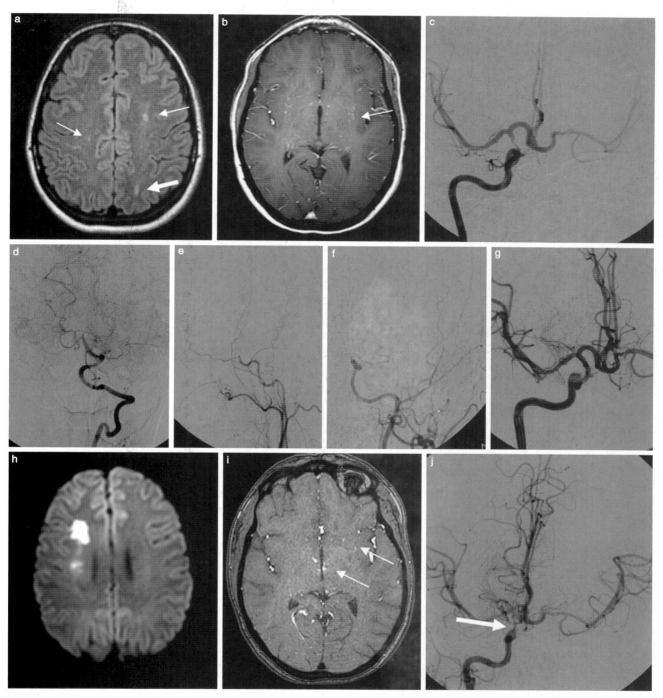

图 22-12 女,31 岁,烟雾综合征,表现为双侧起源的复杂局灶性发作,很可能是由于大脑低灌注所致。轴位 FLAIR 序列可见双侧半球分水岭区的小梗死灶(图 a 箭头处),位于顶叶的病灶较少弥漫性分布(粗箭头)。过度增生的左侧豆纹动脉仅在回顾性阅片时发现(图 b)。脑血管造影可见右侧颈内动脉床突上段狭窄(图 c),左侧颈内动脉前床突上段闭塞(图 e,f),基底动脉顶端狭窄(图 d)。对右侧颈内动脉床突上段狭窄处进行球囊辅助下支架(3mm×13mm,Codman Neurovascular,Miami,FL)植入血管成形治疗后,患者癫痫发作消失,血管完全恢复正常(图 g)。然而一年后,该患者出现一过性左侧肢体偏瘫和右侧脑梗死(图 h)。经检查发现其右侧颈内动脉床突上段再次出现狭窄(图 j,k 粗箭头处)。穿支动脉增生更显著(图 i,k,l 粗箭头处),脑膜动脉与左侧额区的大脑前动脉分支形成侧支循环(图 m,n 箭头处)。拟对该患者行颅内外血管搭桥手术

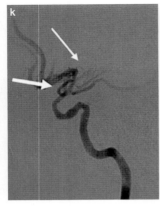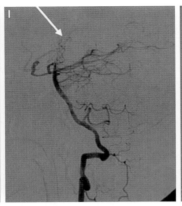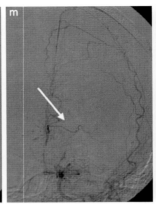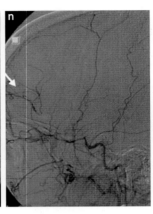

图 22-12（续）

4　常染色体显性遗传性脑动脉病伴皮质下梗死和白质脑病（CADASIL）

CADASIL 是常染色体显性遗传性脑动脉病伴皮质下梗死和脑白质病首字母缩写。

流行病学：CADASIL 是一种罕见的常染色体显性遗传性疾病，由 Tournier-Lasserve 等于 1993 年首次报道（Tournier-Lasserve et al. 1993）。如果多位家族成员在中年时出现偏头痛、反复的短暂脑缺血发作、卒中和缓慢进展的认知功能障碍，需要考虑 CADASIL 可能。

发病机制：非淀粉样变性，非粥样硬化性血管病变，伴嗜高渗性颗粒物质在小动脉（100～400μm）中膜沉积。

该病由位于染色体 19q12 上的 NOTCH3 基因突变所引起（Tournier-Lasserveet al. 1993）。外显率 100%，但家族成员之间的表型具有差异性（Dichgans et al. 1998）。

临床表现：一般于 30 岁左右以伴有先兆的偏头痛为首发症状（40% 的患者）。此时，20%～30% 的患者出现一些精神症状（大多为情绪障碍）。在 50～60 岁，出现反复的短暂性脑缺血发作、缺血性卒中和逐渐加重的皮质下痴呆表现。这些痴呆患者中，很多伴有步态障碍，小便失禁和假性球麻痹（Dichgans et al. 1998）。将近 10% 的患者出现癫痫发作，大部分是全面性强直-阵挛发作，常在短暂脑缺血发作或缺血性脑梗死后发生。少数情况下，癫痫发作在脑缺血事件和认知功能损害前出现（Velioza et al. 2011）。

影像学表现：基底节、丘脑、脑干、脑室旁白质等多发腔隙性脑梗死灶。在 FLAIR 和 T2 加权像上，位于颞极和额叶皮质下白质及 U 型纤维的融合成片状、无占位效应的高信号病灶，比沿外囊分布的高信号病灶更具特征（Dichgans et al. 1998；Chabriat et al. 1998, 2009；Yousry et al. 1999）（图 22-13）。在 T2 高信号病灶区，DTI 显示平均扩散系数明显升高，而扩散各向异质性的平行方向缺失（Chabriat et al. 1999）。

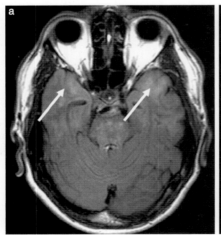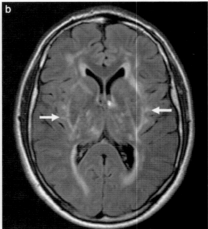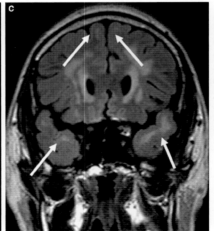

图 22-13　1 例 CADASIL，男，41 岁，有反复短暂性缺血发作病史，因右侧半卵圆区急性腔隙性梗死（无图像展示）而致左侧偏瘫。MRI 见累及基底节区（图 b）和脑桥（图 a）的广泛微血管病变。颞极 U 形纤维和小范围的额叶融合成片状的高信号病变（图 a,c 箭头处），以及外囊高信号病变（图 b 箭头处）是 CADASIL 特征性表现

参考文献

Aguglia U, Gambardella A, Breedveld GJ et al (2004) Suggestive evidence for linkage to chromosome 13qter for autosomal dominant type 1 porencephaly. Neurology 62(9):1613–1615

Alamowitch S, Plaisier E, Favrole P et al (2009) Cerebrovascular disease related to COL4A1 mutations in HANAC syndrome. Neurology 73(22):1873–1882

Arboix A, Comes E, Garcia-Eroles L et al (2003) Prognostic value of very early seizures for in-hospital mortality in atherothrombotic infarction. Eur Neurol 50:78–84

Barkovich AJ, Ali FA, Rowley HA, Bass N (1998) Imaging patterns of neonatal hypoglycemia. AJNR Am J Neuroradiol 19:523–528

Behunova J, Zavadilikova E, Bozoglu TM et al (2010) Familial microhydranencephaly, a family that does not map to 16p13.13-p12.2: relationship with hereditary fetal brain degeneration and fetal brain disruption sequence. Clin Dysmorphol 19(3):107–118

Bladin CF, Alexandrov AV, Bellavance A et al (2000) Seizures after stroke: a prospective multicenter study. Arch Neurol 57:1617–1622

Breedveld G, de Coo IF, Lequin MH et al (2006) Novel mutations in three families confirm a major role of COL4A1 in hereditary porencephaly. J Med Genet 43(6):490–495

Burn J, Dennis M, Bamford J et al (1997) Epileptic seizures after a first stroke: the Oxfordshire community stroke project. BMJ 315:1582–1587

Chabriat H, Levy C, Taillia H et al (1998) Patterns of MRI lesions in CADASIL. Neurology 51(2):452–457

Chabriat H, Pappata S, Poupon C et al (1999) Clinical severity in CADASIL related to ultrastructural damage in white matter: in vivo study with diffusion tensor MRI. Stroke 30(12):2637–2643

Chabriat H, Joutel A, Dichgans M et al (2009) Cadasil. Lancet Neurol 8(7):643–653 (Review)

Counsell SJ, Allsop JM, Harrison MC et al (2003) Diffusion-weighted imaging of the brain in preterm infants with focal and diffuse white matter abnormality. Pediatrics 112:1–7

Dichgans M, Mayer M, Uttner I et al (1998) The phenotypic spectrum of CADASIL: clinical findings in 102 cases. Ann Neurol 44:731–739

Friede R (1989) Developmental neuropathology. Springer-Verlag, Berlin

Gould DB, Phalan FC, Breedveld GJ et al (2005) Mutations in Col4a1 cause perinatal cerebral hemorrhage and porencephaly. Science 308(5725):1167–1171

Gurses C, Gross DW, Andermann F et al (1999) Periventricular leukomalacia and epilepsy: incidence and seizure pattern. Neurology 52:341–345

Hauser WA, Annegers JF, Kurland LT (1993) Incidence of epilepsy and un-provoked seizures in Rochester, Minnesota: 1935–1984. Epilepsia 34:453–468

Ho SH, Kuzniecky RI, Gilliam F et al (1998) Congenital porencephaly: MR features and relationship to hippocampal sclerosis. AJNR Am J Neuroradiol 19:135–141

Humphreys P, Deonandan R, Whiting S et al (2007) Factors associated with epilepsy in children with periventricular leukomalacia. J Child Neurol 22:598–605

Jung S, Schindler K, Findling O et al (2012) Adverse effect of early epileptic seizures in patients receiving endovascular therapy for acute stroke. Stroke 43:1584–1590

Kavaslar GN, Onengüt S, Derman O et al (2000) The novel genetic disorder microhydranencephaly maps to chromosome 16p13.3-12.1. Am J Hum Genet 66(5):1705–1709

Kleinloog R, Regli L, Rinkel GJ, Klijn CJ (2012) Regional differences in incidence and patient characteristics of moyamoya disease: a systematic review. J Neurol Neurosurg Psychiatry 83(5):531–536

Kudo T (1968) Spontaneous occlusion of the circle of Willis. A disease apparently confined to Japanese. Neurology 18(5):485–496

Loiseau J, Loiseau P, Duche B et al (1990) A survey of epileptic disorders in southwest France: seizures in elderly patients. Ann Neurol 27:232–237

Lutterman J, Scott M, Nass R, Geva T (1998) Moyamoya syndrome associated with congenital heart disease. Pediatrics 101:57–60

Myers RE (1989) Cerebral ischemia in the developing primate fetus. Biomed Biochim Acta 48:S137–S142

Myint PK, Staufenberg EF, Sabanathan K (2006) Post-stroke seizure and post-stroke epilepsy. Postgrad Med J 82(971):568–572

Okroglic S, Widmann CN, Urbach H, Scheltens P, Heneka M (2013) Clinical symptoms, risk factors and cardiovascular medication in patients diagnosed with cerebral microangiopathy. PLoS ONE 8(2): e53455

Raju TN, Nelson KB, Ferriero D (2007) NICHD-NINDS perinatal stroke workshop participants. Ischemic perinatal stroke: summary of a workshop sponsored by the national institute of child health and human development and the national institute of neurological disorders and stroke. Pediatrics 120(3):609–616

Shinton RA, Gill JS, Melnick SC et al (1988) The frequency, characteristics and prognosis of epileptic seizures at the onset of stroke. J Neurol Neurosurg Psychiatry 51:273–276

Subirana A, Subirana M (1962) Malformations vasculaires du type de l'angiome arterial racemeux [in French]. Rev Neurol 107:545–550

Suzuki J, Takaku A (1969) Cerebrovascular "moyamoya" disease: disease showing abnormal net-like vessels in base of brain. Arch Neurol 20:288–299

Tournier-Lasserve F, Loutel A, Melki J et al (1993) Cerebral autosomal dominant arteriopathy with subcortical infarcts and leukoencephalopathy maps to chromosome 19q12. Nat Genet 3:256–259

Ulmer S, Moeller F, Brockmann MA et al (2005) Living a normal life with the nondominant hemisphere: magnetic resonance imaging findings and clinical outcome for a patient with left-hemispheric hydranencephaly. Pediatrics 116(1):242–245

van der Knaap MS, Smit LM, Barkhof F et al (2006) Neonatal porencephaly and adult stroke related to mutations in collagen IV A1. Ann Neurol 59(3):504–511

Velioza R, Mourand I, Serafini A et al (2011) Focal epilepsy as first symptom in CADASIL. Seizure 20:502–504

Williams D, Patel C, Fallet-Bianco C et al (2010) Fowler syndrome—a clinical, radiological, and pathological study of 14 cases. Am J Med Genet A 152A(1):153–160

Yousry TA, Seelos K, Mayer M et al (1999) Characteristic MR lesion pattern and correlation of T1 and T2 lesion volume with neurologic and neuropsychological findings in cerebral autosomal dominant arteriopathy with subcortical infarcts and leukoencephalopathy (CADASIL). AJNR Am J Neuroradiol 20:91–100

第 23 章 感染和炎症

魏德 林堃 译 朱丹 张凯 李文玲 张小斌 姚一 校

摘要

本章对癫痫相关的常见中枢神经系统感染和炎症作概述。

中枢神经系统感染是一种常见疾病；患者的临床表现轻重不一，可以很轻微，也可以表现为严重的神经系统缺陷。大约 25% 的中枢神经系统感染患者有急性症状性癫痫发作（Kim et al. 2008）。脑炎、脑膜炎及脑脓肿患者在病程的急性期癫痫发作是后期发展成感染后癫痫的主要危险因素（Sellner and Trinka 2012）。

中枢神经系统感染分成先天性/新生儿感染和获得性感染。先天性感染经胎盘传播，其预后取决于病原体的致病性及感染时间。先天性颅内感染通常归为一组疾病，称为 TORCH（包括弓形虫，风疹，巨细胞病毒，疱疹感染），如将先天性梅毒包括在内则称为 TORCHS 感染。另一种重要的先天性感染是先天性人类免疫缺陷病毒（HIV）感染。

"获得性"感染可按病因分类，例如细菌性、病毒性、肉芽肿性、寄生虫性、真菌性感染。病程长短不一,如疱疹性脑炎可以呈急性和爆发性,也可以呈亚急性和慢性,取决于患者是否免疫低下,或所接受的治疗。

本章主要阐述与癫痫相关的常见中枢神经系统感染(表23-1)。另外,神经系统结节病作为一种重要的非感染性炎症在本章也做了阐述。

表 23-1　常见与癫痫相关的中枢神经系统感染

先天性/新生儿感染

　TORCH(S):弓形虫,风疹,巨细胞病毒,Ⅱ型疱疹病毒,(梅毒)

　人类免疫缺陷病毒(HIV)感染

　"获得性"感染

　病毒感染:

　　单纯疱疹病毒 1 型脑炎

　　人类疱疹病毒 6 型(HHV6)感染

细菌感染引起的脑脓肿

　链球菌、葡萄球菌、假单胞菌、肠杆菌科细菌、多形杆状菌等

　特定条件感染:

　　耳源性感染:变形杆菌、肠杆菌属、假单胞菌、肺炎球菌、嗜血杆菌(Penido et al. 2005)

　　术后或创伤后:金黄色葡萄球菌

　　免疫功能低下患者:结核和其他分枝杆菌科、肺炎克雷伯菌、李斯特菌、诺卡菌

　　新生儿:枸橼酸杆菌、变形杆菌、假单胞菌属、沙雷菌

寄生虫感染

　弓形虫(刚地弓形虫)

　脑囊虫病(猪肉绦虫)

　包虫病(细粒棘球绦虫,多房棘球绦虫/泡状棘球蚴)

1　TORCH(S)

TORCH(S)是弓形虫病、风疹、巨细胞病毒、单纯疱疹病毒 2 型、(梅毒)感染首字母缩略词。

1.1　流行病学

弓形虫病是一种相对常见的先天性中枢神经系统感染性疾病,据估计在活产儿中的发病率在 1∶5000~1∶3000。得益于疫苗接种计划,在西方国家风疹病毒感染已非常罕见。巨细胞病毒感染是最常见的先天性病毒感染,其新生儿发病率大约在 1/100(Neto et al. 2004)。在活产儿中,先天性单纯疱疹病毒性脑炎的发病率大约在 1∶20 000~1∶3000(Pickering 2006)。

1.2　发病机制

弓形虫病是一种经胎盘传播感染的疾病。当孕妇在怀孕期间获得弓形虫感染时(大部分来自于受污染的肉类),其胎儿弓形虫感染的风险是相当高的(20%~50%)。

风疹病毒感染是一种非常罕见的胎盘传播性疾病。

巨细胞病毒也是通过胎盘传播;感染越早,预后越差(Trincado and Rawlinson 2001)。绝大部分巨细胞病毒感染的新生儿是没有症状的,大约 10% 表现为出生低体重、肝炎、肺炎和(或)神经系统和血液系统异常。

先天性单纯疱疹病毒性脑炎通常由 HSV-2 引起。在真正的先天性感染中,病毒穿过胎盘,可在羊水中被找到(5%~10%)。90%~95% HSV-2 脑炎是出生时或出生后短时间内与感染病灶或分泌物接触导致感染(Baskin and Hedlund 2007)。

1.3　临床表现

大部分患儿有严重的残疾,并有频繁的各种类型的癫痫发作。

1.4　影像学

TORCH 感染的影像学特征是脑室旁钙化。其他影像学表现包括小头畸形、脑室扩大、髓鞘化延迟、海马旋转不良和皮质发育不良等(图 23-1)。

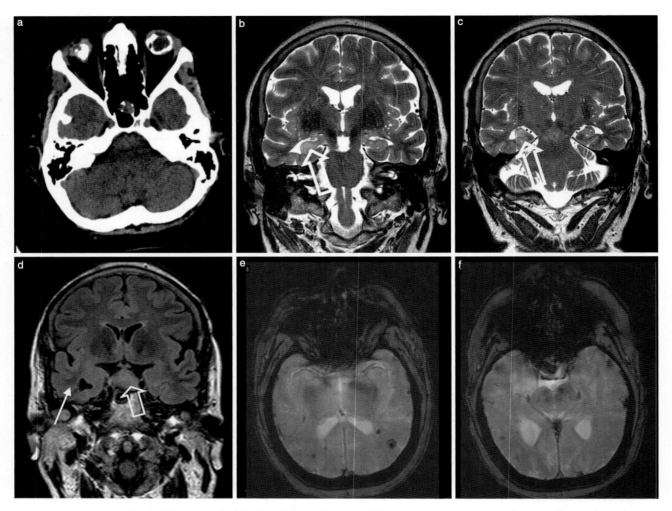

图 23-1 女性,54 岁,幼童期即患有难治性颞叶癫痫,MRI 显示右侧海马硬化(图 b,c 空心箭头处)和发育不良的颞极(图 d 箭头处)。轴位 T2 加权梯度回波图像脑实质多个钙化提示先天性弓形虫感染所致的钙化性脓肿(图 e,f)。注意额外发现的眼球钙化(图 a)和垂体大腺瘤(图 d 空心箭头处)

2 单纯疱疹病毒性脑炎

2.1 流行病学

单纯疱疹病毒 1 型(HSV-1)脑炎是最常见的散发性病毒性脑炎。

2.2 发病机制

HSV-1 无处不在但很少引起神经系统并发症。儿童通常在生命早期因直接接触感染者的分泌物或病灶而感染。首次感染通常无症状或症状轻微,并且具有自限性(如龈口炎)。首次感染后,病毒潜伏在三叉神经感觉神经节内。HSV-1 脑炎由病毒再激活引起,激活因素包括自然激活,局部外伤及免疫抑制剂使用等。

2.3 临床表现

HSV-1 患者为急性单一病程,表现为癫痫发作、发热、进展性神经功能障碍等。

HSV-1 感染没有及时治疗,其病死率高达 50% ~70% 。强调早期诊断及确诊之前即使用抗病毒药物阿昔洛韦的重要性。

诊断基于聚合酶链反应(PCR)对脑脊液中的 HSV 进行检测(Rowley et al. 1990)。但是,在疾病早期 48 ~72 小时和发病 10 天后 PCR 检测可能为阴性,这时 MRI 异常是诊断 HSV 感染的重要线索。

2.4 影像学

超过 90% 的 HSV 感染患者磁共振异常改变主要分布于边缘系统。脑水肿(DWI 上表现为水分子扩散受限)、脑出血、脑回样强化呈双侧分布,但在颞叶内侧、额叶底部和岛叶皮质可不对称。病程晚期累及扣带回,可能与海马传出纤维受累有关(Tien et　　　al. 1993)(图23-2～图23-4))。

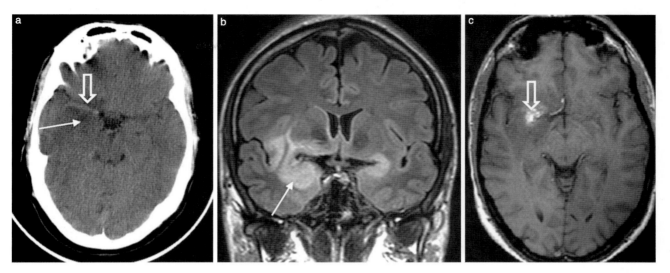

图23-2　男性,40岁,单纯疱疹病毒1型脑炎,开始表现为嗅幻觉和似曾相识现象,回忆起几十年前住过的一个青年旅馆的情景。12小时内出现完全失忆和精神障碍。CT(**图 a**)和MRI(**图 b,c**)显示肿胀的右侧钩回(**图 a,b** 箭头处)、岛叶、额叶底部和对侧半球受累,含出血成分(**图 a,c** 空箭头处)

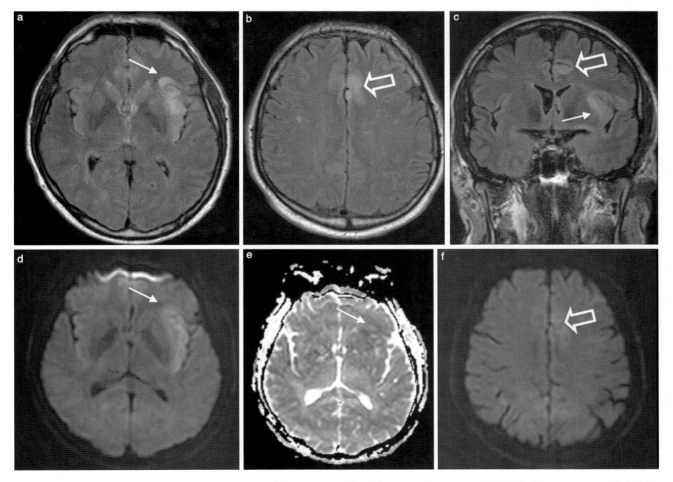

图23-3　男性,59岁,单纯疱疹病毒1型脑炎,临床表现为失语、意识模糊和发热。MRI显示左侧岛叶(**图 a,c,d,e** 箭头处)和左侧扣带回(**图 b,c,f** 箭头处)水肿肿胀伴弥散受限。双侧大脑边缘系统非对称性水肿肿胀和出血是诊断单纯疱疹病毒型脑炎的一个线索

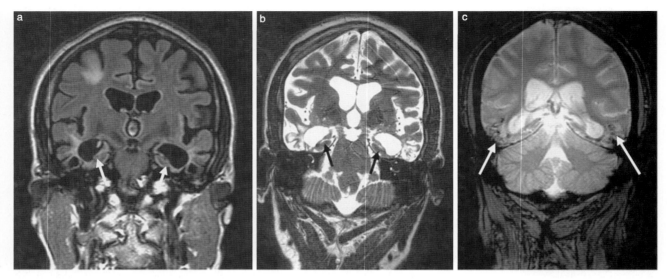

图 23-4 男,31 岁,每天都发生复杂局灶性颞叶发作。5 年前患单纯疱疹病毒性脑炎,记忆丧失且处于生活依赖状态。MRI 示以颞叶底部和颞叶内侧为主的双侧广泛脑组织破坏(**图 a,b** 箭头处)。T2 加权像上显示含铁血黄素沉积表明曾经发生过出血、坏死性脑炎(**图 c** 箭头处)

3 人类 6 型疱疹病毒性脑炎

3.1 流行病学和发病机制

HHV-6 A 型和 B 型病毒无处不在;几乎所有的孩子都在 2 岁前被感染。这种病毒通过唾液腺进入人体,在唾液腺复制并通过感染唾液排出更多的病毒颗粒。病毒通常潜伏在身体的各个部位,包括唾液腺、白细胞和大脑。急性 HHV-6B 型感染与婴儿期热性惊厥有关。然而,更常见的 HHV-6 脑炎是免疫抑制患者中 HHV-6 病毒的重新激活所致(Baskin and Heglund 2007)。

3.2 临床表现

10% 的儿童急性 HHV-6 感染引起热性皮疹,又称幼儿急疹。13% 的儿童有癫痫发作(Hall et al. 1994),在婴儿期约 30% 的首次热性惊厥是由于急性 HHV-6 感染(Baskin and Heglund 2007)。

在免疫抑制患者中 HHV-6 重新激活是显而易见的,比如,骨髓移植患者中约 50% 的患者可见 HHV-6 被激活,通常在移植后 2～4 周(Singh and Paterson 2000)。但是,中枢神经系统感染仅累及少数患者。病毒重新激活所致的 HHV-6 型脑炎患者表现为精神状态改变、发热、癫痫发作和头痛。通过 PCR 在脑脊液中检测 HHV-6 型病毒 DNA 可确诊(Singh and Paterson 2000;Baskin and Heglund 2007)。

3.3 影像学

影像学显示双侧多于单侧的杏仁核、海马、海马旁回信号增强及肿胀,表现为边缘系统脑炎(Wainwright et al. 2001)。有文献报道,在儿童患者中可表现为双侧纹状体坏死的坏死性脑炎(Murakami et al. 2005)。

4 结核病

4.1 流行病学

中枢神经系统结核具有高发病率和高病死率。西方国家结核病的发病率和患病率低,但发展中国家却很高(估计发展中国家年发病率 139/10 万,患病率 206/10 万)(WHO 2009 年报道)。约 10% 的结核病患者发展成中枢神经系统感染,特别是免疫力低下者,包括 HIV 感染患者(Dye et al. 1999;Bishburg et al. 1986)。

4.2 发病机制

中枢神经系统结核通常是由于结核分枝杆菌复合体通过血源传播,其大部分来自于肺结核。结核结节常常破入蛛网膜下腔,在血管外膜形成粟粒结节引起肉芽肿性脑膜炎。脑底部渗出或伴发的穿支动脉动脉炎可引起动脉梗死,梗死位置主要位于基底节(Dastur et al. 1995)。当渗出发生干酪样变、变干,形成厚的包膜,即为结核球(AlSemari et al. 2012)。

4.3　临床表现

50% 的儿童及 5% 的成人中枢神经系统结核患者有癫痫发作,常为反复发作(Udani et al. 1971;Narayanan and Murthy 2007a,b)。很少发生惊厥性癫痫持续状态及非惊厥性癫痫持续状态(Murthy et al. 2007;Narayanan and Murthy 2007a,b;Arman et al. 2011)。

4.4　影像学

结核性脑膜炎影像学表现为:脑底部脑膜炎伴FLAIR 图像上脑脊液高信号和 T1 加权增强扫描强化。

结核球的影像学表现为圆形或椭圆形强化病灶并病灶中心坏死,表现为靶环征。多发病灶比单个病灶更常见。结核球从结核性脑膜炎进展而来,通常与蛛网膜下腔相邻。血源播散的结核球位于灰白质交界处,通常位于幕上(顶叶)。位于硬脑膜的结核球并不罕见。

脑积水和动脉梗死是脑膜炎和动脉炎的并发症。

脑外结核的证据是诊断中枢神经系统结核的一条线索,通常是复发肺结核(图 23-5)。

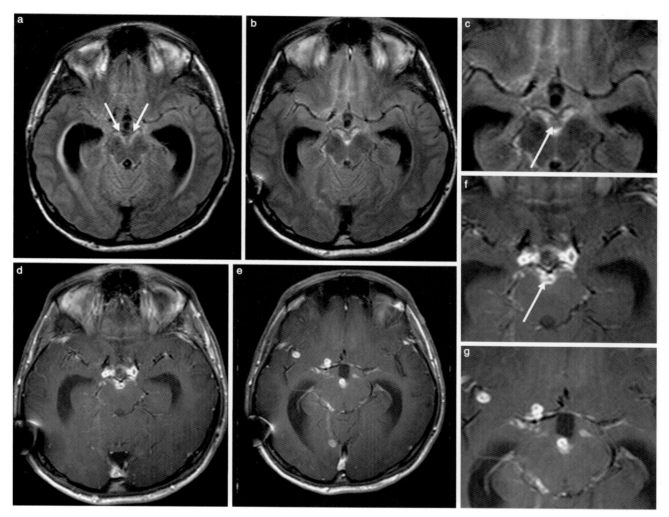

图 23-5　男,21 岁,结核病,临床表现为发热、头痛和脑膜炎。最初的 MRI 提示脑底部脑膜炎,FLAIR 像上脑脊液呈高信号(**图 a** 箭头处)和脑积水。尽管接受抗结核治疗,6 个月后随访复查 MRI 示基底池仍形成多个结核球(**图 b-g**)。脚间池一个是好发部位(**图 c,f** 箭头处)

5　弓形虫病

5.1　流行病学

弓形虫病是人类最常见的寄生虫病,是艾滋病患者最常见的条件性中枢神经系统感染。感染有可能通过胎盘传播,妊娠时的原发性传染给胎儿的概率为 50%[参考第一部分:TORCH(S)]。

5.2　发病机制

通过感染的肉类、生牛奶或猫粪便,弓形虫卵被摄入人体,在宿主肠道经历几个发育阶段,通过血液传播进入各种器官（脑、心脏、骨骼肌）。

5.3　临床表现

患者常常表现为亚急性头痛、发热、局灶性发作、和局灶性神经系统体征。

5.4　影像学

典型 MRI 为病灶大小为 1～3cm，T2 周围囊壁呈低信号，病灶中心呈高信号且 ADC 值增加。70%

的病例为多灶性（Chang et al. 1995）。病灶局灶性水肿带环绕病灶周围，且水肿区域可能局限于某根动脉供血区。

病灶壁通常明显增强，病灶中心坏死区也可能强化，称之为靶环征。靶环征包括病灶中心强化（常常偏心性）、中间低信号带、外周环形强化带，常常强烈提示弓形虫病，但是其它中枢神经系统感染，如结核也可能出现此征象（Chang et al. 1995；Bargalló et al. 1996）（图 23-6）。

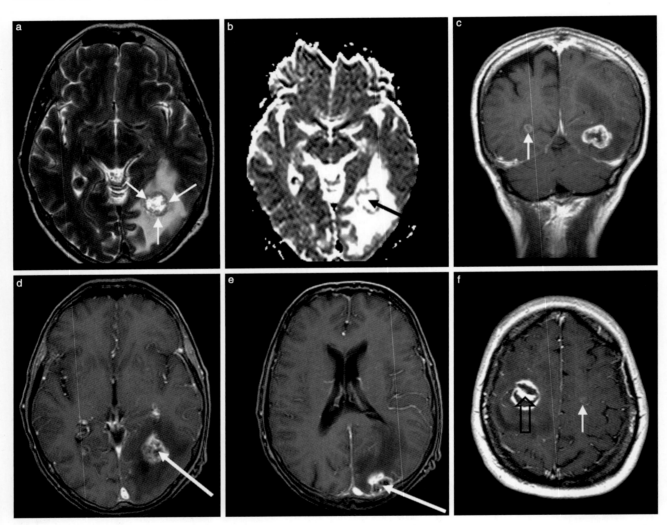

图 23-6　54 岁艾滋病患者，临床表现是持续 8 小时右侧同向偏盲。MRI T2 加权像（图 a）见左侧枕叶一个大小为 15mm 病灶，中心为高信号（图 a），囊壁为低信号（图 a 箭头处），病灶周围水肿。DWI（图 b）显示病灶中央坏死区弥散增强（图 b 箭头处）。T1 加权增强扫描（图 c-e）显示多病灶病变。较小的病灶显示环形强化（图 c 箭头处）或均匀强化（图 f 箭头处）；较大的病灶显示坏死中心区也强化（图 d，e 箭头处）。另 1 病例为艾滋病患者弓形虫脓肿，可见所谓的"靶环征"，即被环形强化包绕的中心强化（图 f 空箭头处）

6　囊虫病

6.1　流行病学

囊虫病是最常见的中枢神经系统寄生虫感染，是全球获得性癫痫的一个主要原因，也是发展中国家较高的癫痫患病率的主要原因（Del Brutto 2012）。

6.2　发病机制

神经系统囊虫病是通过粪口途径摄入被猪肉绦虫虫卵污染的食物或直接摄入猪肉绦虫的载体而发病，其中后者更常见。摄入的虫卵孵化出的六钩蚴钻入肠黏膜，经体循环到达全身，并寄居在毛细血管（大部分在肌肉和脑组织），然后发育成囊尾蚴，主要包括囊壁和囊尾蚴头节（绦虫的球状头端）。囊尾蚴感染的第一阶段是泡状期，宿主通过血脑屏障对囊泡内的寄生虫发生免疫反应而起到保护作用。宿主免疫攻击或药物治疗的结果是囊尾蚴逐渐退化，并最终形成钙化。泡状期致密化进入胶状期，该期囊液变浑浊，头节显示透明变性的迹象。此后，囊壁变厚，头节转化为矿化颗粒，在这个阶段，囊尾蚴不再是活的，被称为颗粒阶段。最后，残留虫体形成一矿化结节（钙化阶段）（Del Brutto 2012）。

6.3　临床表现

临床表现可为无症状感染到严重的致命性疾病。最常见的临床表现（70%）是局灶性癫痫（伴或不伴继发全面性发作）（Del Brutto et al. 1992），其它临床表现包括头痛、颅内压增高、中风、神经精神障碍。

6.4　影像学

影像学表现取决于许多因素，包括囊尾蚴所处的阶段，数量、位置和相关的并发症如血管损害程度、炎症反应、脑室梗阻程度等等。

就囊尾蚴的阶段而言，泡状期囊尾蚴所致的周围脑组织炎症反应较轻，反之，胶状期囊尾蚴常常被胶原纤维所包裹，导致单核细胞炎症反应，伴周围脑组织星型胶质细胞增生和水肿。当囊尾蚴转为肉芽肿和钙化阶段，水肿消退，但是病灶周围星形胶质增生可能更明显（Del Brutto 2012）。

就病灶位置而言，神经系统囊虫病传统上可分成蛛网膜下腔-脑池、脑实质、脑室及脊髓型。蛛网膜下腔-脑池是最常见的位置。"脑实质型"囊尾蚴位于灰白质交界处，此存在争议，"脑实质型"囊尾蚴是位于脑沟深部的蛛网膜下腔或者穿支血管周围间隙（Villagran-Uribe and Olvera-Rabiela 1988）。

囊腔内偏心性结节是诊断的重要线索。异常结节是囊尾蚴的头节，在 FLAIR 序列上最容易发现，囊尾蚴的头节呈高信号，囊腔无信号（图23-7）。

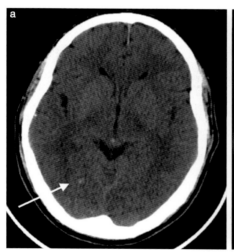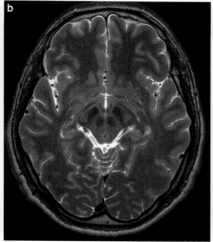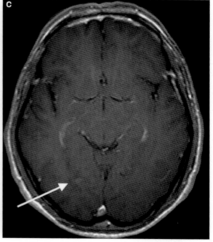

图 23-7　男性，54 岁，脑囊尾蚴患者，复杂部分性发作和继发性全面性发作多年。CT（图 a）和 MRI（图 b-f）显示多个微小病灶。病灶钙化（图 a 箭头处）与蛛网膜下腔相邻，环形强化（图 c 箭头处），有一个 T2 低信号环和囊腔内的偏心结构，提示头节（图 d，e 箭头处）

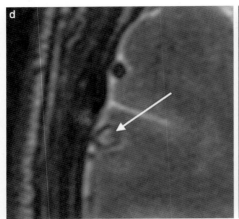
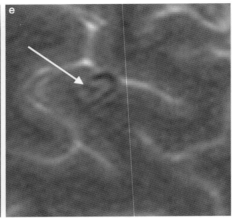
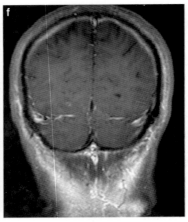

图 23-7（续）

7　包虫病（棘球蚴病）

7.1　流行病学

　　包虫病在世界上许多地方属于地方病，特别在中东、澳大利亚、新西兰、南美和欧洲的中部和南部。人类包虫病有两种，包括以狗为主要宿主的细粒棘球蚴病和以狐狸为主要宿主的多房/泡状棘球绦虫（Bükte et al. 2004）。

7.2　发病机制

　　棘球蚴成虫寄居在宿主的小肠，并通过粪便排卵。经口摄入虫卵后在人类肠道形成幼虫，幼虫穿过肠道黏膜，通过静脉和（或）淋巴系统进入各种器官（肝 50%~70%，肺 15%~30%，脑 2%~6%，脾，肾）。

7.3　临床表现

　　大部分患者是儿童和年轻人，表现为头痛、呕吐、视盘水肿、局灶性发作（33%）和局灶性神经功能缺损（Bükte et al. 2004）。

7.4　影像学

　　细粒棘球绦虫形成单房、双房或多房性大囊肿（半球），其囊液信号几乎等同于脑脊液等信号，囊肿壁薄，边界清楚，T2 加权序列上呈低信号，增强扫描常常呈高信号。有时候囊腔内部结构清晰可见，可能为子头节、棘球蚴囊（聚集的头节）或从两层外侧壁分离出的生发层（图 23-8）。

　　多房/泡状棘球绦虫形成多个小囊肿，伴环形或结节状强化。与细粒棘球绦虫相比，水肿更常见。

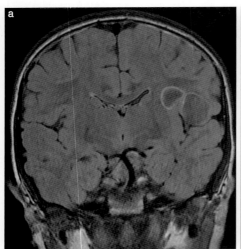
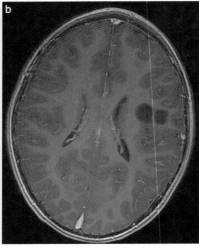
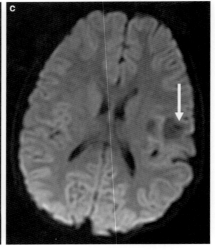

图 23-8　男，11 岁，包虫病，表现为右侧面部的局灶性发作。冠状位（**图 a**）和轴位（**图 f**）FLAIR，轴位（**图 b，e**）和矢状位（**图 d**）T1 对比增强梯度回波，和轴位弥散加权显示左侧中央前回的 1 个双叶囊性病灶。该病灶信号非完全等同于脑脊液，囊肿内的液体蛋白含量可能高于脑脊液。大型囊肿内可见子头节 **图 c-f** 箭头处）（Courtesy of J. Linn，Department of Neuroradiology，University of Munich，Germany.）

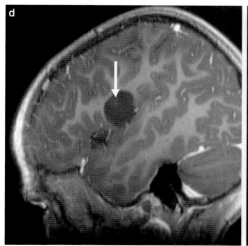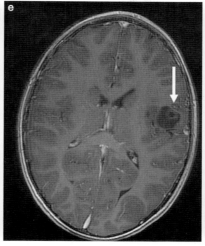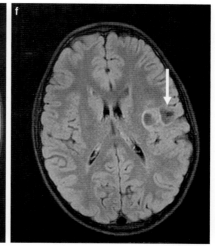

图 23-8（续）

8　结节病

8.1　流行病学

结节病是一种多系统炎性肉芽肿性疾病,病因不明,虽然目前的观点认为是对一种未知抗原的免疫反应(Iannuzzi et al. 2007)。北美的发病率为白种人 3/100 000 ~ 10/100 000,黑种人 35/100 000 ~ 80/100 000(Rybicki and Iannuzzi 2007)。

8.2　发病机制

结节病引起全身各系统器官非干酪化肉芽肿性炎,肺部和纵隔淋巴结最常见。神经系统结节病是结节病累及神经系统,低于 5% 的系统性结节病患者并发神经系统结节病,单纯的神经系统结节病占神经系统结节病的 17%(Pawate et al. 2009;Chapelon et al. 1990)。

8.3　临床表现

17% 神经系统结节病患者以癫痫发作为首发症状(Pawate et al. 2009)。各种发作类型均可见,但以全面性强直-阵挛发作常见(Krumholz et al. 1991)。

8.4　影像学

最常见的影像学表现是病变在 T2 呈高信号,约 25% 患者有强化(Pawate et al. 2009;Smith et al. 2004)。强化均匀一致,无中央坏死区(图 23-9)。神经系统结节病的病变与多发性硬化的病变在影像学上难于鉴别,两种疾病也都可以有视神经强化及神经炎表现。

仅有 20% 的患者可见脑膜强化(Pawate et al. 2009)。

结节病可以表现为脑外或脑内占位性病变(Urbach et al. 1997),如果位于脑实质内,应仔细寻找是否从蛛网膜下腔经 Virchow-Robin 间隙扩散而来(Mirfakhraee et al. 1986)(图 23-9)。与肺结核一样,诊断的线索是全身系统性结节性病变,特别是肺的结节性病变。

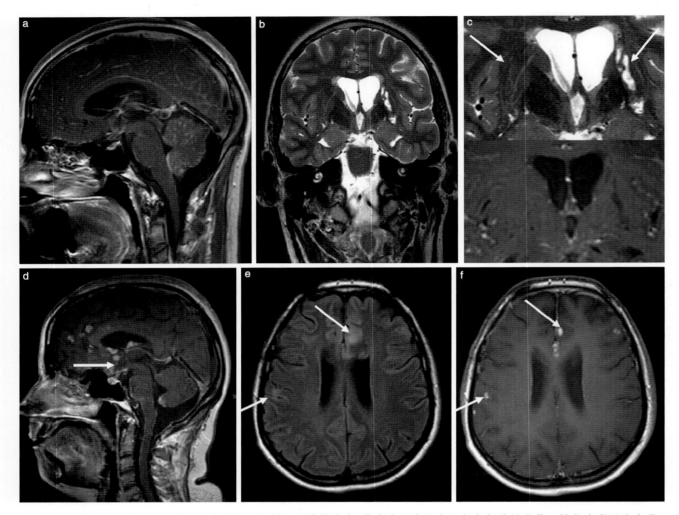

图 23-9　男,29 岁(图 a-c)和女,44 岁(图 d-f),神经系统结节病,临床表现为头痛和复杂部分性发作。结节病常见为肉芽肿性脑膜炎,好发于基底池,特别是围绕第三脑室前部区域(图 d 箭头处)。T2 加权像(图 c 箭头处)和 T1 增强扫描(图 b-d)上可见通过血管间隙(Virchow-Robin 间隙)渗入脑实质(图 c 箭头处)。图 e 和图 f 显示肉芽肿位于蛛网膜下腔的脑沟中,引起脑水肿(图 e-f 箭头处)

参考文献

AlSemari A, Baz S, Alrabiah F, Al-Khairallah T, Qadi N, Kareem A, Alrajhi AA (2012) Natural course of epilepsy concomitant with CNS tuberculomas. Epilepsy Res 99(1–2):107–111

Arman F, Kaya D, Akgün Y, Kocagöz S (2011) Tuberculous meningitis presenting with nonconvulsive status epilepticus. Epilepsy Behav 20(1):111–115

Bargalló J, Berenguer J, García-Barrionuevo J et al (1996) The "target sign": is it a specific sign of CNS tuberculoma? Neuroradiology 38(6):547–550

Baskin HJ, Hedlund G (2007) Neuroimaging of herpesvirus infections in children. Pediatr Radiol 37(10):949–963

Bishburg E, Sunderam G, Reichman LB, Kapila R (1986) Central nervous system tuberculosis with the acquired immunodeficiency syndrome and its related complex. Ann Intern Med 105:210–213

Bükte Y, Kemaloglu S, Nazaroglu H et al (2004) Cerebral hydatid disease: CT and MR imaging findings. Swiss Med Wkly 134(31–32):459–467 (Review)

Chang L, Cornford ME, Chiang FL et al (1995) Radiologic-pathologic correlation. Cerebral toxoplasmosis and lymphoma in AIDS. AJNR Am J Neuroradiol 16(8):1653–1663

Chapelon C, Ziza JM, Piette JC et al (1990) Neurosarcoidosis: signs, course and treatment in 35 confirmed cases. Medicine 69:261–276

Dastur DK, Manghani DK, Udani PM (1995) Pathology and pathogenetic mechanisms in neurotuberculosis. Radiol Clin N Am 33:733–752

Del Brutto OH (2012) Neurocysticercosis: a review. Scientific World J. 2012:159821

Del Brutto OH, Santibanez R, Noboa CA et al (1992) Epilepsy due to neurocysticercosis: analysis of 203 patients. Neurology 42:389–392

Dye C, Scheele S, Dolin P, Pathania V, Raviglione MC (1999) Consensus statement. Global burden of tuberculosis: estimated incidence, prevalence, and mortality by country. WHO Global Surveillance and Monitoring Project. JAMA 282:677–686

Hall CB, Long CE, Schnabel KC et al (1994) Human herpesvirus-6 infection in children. A prospective study of complications and reactivation. N Engl J Med 331:432–438

Kim MA, Park KM, Kim SE, Oh MK (2008) Acute symptomatic seizures in CNS infection. Eur J Neurol 15(1):38–41

Krumholz A, Stern BJ, Stern EG (1991) Clinical implications of seizures in neurosarcoidosis. Arch Neurol 48:842–844

Lannuzzi M, Rybicki B, Tierstein A (2007) Sarcoidosis. New Engl J Med 357:2153–2165

Mirfakhraee M, Crofford MJ, Guinto FC Jr et al (1986) Virchow–Robin space: a path of spread in neurosarcoidosis. Radiology 158(3):715–720

Murakami A, Morimoto M, Adachi S et al (2005) Infantile bilateral striatal necrosis associated with human herpes virus-6 (HHV-6) infection. Brain Dev 27:527–530

Murthy JM, Jayalaxmi SS, Kanikannan MA (2007) Convulsive status epilepticus: clinical profile in a developing country. Epilepsia 48:2217–2223

Narayanan JT, Murthy JM (2007a) Nonconvulsive status epilepticus in a neurological intensive care unit: profile in a developing country. Epilepsia 48:900–906

Narayanan JT, Murthy JM (2007b) New onset acute symptomatic seizures in neurological intensive care unit. Neurol India 55:136–140

Neto EC, Rubin R, Schulte J, Giugliani R (2004) Newborn screening for congenital infectious diseases. Emerg Infect Dis 10:1068–1073

Osborn AG, Salzman KL, Barkovich AJ (eds) (2010) Diagnostic imaging. Brain Amirsys Inc, Salt Lake City

Pawate S, Moses H, Sriram S (2009) Presentations and outcomes of neurosarcoidosis: a study of 54 cases. QJM 102(7):449–460

Penido Nde O, Borin A, Iha LC, et al (2005) Intracranial complications of otitis media: 15 years of experience in 33 patients. Otolaryngol Head Neck Surg 132(1):37–42 (Review)

Pickering LK (ed) (2006) Red book: report of the Committee on infectious diseases. American Academy of Pediatrics, Elk Grove Village, pp 361–371

WHO Report (2009) Global tuberculosis control: epidemiology, strategy, financing (publication No. WHO/HMT/TB/2009.411). World Health Organization, Geneva

Rowley AH, Whitley RJ, Lakeman FD et al (1990) Rapid detection of herpes-simplex-virus DNA in cerebrospinal fluid of patients with herpes simplex encephalitis. Lancet 335:440–441

Rybicki BA, Iannuzzi MC (2007) Epidemiology of sarcoidosis: recent advances and future prospects. Semin Respir Crit Care Med 28:22–35

Sellner J, Trinka E (2012) Clinical characteristics, risk factors and pre-surgical evaluation of post-infectious epilepsy. Eur J Neurol. doi: 10.1111/j.1468-1331.2012.03842.x [Epub ahead of print]

Singh N, Paterson DL (2000) Encephalitis caused by human erpes-virus-6 in transplant recipients: relevance of a novel neurotropic virus. Transplantation 69:2474–2479

Smith JK, Matheus MG (2004) MR imaging manifestations of neurosarcoidosis. AJR Am J Roentgenol 182:289–295

Smith AS, Meisler DM, Weinstein MA, et al (1989) High-signal periventricular lesions in patients with sarcoidosis: neurosarcoidosis or multiple sclerosis? AJR Am J Roentgenol 153(1):147–152

Tien RD, Felsberg GJ, Osumi AK (1993) Herpesvirus infections of the CNS: MR findings. AJR Am J Roentgenol 161:167–176

Trincado DE, Rawlinson WD (2001) Congenital and perinatal infections with cytomegalovirus. J Paediatr Child Health 37:187–192

Udani PM, Parekh UC, Dastur DK (1971) Neurological and related syndromes in CNS tuberculous meningitis: clinical features and pathogenesis. J Neurol Sci 14:341–357

Urbach H, Kristof R, Zentner J et al (1997) Sarcoidosis presenting as an intra- or extra-axial cranial mass: report of two cases. Neuroradiology 39(7):516–519

Villagran-Uribe J, Olvera-Rabiela JE (1988) Cisticercosis humana: e studio clinico y patologico de 481 casos de autopsia. Pathologia 26:149–156 [in Spanish]

Wainwright MS, Martin PL, Morse RP et al (2001) Human herpesvirus 6 limbic encephalitis after stem cell transplantation. Ann Neurol 50:612–619

第 24 章　Rasmussen 脑炎

王焕明 译　朱丹　梁树立　姚一 校

摘要

Rasmussen 脑炎是以一侧大脑半球慢性炎症为特征的疾病,主要发生于儿童。在 MRI 上早期表现为脑肿胀,随后出现进行性脑萎缩和脑组织破坏,此影像学表现也反映了其炎症变化过程;尽管如此,许多患者在首次 MRI 检查就表现为部分脑萎缩。

1　流行病学

Rasmussen 脑炎是一种罕见的、病因不明的、散发性的、慢性炎性疾病,病变往往累及一侧大脑半球,最早由 Theorore Rasmussen 于 1958 年报道。Rasmussen 脑炎主要发生于儿童(平均发病年龄是 6 岁),但也有青少年和成人的病例报告(Hart et al. 1997)。性别上无差异,18 岁及以下儿童的发病率为 2.4/1000 万(Bien et al. 未发表资料)。

2　发病机制

通过对患者脑标本的组织病理学研究发现,Rasmussen 脑炎是一种细胞毒性 T 细胞介导的神经元(Bien et al. 2002a,b,c)和星形细胞(Bauer et al. 2007)炎性反应,并最终导致这些细胞凋亡坏死。组织肿胀及 T2/FLAIR 像上信号增高的脑区,提示引起细胞毒性 T 细胞和胶质纤维酸性蛋白(GFAP)阳性、星形细胞的密度明显增加(急性期);而在慢性期,主要表现为脑组织破坏和炎症活动减弱,同时 T 细胞和反应性星形胶质细胞逐渐减少(Bien et al. 2002a,b,c)。这些发现支持发病初期活动性炎症至后期自行消退这一假说(Robitaille 1991)。

3　临床表现

Rasmussen 脑炎临床特点为难治性、局灶性癫痫发作,即部分性癫痫持续状态(56% ~92% 的病例),和受累半球脑功能损害(Oguni et al. 1991)。病程分为三个阶段(Bien et al. 2005):可有一前驱期,中位值为 7 个月(0 ~8.1 年),临床特征是癫痫发作频率相对低,仅少数患者有轻偏瘫;前驱期之后为急性期,癫痫发作频繁或者呈部分性癫痫持续状态,数周到数月内出现进行性脑组织破坏和相关的神经功能丧失,如偏瘫、偏盲和失语(如优势半球受累),同时认知功能也会恶化;大约 1 年以后进入后遗症期或慢性期,此期患者脑组织的体积下降会逐渐稳定,同时癫痫发作频率也逐渐减少。

在急性期,免疫调节剂如他克莫司(tacrolimus)可能会减少患者偏瘫的程度,但是不会改变癫痫发作频率(Bien et al. 2004)。免疫调节剂长期治疗可能延缓脑组织和脑功能丧失的进程,防止发展成为难治性癫痫(Bien et al. 未发表资料)。功能性大脑半球切除术是终止癫痫发作最有效的治疗方法。但是,患者一般都是到病程的晚期才行手术治疗,此时患者已出现永久性偏瘫和手指精细活动功能的丧失(Honavar et al. 1992)。

4　影像学

连续的 MRI 检查可观察到炎性病变在受累半球的扩展。病程相关的特征性变化在特定的脑区内表现为早期体积增加和 T2/FLAIR 信号增高,晚期脑萎缩且不伴信号异常。

大多数患者在初次 MRI 检查时会出现一定程度的单侧脑室扩大和蛛网膜下腔增宽,外侧裂区脑萎缩更明显,可伴 T2/FLAIR 像上皮质和皮质下信号增高。只有极少数患者表现为脑半球肿胀,皮质和白质信号轻度增加。MRI 也可正常,增强扫描无明显强化。

Rasmussen 脑炎的典型特征为同侧尾状核头部萎缩(Chiapparini et al. 2003;Granata et al. 2003),但是部分患者也可无尾状核头部萎缩或萎缩不明显(图 24-1)。约 50% 病例出现海马等颞叶内侧结构萎缩。小脑可以出现皮质信号增高和对侧(交叉性小脑失联络)、同侧,甚至双侧萎缩(图 24-2)。

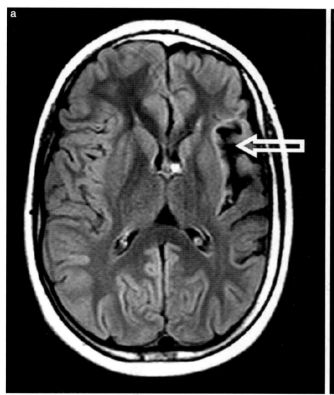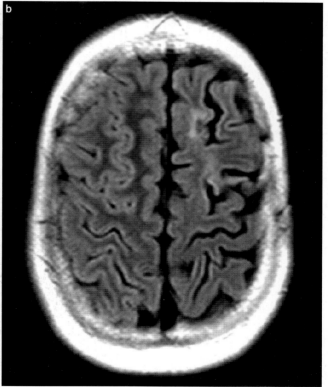

图 24-1　一例累及左侧半球的 Rasmussen 脑炎,环岛周围皮质萎缩明显伴皮质信号增高(图 a,c,d 空箭头处)。此例患者有海马硬化(图 c 箭头),但同侧尾状核头部没有硬化

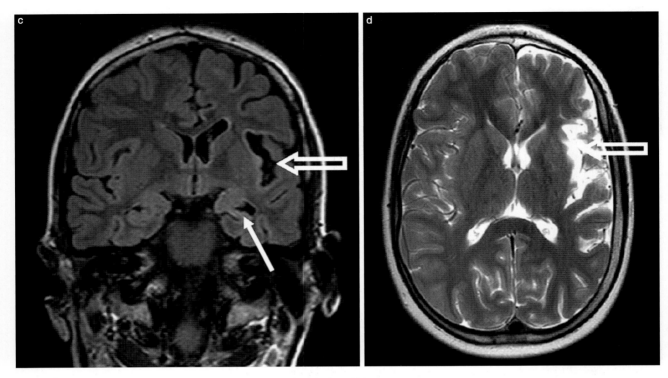

图 24-1(续)

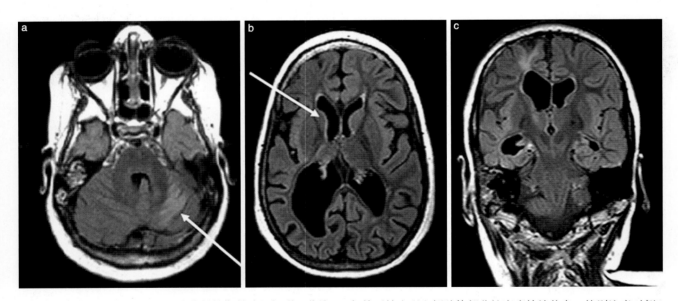

图 24-2 9 岁女孩,Rasmussen 脑炎慢性期的脑组织明显萎缩。3 年前开始出现左侧肢体部分性癫痫持续状态。特别注意对侧小脑有萎缩(小脑失联络)(图 a 箭头处),右侧尾状核头部萎缩(图 b 箭头处)及以右侧为著的双侧大脑半球萎缩(图 b,c)

MRI 随访显示同侧半球脑组织进行性丧失,对侧半球也会出现一定程度的脑组织丧失(Larionov et al. 2005)。大部分的脑组织丧失发生在急性期后的 12 个月内,也可持续几年(图 24-3)。为了评估半球萎缩的时间进程,Bien 等(2002a,b,c)介绍了一种被称作半球比率的平面测量法,这一方法可以对比患者不同时间段的影像学资料,同时不受扫描序列和方向的限制。轴位片一般取三脑室的最大层面,冠状位一般取视交叉层面,将大脑人为地分段和分阈值,然后分别将半球按照脑的像素进行容积计算和分类。如果比值是 1,则说明双侧半球的容积是相同的,如果比值小于 1,则提示受累半球有萎缩。除了脑组织进行性丧失以外,还会出现新的皮质/皮质下信号增高,这些信号的变化可能在以前的检查中并未出现过。反映疾病进行的体积定量的新方法依赖于基于体素的测量(Wagner et al. 2012)(表 24-1)。

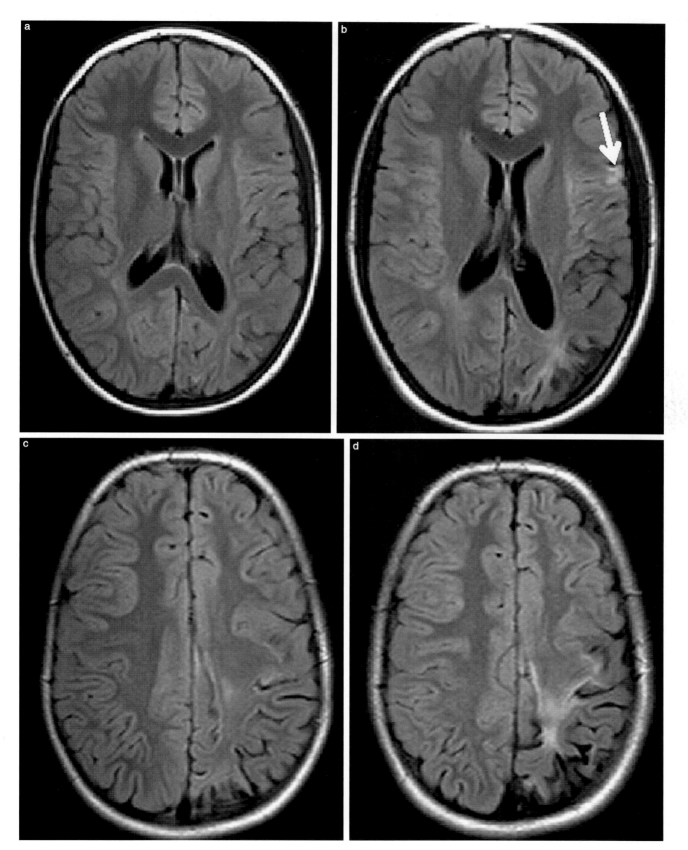

图 24-3 一例 12 岁 Rasmussen 脑炎女孩，MRI 检查提示进行性脑萎缩。随访 MRI 检查是在临床症状出现 5 年、首次 MRI 检查（图 a，c）4 年，注意左侧顶叶进行性脑萎缩和胶质增生（图 b，d）和额盖新出现的信号改变（图 b 箭头处）

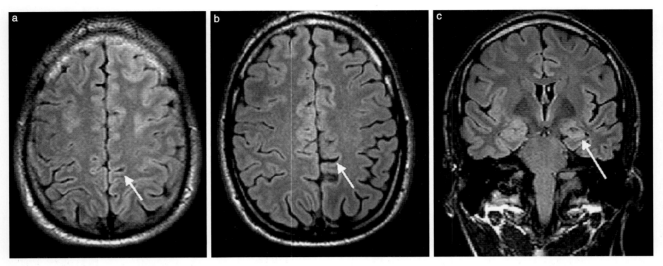

图 24-4　一例 28 岁男性 1 型糖尿病患者,3 次全面性强直-阵挛性发作后,持续数小时的失语和右侧偏瘫,3 天后首次 MRI 检查未见异常(**图 a**),但 6 个月后随访 MRI 检查发现左侧半球萎缩(**图 b**)。为了进行对比,注意图 a 和图 b 箭头所指的扣带回边缘部,同时注意左侧海马有萎缩和信号轻度增加(**图 c** 箭头处)

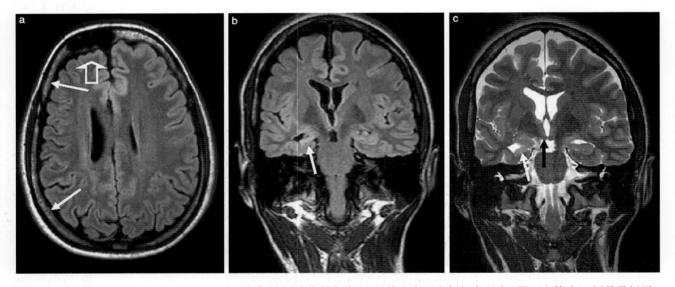

图 24-5　女性,30 岁,Dyke-Davidoff-Masson 综合征,围产期缺氧史,MRI 检查发现右侧额窦肥大(**图 a** 空箭头)、颅骨骨板增厚(**图 a** 箭头处)、右侧半球萎缩和海马硬化(**图 b,c** 箭头处),伴乳头体萎缩(**图 c** 黑箭头处)。额窦扩大和颅骨增厚是一种代偿机制,符合先天性和生后早期病因所致

表 24-1　Rasmussen 脑炎不同时期的 MRI 改变
(Bien et al. 2002 a,b,c)

Ⅰ期	脑肿胀、T2/FLAIR 像信号增高
Ⅱ期	正常体积、T2/FLAIR 像信号增高
Ⅲ期	脑萎缩、T2/FLAIR 像信号增高
Ⅳ期	脑萎缩、正常信号

Rasmussen 脑炎患者的典型临床表现为部分性

癫痫持续状态,即局限于受累的部分身体的自发的节律或非节律阵挛性肌肉抽搐,有时会因动作和感觉刺激而加重,最少持续 1 小时,间隔不超过 10 秒。除了 Rasmussen 脑炎以外,部分性癫痫持续状态还需要与表 24-2 所列的疾病相鉴别。

如果 MRI 检查提示一侧半球萎缩,表 24-3 所列的疾病也应加以考虑。

表 24-2　部分性癫痫持续状态的病因（来源于 Bien and Elger 2008）

疾　病	发生频率（%）
血管性（脑卒中、颅内出血、静脉栓塞、血管炎）	20
感染性（Rasmussen 脑炎、自身免疫性脑炎、Creutzfeldt-Jakob 病）	20
肿瘤（胶质瘤、脑膜瘤、淋巴瘤）	10
代谢性（非酮症高血糖、线粒体疾病、Alpers 综合征、肌阵挛癫痫伴肌肉破碎红纤维、中毒）	10
其他疾病（多发性硬化、遗传性癫痫、自身免疫性甲状腺相关的激素反应性脑病、系统性红斑狼疮）	20
不明原因	20

表 24-3　单侧半球萎缩相关的其他疾病

疾　病	MRI 线索
Sturge-Weber 血管瘤病	血管瘤有强化，皮质钙化，同侧脉络丛增大
胎儿期/围产期半球梗死（Dyke-Davidoff-Masson 综合征）（Dyke et al. 1933）	颅盖骨增厚，同侧气房扩大，岩骨嵴和前颅窝抬高
癫痫持续状态或频繁癫痫发作后一侧半球萎缩	早期一侧半球正常或者肿胀，随访 MRI 提示脑沟增宽、皮质变薄且信号增高，脑白质容积减少（见图 24-4）
脑穿通畸形	病变偏局限
偏侧惊厥-偏瘫-癫痫综合征	血管分布或整个半球结构毁损
对侧半球半侧巨脑畸形	环外侧裂解剖扭曲伴外侧裂加深
线粒体脑肌病伴高乳酸血症和卒中样发作	双侧半球和基底节区病变

参考文献

Bauer J, Elger CE, Hans VH, Schramm J, Urbach H, Lassmann H et al (2007) Astrocytes are a specific immunological target in Rasmussen's encephalitis. Ann Neurol 62:67–80

Bien CG, Widman G, Urbach H et al (2002a) The natural history of Rasmussen's encephalitis. Brain 125:1751–1759

Bien CG, Bauer J, Deckwerth TL, Wiendl H, Deckert M, Wiestler OD et al (2002b) Destruction of neurons by cytotoxic T cells: a new pathogenic mechanism in Rasmussen's encephalitis. Ann Neurol 51:311–318

Bien CG, Urbach H, Deckert M, Schramm J, Wiestler OD, Lassmann H et al (2002c) Diagnosis and staging of Rasmussen's encephalitis by serial MRI and histopathology. Neurology 58:250–257

Bien CG, Elger CE (2008) Epilepsia partialis continua: semiology and differential diagnosis. Epileptic Disord 10:3–7

Bien CG, Gleissner U, Sassen R, Widman G, Urbach H, Elger CE (2004) An open study of tacrolimus therapy in Rasmussen's encephalitis. Neurology 62:2106–2109

Bien CG, Granata T, Antozzi C et al (2005) Pathogenesis, diagnosis, and treatment of Rasmussen encephalitis. A European consensus statement. Brain 128:454–471

Bien CG, Tietmeier H, Sassen R, Kuczaty S, Urbach H, von Lehe M, Becker A, Bast T, Brückmann D, Diers A, Herkenrath P, Jansma C, Karenfort A, Kieslich M, Kruse B, Kurlemann G, Rona S, Schubet S, Vieker S, Wilken B, Elger CE Rasmussen encephalitis: a first randomized clinical trial for an orphan disease (submitted)

Chiapparini L, Granata T, Farina L, Ciceri E, Erbetta A, Ragona F et al (2003) Diagnostic imaging in 13 cases of Rasmussen's encephalitis: can early MRI suggest the diagnosis? Neuroradiology 45:171–183

Dyke CG, Davidoff LM, Masson CB (1933) Cerebral hemiatrophy with homolateral hypertrophy of the skull and sinuses. Surg Gynecol Obstet 57:588–600

Granata T, Gobbi G, Spreafico R, Vigevano F, Capovilla G, Ragona F et al (2003) Rasmussen's encephalitis: early characteristics allow diagnosis. Neurology 60:422–425

Hart YM, Andermann F, Fish DR, Dubeau F, Robitaille Y, Rasmussen T et al (1997) Chronic encephalitis and epilepsy in adults and adolescents: a variant of Rasmussen's syndrome? Neurology 48:418–424

Honavar M, Janota I, Polkey CE (1992) Rasmussen's encephalitis in surgery for epilepsy. Dev Med Child Neurol 34:3–14

Larionov S, Koenig R, Urbach H, Sassen R, Elger CE, Bien CG (2005) MRI brain volumetry in Rasmussen encephalitis: the fate of affected and "unaffected" hemispheres. Neurology 64:885–887

Oguni H, Andermann F, Rasmussen TB (1991) The natural history of the syndrome of chronic encephalitis and epilepsy: a study of the MNI series of fortyeight cases. In: Andermann F (ed) Chronic encephalitis and epilepsy. Rasmussen's syndrome. Butterworth-Heinemann, Boston, pp 7–35

Rasmussen T, Olszewski J, Lloyd-Smith D (1958) Focal seizures due to chronic localized encephalitis. Neurology 8:435–445

Robitaille Y (1991) Neuropathologic aspects of chronic encephalitis. In: Andermann F (ed) Chronic encephalitis and epilepsy. Rasmussen's syndrome. Butterworth-Heinemann, Boston, pp 79–110

Rogers SW, Andrews PI, Gahring LC, Whisenand T, Cauley K, Crain B et al (1994) Autoantibodies to glutamate receptor GluR3 in Rasmussen's encephalitis. Science 265:648–651

Wagner J, Schöne-Barke C, Bien CG, Urbach H, Elger CE, Weber B (2012) Automated 3D MRI volumetry reveals regional atrophy differences in Rasmussen's encephalitis. Epilepsia 2012 Apr 53(4): 613–621. doi: 10.1111/j.1528-1167.2011.03396.x

第 25 章　代谢性疾病

李朝阳　李其富　陈声妹 译　李文玲　梁树立 校

目录

摘要

癫痫发作是代谢性疾病中一个常见的症状。尽管如此,内科医生即不能仅凭发作症状、脑电图或核磁共振结果确定诊断,更重要的是结合临床症候群、发病年龄和合理的实验室检查进行诊断。

本章节不可能涵盖 200 多种代谢性疾病,而所有这些代谢性疾病综合起来也只是癫痫相当罕见的病因。尽管如此,癫痫发作仍是代谢性疾病中一种常见的症状,有时癫痫发作、甚至癫痫性脑病是代谢性疾病突出的临床症状。(Saudubray et al. 2006; Sedel et al. 2007; Stöckler-Ipsiroglu and Plecko 2009; Thomas et al. 2010)。

代谢性疾病有不同的分类方法(代谢缺陷、发病年龄、临床表现、癫痫发作类型)。此处根据典型的发病年龄,将与癫痫相关的代谢性疾病及其一些相对特异的 MRI 表现分组列于表 25-1 中。

1　线粒体疾病

伴有频繁癫痫发作的:Leigh 综合征;MELAS(线粒体性脑肌病、乳酸性酸中毒和脑卒中发作);MERRF(肌阵挛性癫痫伴破碎红纤维);Alpers-Huttenlocher 综合征;共济失调-神经病谱系疾病,包括线粒体性隐性遗传性共济失调(MIRAS),伴有神经病变的感觉性共济失调、构音困难和眼肌瘫痪(SANDO)综合征,肌阵挛性癫痫、肌肉病、感觉性共济失调(MEMSA)综合征,也被称为脊髓小脑性共济失调(SCAE)综合征。

表 25-1　伴有癫痫的代谢性疾病及其具体的 MRI 表现

发病年龄	疾病	临床表现-诊断	MRI
新生儿	维生素 B₆ 代谢性疾病 吡哆醇依赖性癫痫发作（PDS） 亚叶酸应答性癫痫发作 磷酸吡哆醛依赖性癫痫发作（PLP）	早期肌阵挛型脑病 EEG：无特异模式（Gospe 2010） PDS：血浆和脑脊液中哌可酸升高，癫痫发作可在静脉注射维生素 B₆ 50-100mg 后终止（Stöckler-Ipsiroglu and Plecko 2009） PLP：尿液中含有香草乳酸，口服磷酸吡哆醛，可有助于控制癫痫发作（Stöckler-Ipsiroglu and Plecko 2009）	磁共振表现变异较大，从正常、髓鞘形成异常至皮质发育不良均可见（Mills et al. 2010）
	非酮性高氨酸血症（氨基酸代谢病）	早期肌阵挛型脑病 肌阵挛全身性发作 EEG：爆发性抑制和棘慢节律 血浆、尿液和脑脊液中甘氨酸含量升高	胼胝体发育不良，髓鞘形成延迟，髓鞘空泡形成伴锥体束、中脑大脑脚、齿状核 DWI 高信号；H1 磁共振波谱分析显示甘氨酸水平升高（short and long TE）（Press et al. 1989，Sener 2003，Huisman et al. 2002）
	甲基丙二酸尿症（氨基酸尿症：异亮氨酸，缬氨酸，苏氨酸和奇链脂肪酸的代谢障碍所致）	多种伴有急性代谢危象的临床表型	急性代谢危象伴脑肿胀以及苍白球 T2-FLAIR 呈高信号。慢性期表现为胶质增生和体积缩小。（Brismar and Ozand 1994）
	戊二酸尿症Ⅰ型（有机酸尿症，赖氨酸、羟赖氨酸、色氨酸等氨基酸代谢障碍）	巨颅，头痛，认知障碍，锥体束征，癫痫，震颤	两侧壳核的异常信号，硬膜下积液/血肿，伴有明显的大脑外侧裂的巨颅。（Brismar and Ozand 1995）（见图25-1）
	L2 羟基戊二酸尿症（有机酸尿症）	精神发育迟滞，癫痫，震颤麻痹，锥体束征，共济失调	T2-FLAIR 上伴有 U 型纤维的皮质下白质、内囊前肢、外囊、极外囊和齿状核上高信号（Seijo-Martínez et al. 2005）
	枫糖尿病	新生儿癫痫，呕吐，酮症酸中毒，低血糖症，枫糖浆气味	白质水肿，包括皮质脊髓束，视辐射，脑干白质束，小脑白质 DWI 高信号（弥散受限） 1H 磁共振波谱分析；特征性宽峰值为 0.9ppm（支链酮酸）（Jan et al. 2003）
	丝氨酸缺乏症（氨基酸代谢病）	West 综合征：精神运动发育迟滞，痉挛性四肢瘫。EEG：高峰节律。两种类型：3-磷酸甘油酸脱氢酶缺乏症，3-磷酸丝氨酸磷酸化酶（3-PSP）缺乏症（de Koning and Klomp 2004）	先天性小头畸型，白质脱髓鞘（de Koning et al. 2000，de Koning and Klomp 2004）
	γ-氨基丁酸（GABA）转氨酶缺乏症（氨基酸代谢病）	早期癫痫性脑病 脑脊液和血清中 GABA 含量高	无特异性结果
	亚甲基四氢叶酸还原酶（MTF-HR）缺乏症	早期癫痫性脑病	白质的萎缩，髓鞘形成延迟，脱髓鞘（Engelbrechtet al. 1997；Prasad et al. 2011 a，b）

续表

发病年龄	疾病	临床表现-诊断	MRI
婴儿	先天性 L-谷氨酰胺缺乏症(尿素循环障碍)	早期肌阵挛型脑病	白质体积减少,T2 加权像上信号强度增强,萎缩性基底神经节(Haeberle et al. 2012)
	Zellweger 综合征(过氧化物酶体失调)	颅面先天性畸形、严重肌张力减低,新生儿癫痫发作,肝肿大,心脏和眼部异常	髓鞘形成延迟,双侧对称的大脑外侧裂皮质发育不良,脑室周围氯化苄烷氨溶解的囊肿,灰质异位(Barkovich and Peck 1997;Weller et al. 2008)
	钼辅因子缺乏	典型:早期癫痫性脑病 非典型:全脑发育落后 尿液中亚硫酸盐检测呈阳性	灰质肿胀,大脑半球梗死。(Appignani et al. 1996;Vijayakumar et al. 2011)
	葡萄糖转运蛋白 1 型(GLUT1)缺乏症	不同形式的癫痫,包括肌阵挛和非典型失神发作 脑电图:广泛棘慢波和多棘慢波发放,CSF 糖含量减低,但是血糖正常。GLUT1 染色体上 1 p35 区域-31.3 基因突变(Klepper and Leiendecker,2007) 生酮饮食	小头畸型(Klepper and Leiendecker 2007)
	苯丙酮尿症(氨基酸代谢病)	临床症状取决于苯丙氨酸水平及出生时是否限制了苯丙氨酸的摄入:婴儿期出现早期肌阵挛脑病——痉挛性瘫痪、痴呆、和(或)在成人时出现视神经萎缩	MRI 的异常结果取决于苯丙氨酸水平:脑室后角周围白质 T2-FLAIR 和 DWI 上呈高信号(Kono et al. 2005)
	Menkes 卷发病(毛发灰质营养不良)	部分性阵挛性癫痫持续状态——婴儿痉挛——多灶性癫痫 EEG:高峰失律 两周后血铜和血浆铜蓝蛋白呈低水平改变	出生时 MRI 正常。快速进展性大脑和小脑萎缩,T1 像显示基底节高信号,双侧慢性硬膜下血肿,颅内动脉扭曲。(Prasad et al. 2011a,b)
	生物素酶(多种羧化酶)缺乏症	癫痫发作。从 3 或 4 个月龄时开始出现 West 综合征,肌张力减低、脱发、皮疹(Wolf et al. 1983,1985)	MRI:T2/FLAIR 像上白质信号增强,提示间质水肿,伴额叶优势和 U 型纤维受累(Desai et al. 2008)
	肌酸缺乏症	癫痫发作和精神运动发育迟缓 精氨酸-甘氨酸-胍基转移酶类(AGAT)-,胍基乙酸甲基转移酶(GAMT)-或肌酸转运体(CRTR)缺乏症	正常,磁共振波谱分析:肌酸峰值降低;胍基乙酸甲基转移酶(GAMT)缺乏:T2/FLAIR 像上苍白球信号增强。(Stöckler et al. 1994;Barkovich 2007)
	神经节苷脂累积病(GM2):婴儿型、B 型家族黑蒙性白痴(Tay-Sachs),O 型(Sandhoff),AB 型(溶酶体障碍)	神经细胞溶酶体内 GM2 神经节甘脂累积,巨颅,失明(眼底樱桃红斑),癫痫发作	T1 像高信号,T2 像低信号,双侧对称的丘脑信号异常,(苍白球、壳核和尾状核),白质弥漫性 T2 高信号,除胼胝体以外。(Vander Knaap and Valk 2005)

发病年龄	疾病	临床表现-诊断	MRI
	神经元蜡样质脂褐质沉积病(婴儿型、Santavuori,CLN1)(溶酶体障碍)	在 8~18 个月前精神运动发育正常,之后癫痫发作快速进展。主要症状是视觉障碍;大多数患儿在 2 岁之前失明(Santavuori et al. 1993)	13 个月以来在 T2 上可见脑萎缩,丘脑低信号,白质和基底节均出现低信号,侧脑室壁变薄且 T2 高信号(Vanhanen et al. 1995)
学龄前儿童	琥珀酸半醛脱氢酶缺乏症(SSADH)4-羟丁酸酸尿症,GABA 代谢障碍	GABA 代谢障碍。强直-阵挛和失神发作,发育迟缓,肌张力低下,行为异常,眼部异常 平均发病年龄在 2 岁,但确诊在 30~40 岁后(Pearl et al. 2011) 4-羟丁酸在脑脊液、尿液、血浆中浓度高(Pearl et al. 2003 a,b)	T2 加权像上苍白球信号增强,大脑和小脑萎缩,T2 加权像上皮质下白质,齿状核和脑干呈高信号,髓鞘形成延迟(Pearl et al. 2003a,b;Gordon 2004)
	神经元蜡样脂褐质沉积症(婴儿期晚发型,Janksy-Bielschowsky CLN2)(溶酶体障碍)	在 2~4 岁前精神运动的发育正常,之后癫痫发作快速进展(肌阵挛,强直-阵挛,非典型失神发作)。主要的症状是视觉障碍,大多数 6 岁左右失明	弥漫性的大脑和小脑萎缩,T2 像上丘脑和基底节呈低信号
	线粒体疾病	见表 25-2	见表 25-2
学龄儿童	神经元蜡样脂褐质沉积症(少年型, Spielmeyer-Vogt or Batten, CLN3)(溶酶体障碍)	快速性视觉障碍和进展性痴呆。肌阵挛性和强直-阵挛性癫痫发作	弥漫性的大脑和小脑萎缩,T2 像上丘脑和基底节呈低信号
	线粒体疾病	见表 25-2	见表 25-2
	进行性肌阵挛性癫痫	见表 25-4	见表 25-4
青少年和成人	神经元蜡样脂褐质沉积症(成人型,Kufs,CLN3)(溶酶体障碍)	全身性发作,锥体外系症状,无失明	弥漫性的大脑和小脑萎缩,T2 像上丘脑和基底节呈低信号
与具体年龄无相关性	线粒体疾病	见表 25-2	见表 25-2
	Niemann-Pick 病 C 型	常染色体隐性变异,NPC1 或 NPC2 基因突变 临床症状:肝肿大,脾肿大,淋巴结病,小脑性共济失调(76%)、垂直性核上性眼肌麻痹(75%)、构音障碍(63%)、认知缺陷(61%)、运动障碍(58%),脾肿大(54%)、精神障碍(45%)、吞咽困难(37%),癫痫(18%),和猝倒(Sévin et al. 2007) 临床疾病谱:从新生儿迅速致命性损害到成人神经退行性疾病(Sévin et al. 2007)	灰质病变。 皮质、脑干、小脑、胼胝体中度萎缩。萎缩的位置与临床症状相关(Sévin et al. 2007)

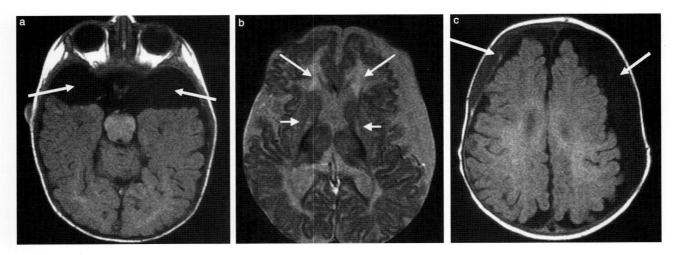

图 25-1　戊二酸尿症 I 型，女性，7 月龄，MRI 显示在颞极处和隆凸上可见增宽的蛛网膜下腔和硬膜下积液/血肿（**图 a，c** 中箭头所指）。由于髓鞘在持续形成中，脑实质更难以评估。然而，双侧纹状体（**图 b** 短箭头）和白质可见显著均匀的异常信号（**图 b** 长箭头）

伴偶发癫痫发作的疾病：婴儿期起病的脊髓小脑性共济失调（IOSCA）；Leber 遗传性视神经病（LHON）；慢性进展性眼外肌麻痹（CPEO）和 Kearns-Sayre 综合征（KSS）；累及脑干和脊髓的脑白质病和乳酸性酸中毒（LBSL）综合征；神经病-共济失调-色素性视网膜炎（NARP）综合征。

不伴癫痫发作的疾病：线粒体性神经胃肠性脑肌病（MNGIE）综合征（Finsterer and ZarroukMahjoub 2012）。

1.1　概述

线粒体是一种为多种细胞功能提供所需能量的双层膜细胞器。一个细胞内含的数百个线粒体，并依赖于这些线粒体产生的 ATP。代谢旺盛的组织细胞，诸如中枢神经系统细胞（含眼部和视神经），心脏传导系统细胞，骨骼肌细胞，胰岛细胞，肾细胞和肝细胞，都含有大量的线粒体（Haas and Dietrich 2004）。

线粒体的主要功能是通过氧化磷酸化合成 ATP。其他线粒体活动包括活性氧的清除、细胞凋亡的调控、参与铁代谢、脂肪酸的氧化和氨基酸的生物合成。氧化磷酸化由线粒体呼吸链完成。线粒体呼吸链是一种嵌入线粒体内膜的由五种复合物构成的多肽链。前四种复合体（复合体 I-IV）氧化烟酰胺腺嘌呤二核苷酸（NADH）和还原型黄素二核苷酸（$FADH_2$），而复合体 V 利用形成的电化学梯度将 ADP 磷酸化为 ATP。包括泛醌（也被称为辅酶 Q10（CoQ_{10}）和细胞色素 C 在内的辅助因子在呼吸链中起到传递电子的作用。丙酮酸和脂肪酸是能量代谢中最重要的底物。丙酮酸通过单碳酸转位酶跨越线粒体膜，通过丙酮酸脱氢酶复合体去除碳化物（Haas and Dietrich 2004）。

线粒体有其自身的基因组。基因组由 37 个基因（mtDNA）、2 个核糖体 RNA（rRNAs）和 22 个转运 RNA 组成（tRNAs），其中，37 个基因编码了 13 个作为 5 种呼吸链复合体亚基的结构蛋白。这些结构蛋白中，大部分由核 DNA 编码并被输入线粒体胞质中。

mtDNA 几乎无一例外的从母亲遗传到子代：虽然约有 100 个父代的线粒体进入受精的卵子，但这些被泛素标记的线粒体提示线粒体中的蛋白被受精卵水解破坏，所以实际上几乎所有受精卵的线粒体来自其母亲（母系遗传）。

每一个线粒体都包含几个 mtDNA 的副本。通常，所有副本都是相同的（同型异源性）。当一个副本出现突变后，这个副本就成为了突变型，野生型和突变型 mtDNA 共处在同一个线粒体中（异质性）。因为部分线粒体（和他们所包含的 mtDNA）是随机分配至两个子细胞（复制分裂），所以异质性在宿主细胞的分裂中起到重要的作用。异质性和复制分裂造成了明显的疾病表型多样性，即使是在同一个的家族中的不同个体。

因此，可想而知，线粒体疾病随着起病年龄的多样化、进展程度和严重程度的不同也具有多样性。较为熟知的伴有癫痫发作的临床表型有：Leigh 病、MELAS 综合征、MERRF 综合征、Alpers-Huttenlocher

综合征;较为熟知的伴偶发癫痫发作的临床表型有慢性进展性眼外肌麻痹（CPEO）和 Kearns-Sayre 综合征（KSS）;Leber 遗传性视神经病（LHON）。其他的临床表型诸如共济失调-神经病,肌阵挛性癫痫,肌病,感觉性共济失调（MEMSA）——也被称为伴有癫痫的脊髓小脑性共济失调（SCAE）综合征,线粒体性神经胃肠性脑肌病（MNGIE）综合征,神经病-共济失调-色素性视网膜炎（NARP）综合征都是鲜为人知的（Hakonen et al. 2005;Tzoulis et al. 2006;Finsterer and ZarroukMahjoub 2012）。（见表 25-2）此外,很大一部分线粒体功能障碍的病例归到了未分类的非特异性脑病综合征。

表 25-2　常见线粒体疾病概览

线粒体疾病	起病年龄（岁）	主要的临床体征	典型的遗传方式	基因缺陷	MR
Leigh 病	大多数<2 岁	伴脑干功能受损的进展性脑病	常染色体隐性,母系遗传,x 连锁	遗传异质	T2/FLAIR 像双侧壳核和中脑导水管周围灰质高信号
MELAS 综合征	平均为 10 岁,且<40 岁	卒中样发作,偏头痛样发作,听力损失,肌病,偶有癫痫发作	母系遗传	tRNA^{Leu}:3243A/G（80% 的病例）POLG	与血管分布区不相关的大脑皮质和皮质下病变,DWI 混合性信号强度
MERRF 综合征	青少年晚期和成人早期	进行性肌阵挛,部分性和全身性癫痫,小脑性共济失调,耳聋,肌病,视网膜病变	母系遗传	母系遗传:tRNA^{Lys}:8344A/G（80% of-cases）3243A/G POLG1	小脑和大脑萎缩,双侧对称的脑干、基底节的异常信号
Alpers-	范围较宽,多<2 岁	可视现象,难治性癫痫发作,服用丙戊酸后出现的急性肝损害	常染色体隐性	POLG1	丘脑/枕叶高信号
Huttenlocher	成人早期	视力丧失、早期视盘微血管病/水肿晚期萎缩。个别病例有所缓解。主要为男性患者	母系遗传	11778G/A 14484T/C 3460G/A	正常或视神经/视交叉水肿和高信号表现（急性期）或视神经/视交叉萎缩（慢性期）
CPEO/KSS	>10 岁,<20 岁	上睑下垂,眼肌麻痹/色素性视网膜炎。小脑性共济失调,心脏传导阻滞、痴呆、内分泌症状	大多数散发（50%）,遗传病例中以常染色体显性遗传为主,常染色体隐性遗传,母系遗传	单个/多个 mtDNA 缺失	双侧对称的脑干,基底节,白质周围高信号
MNGIE	<20 岁	进展性眼外肌麻痹和上睑下垂,严重的胃肠动力障碍,精神萎靡,周围神经病变。癫痫不具有特征性	常染色体隐性遗传	胸苷磷酸化酶基因突变,POLG1 少见	累及胼胝体的脑白质病
NARP	<20	色素性视网膜病变,周围轴索神经病变,共济失调	母系遗传	T8993 G/C,高异质性突变	桥小脑萎缩、脑白质病、ADEM 样、PVL 样、MELAS 样改变

大多数线粒体疾病在童年发病,并伴发多种癫痫发作,包括全面性发作(肌阵挛,强直,强直-阵挛,失张力发作),单纯部分性发作,复杂部分性发作和继发性全身性发作。此外,某些特定的临床电生理综合征(Otahara 综合征,West 综合征,Lennox-Gastaut 综合征,Landau-Kleffner 综合征)也能由线粒体疾病引起(Lee et al. 2008)。

从影像学的角度来看,线粒体疾病多见于双侧对称的基底节,脑干和小脑病变(Barkovich et al. 1993,Saneto et al. 2008)。基底节相对来说较容易受到能量代谢紊乱的影响;然而,这种影像学特征并不具有特异性,也可见于一氧化碳中毒,胆红素中毒,脂肪代谢紊乱,有机酸尿等。此外,脑白质营养不良甚至可能反映了机体中存在线粒体疾病(Santorelli et al. 1993,Lebre et al. 2011)。当氧化磷酸化受损时,能量代谢将遵从无氧糖酵解的路线,产生乳酸。由于乳酸的化学位移为 1.3ppm,表现为双重峰,故 H_1-磁共振波谱分析对诊断线粒体疾病非常有帮助。

1.2　Leigh 病

亚急性坏死性脑脊髓病

1.2.1　流行病学

Dennis Leigh 在 1951 年首次将其描述为是一种

影响脑干、小脑或基底节功能的反复性急性发作的神经退行性疾病。

1.2.2　发病机制

常染色体隐性、X 连锁隐性遗传或母系遗传,多种生化缺陷和分子缺陷:复合体 I 缺乏占 39%,丙酮酸脱氢酶复合体缺乏占 25%,环氧酶(COX)缺乏占 25%,腺苷三磷酸酶的 mtDNA 突变 25%。

1.2.3　临床表现

婴儿和儿童期严重进展性脑病与全面发育迟缓、喂养和吞咽困难、中枢性呼吸低通气,肌张力不全、视神经萎缩、共济失调、眼球震颤、癫痫发作、听力损失,乳酸酸中毒和早期死亡。成人少见。

1.2.4　影像学

基底节(壳核、苍白球和尾状核)、丘脑、中脑(红核、黑质和中脑导水管周围区域)、脑干和齿状核对称 T2WI 均匀高信号,伴部分强化。病灶处神经元坏死变性,毛细血管增生,神经胶质增生,类似韦尼克脑病。壳核病灶具有特征性。乳头体可能受累,但一些作者认为乳头体受累提示韦尼克脑病的存在。在急性期,病灶处水肿;晚期则有明显的萎缩(见图 25-2)。

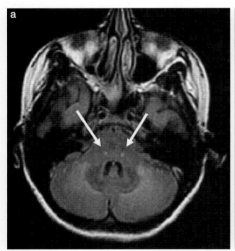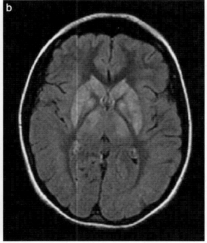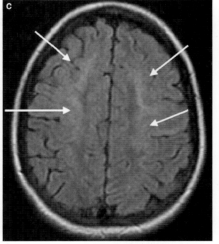

图 25-2　女性,20 岁,患有先兆偏头痛且卒中样发作数年。MRI 显示苍白球、纹状体、丘脑(图 b)和脑干(图 a:箭头指向中央被盖束)对称性病灶和弥散性小脑和大脑白质高信号(图 c:箭头)。这种影像学改变提示 Leigh 病,这是一种典型的发生在婴儿期的急性病。肌肉活检提示线粒体细胞病,其中复合体IV缺乏较复合体 I 缺乏更多见。

1.3　MELAS

线粒体肌病、乳酸酸中毒性脑病和卒中样发作。

1.3.1　流行病学

Pavlakis 在 1984 年首次将其描述为一个具有高

表型变异的特殊综合征。

1.3.2　发病机制

几个 mtDNA 的点突变:最常见的是编码线粒体 tRNA^{Leu}的 *MTTL1* 基因上的 A3243G 位点的突变（80% 的病例）。

1.3.3　临床表现

临床三联征:①40 岁之前的卒中样发作,通常<15 岁;②以癫痫发作（85%～90%）、痴呆（50%～90%）或者两者兼有为特征性表现的脑病;③乳酸酸中毒,肌肉活检提示破碎的红纤维,或两者兼有。其他常见的异常包括肌无力和早期易疲劳性,感音神经性耳聋（25%～90%）,主要是轴索性感觉性周围神经病、糖尿病、身材矮小（80%）、心肌病、心脏传导阻滞、肾和胃肠功能障碍。癫痫发作通常是单纯部分性发作,少有部分性癫痫持续状态（Riba-coba et al. 2006）。

实际上卒中样发作可见于所有 MELAS 患者,且常常以口吃为起病症状,伴有类似偏头痛的前驱症状和持续数小时的呕吐。病灶多见于枕叶和顶叶,80% 患者患有同向性偏盲。常见意识丧失,其他神经系统局灶性损害也可能发生,包括失语、失读症,但没有失写和偏瘫。

1.3.4　影像学

既往认为 MELAS 患者的特殊为:卒中样发作、病灶不局限于血管分布区、DWI 上没有细胞毒性水肿表现。然而,经细致地观察,会发现皮质内的细胞毒性水肿带。大脑半球后部是主要病灶,卒中样症状通常会演变成皮质-皮质下损害的表现。

很大一部分 A3243G 点突变的患者无 MELAS 疾病表型,无卒中样发作,在 MR 上可见明显的深部灰质钙化（基底神经节、齿状核）,或者 T2 加权梯度回波序列上可见苍白球微小的病变（图 25-3）。

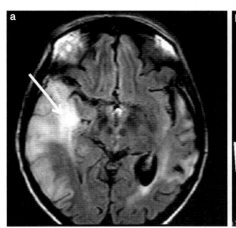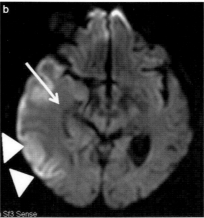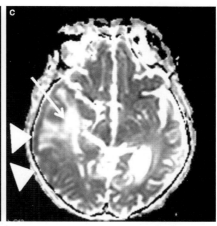

图 25-3　53 岁,女性患者,诊断 MELAS,伴有复杂部分性癫痫发作。既往有感音性耳聋。MRI 显示右颞占位性病变和左颞损害。MELAS 的多灶病变通常不局限于血管分布区,急性损伤经常表现为病变区域皮质的弥散受限（**图 b,c** 箭头处）及白质的弥散增加（**图 a,b** 箭头处）

1.4　MERRF

肌阵挛性癫痫伴破碎红纤维。

1.4.1　流行病学

1989 年 Berkovic 首次描述了一种发病于成年人,伴有肌阵挛癫痫发作和肌无力且肌肉活检示破碎红纤维的疾病（Berkovic et al. 1989）。

1.4.2　发病机制

编码 tRNALys 的 mtDNA 发生点突变的母系遗传,80%～90% 的病例是 G 8344 A 点突变。

1.4.3　临床表现

临床表现差异大,从少症状的近端肌病到严重的听力损害、共济失调、痉挛状态、肌阵挛、色素性视网膜病变、视神经萎缩和痴呆。

1.4.4　影像学

不具有特征性。小脑、脑干和大脑皮质萎缩。T2 像脑干（下橄榄核,大脑脚,中脑导水管周围灰质）呈对称高信号,基底节损害（纹状体高信号,苍白球钙化）,皮质下白质和皮质可能出现病灶（Ito et al. 2008）。病灶特点并不是显著区别于其他线粒体疾病,例如,CPEO/KSS（图 25-4）。

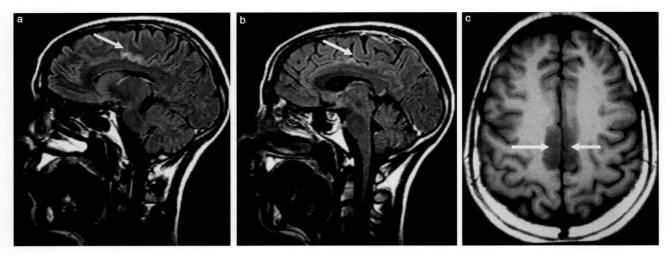

图 25-4　一个 29 岁的女性(图 a,b)和她 14 岁的弟弟(图 c)都患有进行性肌阵挛性癫痫和全面强直-阵挛癫痫发作。T2-FLAIR 矢状位(图 a,b)和 T1 加权像轴状位(图 c)显示双侧扣带回病变(箭头)。可诊断 G 8344 A 点突变的 MERRF

1.5　Alpers-Huttenlocher 综合征

肝脑变性。

1.5.1　流行病学

由于 mtDNA 的缺陷导致的严重的肝脑疾病,POLG1 基因突变的类型不同,mtDNA 缺陷的出现年龄也不同。

1.5.2　发病机制

POLG1 突变的范围与呼吸链复合体、mtDNA 和 POLG1 活动的变化都远远超出了本章的讲述范围,可在在线数据库查找一个正在讨论的相互参照的案例。

1.5.3　临床表现

癫痫发病年龄一般是在 1～2 岁,但变异大,也可能迟至 50 岁以后。初始症状表现为枕叶功能障碍,表现为闪烁的彩色光、发作性视力丧失,眼球震颤,眼阵挛和视物变形。癫痫发作形式可有单纯和复杂部分性发作,伴部分性癫痫持续状态的阵挛发作和(或)肌阵挛性发作,频繁的惊厥性癫痫持续状态。有时因发热迅速引起脑病发作,行丙戊酸治疗后可引起肝功能异常和肝衰竭。

1.5.4　影像学

最初的 MRI 可能是正常的。以癫痫发作或部分性癫痫持续状态起病的患者 T2-/FLAIR 像可见丘脑、枕叶皮质、小脑深部、枕叶以外皮质、延髓的下橄榄核呈高信号和进展性大脑和小脑萎缩(图 25-5)。

1.6　慢性进展性眼外肌麻痹和 Kearns-Sayre 综合征

1.6.1　流行病学

慢性进展性眼外肌麻痹(CPEO)是一种以多表现为双侧无痛性进展性上睑下垂和眼肌麻痹为特征的线粒体疾病。Kearns-Sayre 综合征是 CPEO 的一种更严重的亚型,在 1958 年首次被人们发现,具有色素性视网膜炎、眼外肌麻痹和完全性心脏传导阻滞的典型表现。

1.6.2　发病机制

散发常染色体显性遗传为主,常染色体隐性遗传,或母系遗传性疾病;伴有单(大)基因缺失(80% KSS)或 mtDNA 点突变。

1.6.3　临床表现

CPEO 主要的症状是双侧无痛性进展性上睑下垂和眼肌麻痹,且上睑下垂通常先于眼肌麻痹数月至数年出现,双侧眼外肌均受累。大多数患者出现骨骼肌无力症状,可累及颈部、近端肢体、或延髓部肌群出现肌无力。CPEO 常常发病于儿童或成年早期(90%),但在任何年龄都可能发病。可以无其他症状,也可伴有其他线粒体疾病症状(色素性视网膜病变、白内障、视神经病变、感音性神经性耳聋、共济

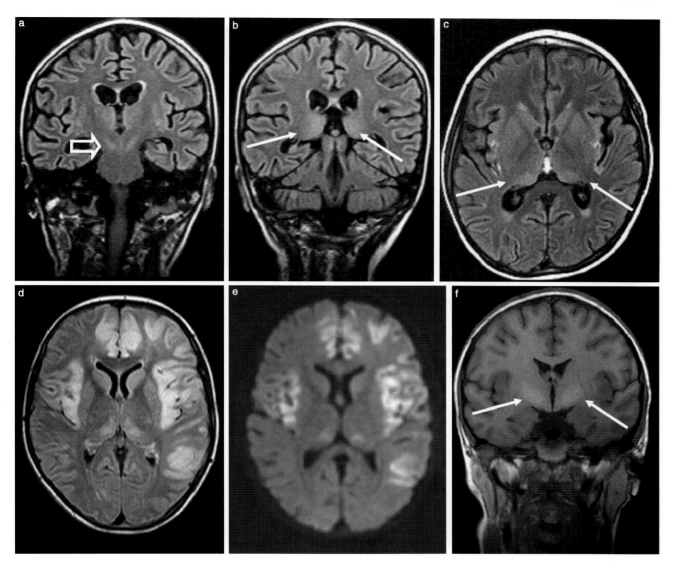

图 25-5　一个 *POLG1* 突变的 7 岁男孩的头颅 MRI-FLAIR 冠状位和轴状位图像（图 a-c）与一个同样 *POLG1* 突变的 12 岁女孩的头颅 FLAIR 轴状位图像（图 d），DWI 轴状位图像（图 e）和 T1 加权自旋回波序列冠状位图像（图 f）。对称的丘脑后结节（图 b,c 箭头处）和呈稍高信号（图 b,c 箭头处）。而在 12 岁女孩头颅 MRI 中病灶改变更严重：丘脑病灶临近皮质的广泛 DWI 呈稍高信号。对称的苍白球 T1 高信号（图 f 箭头处）可能是由于肝衰竭引起的

失调、痉挛状态、周围神经病变、脑病、胃肠道动力障碍、心脏传导阻滞、呼吸衰竭、内分泌和电解质失衡、身材矮小、皮肤和骨骼异常等）。

Kearns-Sayre 综合征（KSS）是 CPEO 一个相当严重的亚型，须符合以下标准：①20 岁前起病；②CPEO；③具有以下一个或多个征象：心脏传导异常、脑脊液蛋白>100mg/dl、小脑功能障碍。

1.6.4　影像学

最常见的 MRI 表现是皮质、脑干和小脑的萎缩与双侧对称的脑干、基底节、丘脑、皮质下白质 T1 和 T2-/FLAIR 高信号。皮质下白质的"U"形纤维和脑室周围的白质受累，有助于将 CPEO/KSS 与

大部分溶酶体与过氧化物酶障碍的疾病区别开来（图 25-6）。

CT 上可见基底节区钙化。眼外肌正常或萎缩，这有助于区分 CPEO/KSS 与弥漫性甲状腺肿伴甲状腺机能亢进（Graves' disease.）。

磁共振波谱成像显示乳酸在受损脑组织与未受损脑组织中均增加。

1.7　Leber 遗传性视神经病

1.7.1　流行病学

1871 年，一名德国的眼科专家 Theodore Leber 首次将其定义为一种临床疾病。

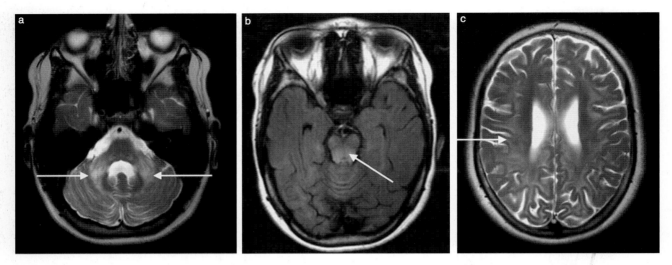

图 25-6   一个 15 岁男孩的头颅 MRI-T2 加权像（**图 a,c**）和 T2-flair 的轴状位图像，诊断 Kearns-Sayre 综合征，表现为共济失调、色素性视网膜炎和肌病。MRI 显示脑干、小脑和大脑萎缩与双侧对称的大脑脚中部（箭头处）和上部、脑干背侧、中脑导水管周围灰质区（**图 b** 箭头处）、脑室周围白质区（**图 c** 箭头处）可见高信号

1.7.2   发病机制

96% 的病例是母系遗传，发生了常见的三种点突变：(11778G>A，14484T>C，3460G>A)，影响了线粒体呼吸链中的复合体 I 的表达。

1.7.3   临床表现

最常见的症状：单眼迅速出现无痛性视野中央缺损，数天至数月内健侧眼亦出现相同的症状，发病年龄一般为 15～35 岁，男女比例为 8:1。有时起病与乙胺丁醇的蓄积有关，至于预后如何与基因突变的类型有关。癫痫较少见。

1.7.4   影像学

大多数患者 MRI 正常。然而个别患者在急性期可见视神经和视交叉水肿，对比增强时出现强化；慢性期可见视神经和视交叉萎缩（Inglese et al. 2001；Lamirel et al. 2010；Niehusmann et al. 2011）。罕见的广泛白质脱髓鞘也曾被报道过（Kovacs et al. 2005）（图 25-7）。

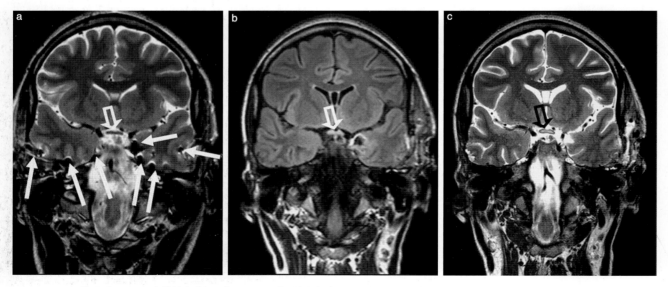

图 25-7   一位患有 Leber 遗传性视神经病（LHON）与颞叶癫痫的 27 岁女性患者。该患者海马深部和硬膜下植入电极（箭头处）2～3 周后出现了进行性视力下降。视交叉在植入电极前是正常的（**图 a** 空心箭头处），MRI 显示视交叉水肿并呈高信号（**图 b,c** 空心箭头处）。视交叉水肿的出现可能与术前评估期间全身麻醉前使用的巴比妥酸盐有关，这样一来，便抑制了线粒体呼吸链中的复合体 I

1.8　丙酮酸脱氢酶复合体缺乏症

1.8.1　流行病学

丙酮酸脱氢酶复合体缺乏症是一种拥有多样临床表现的明确的线粒体疾病:大多数患者中,有的在新生儿期和婴儿期出现严重的甚至是致命的乳酸酸中毒,且有类似于 Leigh 病的临床表现;有的患者则伴有发作性乳酸酸中毒和复发性共济失调的慢性神经退行性疾病。甚至还有报道有的患者认知正常,但伴有发作性肌张力障碍,且于童年期出现进展。(Head et al. 2005;Barnerias et al. 2010)

1.8.2　发病机制

丙酮酸脱氢酶复合体(PDH)是一个能催化丙酮酸转化为乙酰辅酶 A 的线粒体酶复合体,它包含三种酶(有多个副本):E1(PDH),E2(二氢硫辛酰胺乙酰转移酶)和 E3(二氢硫辛酰胺脱氢酶)。

1.8.3　临床表现

两种类型的临床表现:

1. 胎儿大脑发育异常导致严重的伴胼胝体发育不全的非进展性脑病、旋转异常、宫内发育迟缓致小头畸型,或男性和女性发育畸形。

2. 婴儿期出现急性能量衰竭,导致基底节损害,进而导致肌张力不全,以及由于轴索传递功能障碍导致的神经性共济失调,或通常发生于男性的癫痫。

1.8.4　影像学

MRI 表现是多样的,轻则轻度脑萎缩(通常患者在新生儿期出现严重的乳酸酸中毒),重则重度脑萎缩伴胼胝体发育不良、广泛的白质 DWI 高信号,双侧室管膜下囊肿;介于这两者之间的 MRI 呈 Leigh 病样 MRI 表现,双侧对称基底节异常信号,而非脑干异常。(Head et al. 2005;Soares-Fernandes et al. 2008;Lebre et al. 2011)。

2　神经元蜡样脂褐质沉积症

2.1　定义

神经元蜡样脂褐质沉积症(CLN)是一种蜡样脂褐质沉积于神经元和其他细胞中的溶菌酶的常染色体隐性遗传的神经退行性疾病。儿童期起病的患者往往具有以下三联征:由于视网膜病导致的失明、痴呆和癫痫,而成人期和一些青少年期起病的患者则没有失明这一症状。这类疾病多是进展性和致命性的。

以往该疾病的分类以起病年龄作为依据,即婴儿型(Santavuori),晚婴(Janksy-Bielschowsky),少年型(Spielmeyer-Vogt,Batten),和成人型(Kufs),而现在则以基因分型作为分类依据,这导致了"不典型"临床表现的出现,也就是说,成人期的病例既往认为是儿童病例发展而来,进而扩大了疾病谱。

诊断的思路来源于临床资料,如刚出生时发育正常,之后在特定的年龄起病,出现致盲性进行性视觉障碍,肌阵挛性癫痫发作或强直-阵挛性癫痫发作和进展性精神运动倒退,包括痴呆和共济失调。确诊实验需要通过血斑进行酶学分析或检测特征性淋巴细胞空泡;否则就需要利用电子显微镜检测淋巴细胞或其他组织中的特征性粒状嗜锇性沉着物、曲线、指纹、直线轮廓。

2.2　临床表现

表 25-3 根据通常的起病年龄列出了 CLN 的分型。

2.3　影像学

CLN 必须具备充分的临床依据才能诊断,以下是能支持 CLN 诊断的影像学表现:

基底节,丘脑,黑质/红核 T2 加权快速回旋/梯度回波序列明显低信号(Autti et al. 2007)

幕上大脑的萎缩程度远超过小脑半球,脑室周围 T2 像呈稍高信号。

3　进行性肌阵挛癫痫

3.1　定义

进行性肌阵挛癫痫是一组疾病,表现为肌阵挛性癫痫发作,强直-阵挛性癫痫发作,进行性神经功能减退,特别是痴呆和共济失调。肌阵挛性发作可能是双侧同步或多灶的非同步的,且累及四肢、面部和延髓部的肌肉(表 25-3)。

表 25-3　根据通常起病年龄划分的神经元蜡样脂褐质沉积症的亚型

疾病亚型	起病年龄(岁)	主要的临床表现	实验室检查和基因检测
CLN 1(婴儿型,San-tavuori)	1~2岁	6个月前精神运动发育正常,之后发育快速下降并伴有癫痫发作。主要症状是视觉障碍,大多数患儿2岁前出现失明	血斑分析中提示酶活性降低 在电镜下可见粒状嗜铱性沉着物沉积于淋巴细胞或其他组织中 常染色体隐性:*PPT1*
CLN 2(晚婴型,Janksy-Bielschowsky)	2~4岁	2~4岁前精神运动发育正常,之后发育快速下降并伴有癫痫发作(肌阵挛性、强直-阵挛性、失张力性、非典型失神发作)和视网膜萎缩。主要症状是视觉障碍,大多数患儿6岁左右出现失明	血斑分析中提示酶活性降低 电镜下可见有曲线轮廓的溶酶体聚集 常染色体隐性:*TPP1*
CLN 5(完全变异型),6,7	婴儿期	伴精神发育迟滞的进展性癫痫,强直-阵挛性发作,复杂部分性发作,青春期后发作频率减少,起病2~5年后认知能力下降	电镜下可见粒状嗜铱性沉着物、曲线和直线轮廓、指纹;常染色体隐性:*CLN5 CLN6 MSFD8*
CNL8/Northern 癫痫	青少年	无失明,肌阵挛,缓慢进展性北方癫痫	电镜下可见颗粒状嗜铱性沉着物、曲线轮廓、指纹混合 常染色体隐性:*CLN8*
CLN 3(青少年型,Spielmeyer-Vogt, Batten)	5~10岁	视力快速下降和进展性痴呆,肌阵挛性和强直-阵挛性发作。20~40年可死亡	血涂片(光学显微镜)中可见典型的滤泡性淋巴细胞 在电镜下可见指纹 常染色体隐性:*CNL3*
CLN 4(Kufs)	30~40岁	全身性发作,肌阵挛、痴呆、共济失调,行为异常、抑郁、幻觉,无失明	"在电镜下可见在淋巴细胞或其他组织细胞中"指纹"沉积物沉积; 常染色体隐性4A:*CLN6* 或常染色体4B:*DNAJC5*

进展性肌阵挛癫痫的罕见病因包括:发作性肌阵挛-肾衰竭综合征(AMRF):常染色体隐性遗传病,约起病于9岁,以蛋白尿和肾小球硬化为典型特征,慢性进展,在17~25岁时出现严重的肌阵挛、构音障碍、共济失调症状(Ramachandran et al. 2009);戈谢病3型(亚急性起病):在肝脏、脾脏和骨髓中异常堆积的葡萄糖脑苷脂酶,主要临床症状为肝脾肿大、血液学改变和骨骼并发症(Ramachandran et al. 2009;Kraoua et al. 2011;Shahwan et al. 2005)。伴神经丝氨酸蛋白酶抑制剂的包涵体的家族性脑病:常染色体显性遗传,可导致进行性痴呆和家族性进行性肌阵挛癫痫的一种疾病(Davis et al. 1999)。亨廷顿舞蹈病少年型也可能导致进行性肌阵挛癫痫(Gambardella et al. 2001)。

4　伴有枕区钙化的癫痫和乳糜泻病

4.1　流行病学

1985 年 Summaritano 等人发现的一种兼具乳糜泻、癫痫和大脑钙化的罕见综合征(CEC 综合征)。枕叶钙化的影像学表现类似于 Sturge-Weber 综合征。CEC 综合征在意大利、西班牙和阿根廷较多见,但原因至今未明(Gobbi 2005)。患乳糜泻和癫痫但无大脑钙化的患者和患乳糜泻和大脑钙化而无癫痫的患者考虑为非典型 CEC 综合征。若患者既无乳糜泻,又无癫痫,则其乳糜泻为假性乳糜泻。

4.2　发病机制

乳糜泻是一种由于谷蛋白持久性不耐受触发的自身免疫性小肠炎症。无谷蛋白饮食可改善症状。

患者同时患有乳糜泻、癫痫和和脑钙化的巧合可能是随机的、由基因决定的,也有可能癫痫和脑钙化是乳糜泻未治疗的结果。组织病理学标本显示顶枕叶皮质小静脉血管壁硬化和内膜纤维化几乎使管腔闭塞。脑钙化的情况类似于 Sturge-Weber 综合征,但与其相比,少有完整的皮质结构且患者无葡萄酒色痣(Taly et al. 1987)。

表 25-4　进展性肌阵挛癫痫：主要的临床表现、诊断和 MRI

进展性肌阵挛癫痫	起病年龄（岁）、主要临床表现	实验室检查和基因检测	MRI
Unverricht-Lundborg 病	6 ~ 13 岁，进展性肌阵挛，轻度精神异常和共济失调	常染色体隐性遗传：CSTB	正常或脑干、小脑萎缩和轻度大脑萎缩（Mascalchi et al. 2002）
Lafora 小体病	8 ~ 18 岁，隐匿起病，相对快速地发展至严重的肌阵挛性枕叶癫痫发作，视幻觉，精神病，痴呆。生存期大约 10 年	包括皮肤在内的各种组织中可见 Lafora 小体（含葡聚糖在内）；常染色体隐性：EPM2A NHLRC1（EPM2B）	正常（Villanueva et al. 2006）
肌阵挛性癫痫伴破碎红纤维（MERRF）	青春期早期或成年早期。耳聋、视神经萎缩、肌阵挛、肌病、心脏传导阻滞	母亲：tRNALys（80% 8344G>A）肌肉活检可见破碎红色纤维（SDH 阳性，COX 阴性）（但也可能正常）	多样化表现，小脑和大脑萎缩，双侧对称的脑干、基底节病灶
涎酸贮积症 1 型（神经氨酸酶缺乏症）	8 ~ 20 岁，严重的肌阵挛，强直-阵挛性癫痫发作，视觉障碍，共济失调，眼球震颤，肌肉无力和萎缩，构音障碍	黄斑：樱桃红斑，尿液中唾液酸寡糖含量升高。白细胞和培养的皮肤成纤维细胞：神经氨酸酶缺乏症常染色体隐性：NEU1	正常
涎酸贮积症 2 型（神经氨酸酶缺乏症）	先天性疾病-20 岁，严重的肌阵挛，共济失调，视觉障碍，听力损失，发育畸形，肝大、脾大	黄斑：樱桃红斑。尿液中唾液酸寡糖含量升高。白细胞和培养的皮肤成纤维细胞：神经氨酸酶缺乏症，滤泡性淋巴细胞，骨髓泡沫细胞常染色体隐性：NEU1	正常
神经元蜡样脂褐质沉积症	先天性，成人	电镜下可见颗粒状嗜锇性沉着物、曲线轮廓、指纹混合	多样化表现，小脑和大脑萎缩，苍白球和丘脑 T2 低信号
齿状核红核—苍白球丘脑下部核萎缩（DRPLA）	日本发病率高（0.2/100 000 ~ 0.7/100 000），欧洲和北美非常罕见。在 20 岁之前出现肌阵挛性癫痫和认知能力下降，（Whaley et al 2011）。肌肉阵挛性癫痫、痴呆、共济失调和手足徐动症	（ATN1）基因中 CAG 片段重复复制，常染色体显性遗传；临床特征和发病年龄与 CAG 重复的次数有关（10 ~ 70 年），遗传早现	小脑和脑干萎缩，脑室周围的白质 T2 高信号（Whaley et al. 2011；Muñoz et al. 2004）

4.3　临床表现

乳糜泻通常在患者 2 岁内出现，表现为慢性腹泻、体重下降、营养不良和厌食症。不典型或潜伏型病例在 2 岁以上的儿童和成年人中更多见，除了肠内症状外，还具有疱疹样皮炎和牙釉质缺损等肠外症状。

5% 的乳糜泻患者会局灶性癫痫发作，其中又有至少 90% 的病例病灶起源于枕叶皮质区。有 50% 的患者尽管进行无谷蛋白饮食，癫痫发作仍然存在；25% 的患者甚至会出现脑病综合征。

因此，所有的癫痫和脑钙化患者应该按 ESPGAN 标准筛查乳糜泻，筛查可能需要在采用无谷蛋白饮食前进行空肠粘膜活检，若阳性，给予无谷蛋白饮食 1 年后再复检（Walker-Smith et al. 1990）。

4.4　影像学

MRI 特征是双侧对称或稍不对称的枕叶钙化，无对比增强强化和脑萎缩。钙化可以是点状的或几厘米大小的任意形状，枕叶以外的位置也可出现钙化。在患者随访中，钙化灶可能会增大和出现新的钙化灶。相比 Sturge-Weber 综合征，无局限性脑萎缩，对比增强无强化，无同侧脉络丛增大等表现（图 25-8）。

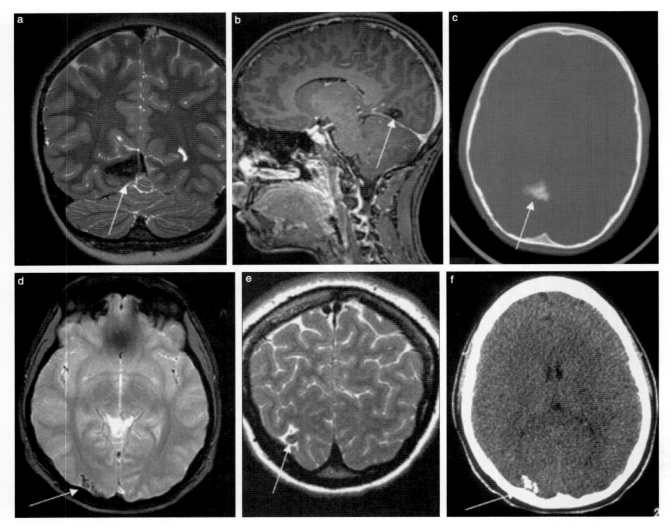

图 25-8   癫痫伴枕叶钙化和乳糜泻的一个 12 岁女孩 (**图 a-c**) 和一个 19 岁的成年女性患者 (**图 d-f**) 。枕叶钙化可能是双侧的,类似于 Sturge-Weber 血管瘤病,该 19 岁成年女性患者的组织病理学诊断也是如此

5   非酮性高血糖症

5.1   流行病学

非酮性高血糖症是 2 型糖尿病一种相对常见的并发症,尤其在 50 岁以上的患者更为多见,不过也有几例儿童病例报告。不同患者间疾病的严重程度相差悬殊,轻则无症状(好几个月,甚至几年),重则出现高渗性昏迷,有时甚至死亡。大约 15% ~ 40% 非酮性高血糖症患者可出现癫痫发作。

5.2   临床表现

大多数患者可出现部分性癫痫发作,并可继发全身性发作,有时还会出现部分性癫痫持续状态。癫痫发作也可能是强直发作、阵挛发作或强直-阵挛发作,可能会影响四肢、面部或一侧肢体,发作后可以出现运动障碍。癫痫发作有时可由运动诱发,甚至四肢(手臂或腿)的被动或主动抬高都可诱发。发作间期脑电图正常。

快速识别非酮性高血糖至关重要,及时胰岛素和补液治疗可以防止不良结局的出现。这些患者的癫痫发作使用抗癫痫药物通常无效,某些药物(如苯妥英钠)甚至可能加剧癫痫发作,所以,明确诊断对癫痫的管理也非常必要。在高血糖纠正后,这类癫痫发作常常会自行停止。

5.3   影像学

通常正常。少数情况下,会出现与发作紧密相关弥散受限,显示有细胞毒性水肿存在,在 DWI 像显示高信号,会有一过性后部脑区皮质下 T2 加权和

T2-FLAIR 低信号（Wang et al. 2005；Raghavendra et al. 2007）。单侧纹状体高信号也提示非酮性高血糖症（Chu et al. 2002）（图 25-9）。

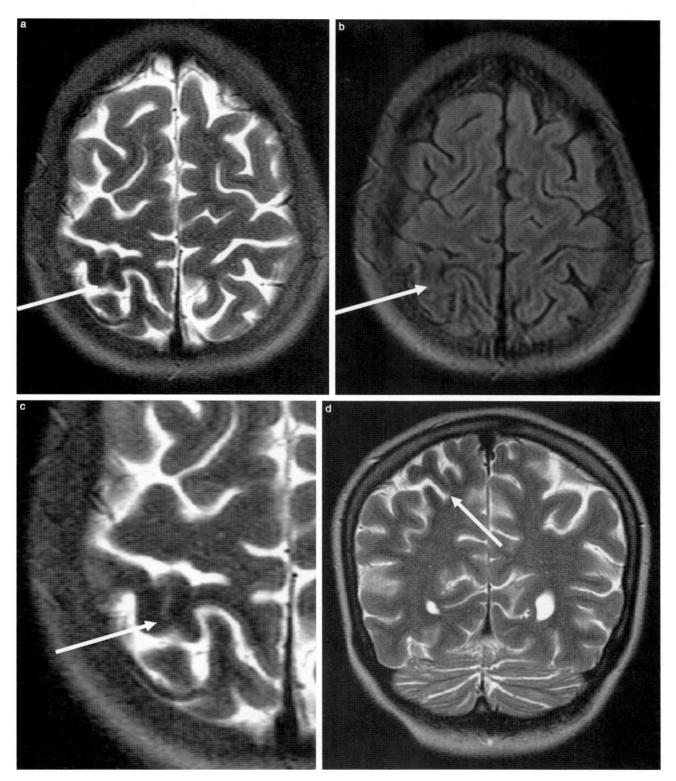

图 25-9 16 岁女性，确诊 1 型糖尿病，出现了左手的部分性癫痫持续状态。MRI 显示中央后回的皮质下 T2-加权（**图 a、c、d** 箭头处）和 T2-FLAIR（**图 b**）低信号，这些异常信号与非酮性高血糖症有关

参考文献

Appignani BA, Kaye EM, Wolpert SM (1996) CT and MR appearance of the brain in two children with molybdenum cofactor deficiency. AJNR Am J Neuroradiol 17(2):317–320

Autti T, Joensuu R, Aberg L (2007) Decreased T2 signal in the thalami may be a sign of lysosomal storage disease. Neuroradiology 49(7):571–578

Barkovich AJ, Good WV, Koch TK, Berg BO (1993) Mitochondrial disorders: analysis of their clinical and imaging characteristic. AJNR Am J Neuroradiol 14:1119–1137

Barkovich AJ, Peck WW (1997) MR of Zellweger syndrome. AJNR Am J Neuroradiol 18(6):1163–1170

Barkovich AJ (2007) An approach to MRI of metabolic disorders in children. J Neurorad 34:75–78

Barnerias C, Saudubray JM, Touati G et al (2010) Pyruvate dehydrogenase complex deficiency: four neurological phenotypes with differing pathogenesis. Dev Med Child Neurol 52:e1–e9

Berkovic SF, Carpenter S, Evans A et al (1989) Myoclonus epilepsy and ragged-red fibres (MERRF). 1. A clinical, pathological, biochemical, magnetic resonance spectrographic and positron emission tomographic study. Brain 112:1231–1260

Brismar J, Ozand PT (1994) CT and MR of the brain in disorders of the propionate and methylmalonate metabolism. AJNR Am J Neuroradiol 15(8):1459–1473 Review

Brismar J, Ozand PT (1995) CT and MR of the brain in glutaric acidemia type I: a review of 59 published cases and a report of 5 new patients. AJNR Am J Neuroradiol 16(4):675–683

Chu K, Kang DW, Kim DE et al (2002) Diffusion-weighted and gradient echo magnetic resonance findings of hemichorea-hemiballismus associated with diabetic hyperglycemia: a hyperviscosity syndrome? Arch Neurol 59:448–452

Davis RL, Holohan PD, Shrimpton AE et al (1999) Familial encephalopathy with neuroserpin inclusion bodies. Am J Pathol 155:1901–1913

de Koning TJ, Jaeken J, Pineda M et al (2000) Hypomyelination and reversible white matter attenuation in 3-phosphoglycerate dehydrogenase deficiency. Neuropediatrics 31(6):287–292

de Koning TJ, Klomp LW (2004) Serine-deficiency syndromes. Curr Opin Neurol 17(2):197–204

Desai S, Ganesan K, Hegde A (2008) Biotinidase deficiency: a reversible metabolic encephalopathy—neuroimaging and MR spectroscopic findings in a series of four patients. Pediatr Radiol 38:848–856

Engelsen BA, Tzoulis C, Karlsen B et al (2008) POLG1 mutations cause a syndromic epilepsy with occipital lobe predilection. Brain 131:818–828

Engelbrecht V, Rassek M, Huismann J, Wendel U (1997) MR and proton MR spectroscopy of the brain in hyperhomocysteinemia caused by methylenetetrahydrofolate reductase deficiency. AJNR Am J Neuroradiol 18(3):536–539

Finsterer J, Zarrouk Mahjoub S (2012) Epilepsy in mitochondrial disorders. Seizure 21:316–321

Gambardella A, Muglia M, Labate A et al (2001) Juvenile Huntington's disease presenting as progressive myoclonic epilepsy. Neurology 57(4):708–711

Gobbi G (2005) Coeliac disease, epilepsy and cerebral calcifications. Brain Dev 27:189–200

Gordon N (2004) Succinic semialdehyde dehydrogenase deficiency (SSADH) (4-hydroxybutyric aciduria, gamma-hydroxybutyric aciduria). Eur J Paediatr Neurol 8(5):261–265

Gospe SM Jr (2010) Pyridoxine-dependent epilepsy and pyridoxine phosphate oxidase deficiency: unique clinical symptoms and non-specific EEG characteristics. Dev Med Child Neurol 52(7):602–603

Haas R, Dietrich R (2004) Neuroimaging of mitochondrial disorders. Mitochondrion 4:471–490

Haeberle J, Shahbeck N, Ibrahim K et al (2012) Glutamine supplementation in a child with inherited GS deficiency improves the clinical status and partially corrects the peripheral and central amino acid imbalance. Orphanet J Rare Dis 7(1):48

Hakonen AH, Heiskanen S, Juvonen V et al (2005) Mitochondrial DNA polymerase W748S mutation: a common cause of autosomal recessive ataxia with ancient European origin. Am J Hum Genet 77(3):430–441 (Epub 2005 Jul 27)

Head RA, Brown RM, Zolkipli Z et al (2005) Clinical and genetic spectrum of pyruvate dehydrogenase deficiency: dihydrolipoamide acetyltransferase (E2) deficiency. Ann Neurol 58:234–241

Huisman TA, Thiel T, Steinmann B, Zeilinger G, Martin E (2002) Proton magnetic resonance spectroscopy of the brain of a neonate with nonketotic hyperglycinemia: in vivo-in vitro (ex vivo) correlation. Eur Radiol 12(4):858–861

Inglese M, Rovaris M, Bianchi S et al (2001) Magnetic resonance imaging, magnetisation transfer imaging, and diffusion weighted imaging correlates of optic nerve, brain, and cervical cord damage in Leber's hereditary optic neuropathy. J Neurol Neurosurg Psychiatry 70(4):444–449

Ito S, Shirai W, Asahina M, Hattori T (2008) Clinical and brain MR imaging features focusing on the brain stem and cerebellum in patients with myoclonic epilepsy with ragged-red fibers due to mitochondrial A8344G mutation. Am J Neuroradiol AJNR 29(2):392–395

Jan W, Zimmerman RA, Wang ZJ et al (2003) MR diffusion imaging and MR spectroscopy of maple syrup urine disease during acute metabolic decompensation. Neuroradiology 45(6):393–399

Klepper J, Leiendecker B (2007) GLUT1 deficiency syndrome—2007 update. Dev Med Child Neurol 49(9):707–716

Kono K, Okano Y, Nakayama K et al (2005) Diffusion-weighted MR imaging in patients with phenylketonuria: relationship between serum phenylalanine levels and ADC values in cerebral white matter. Radiology 236(2):630–636

Kovacs GG, Höftberger R, Najtenyl K et al (2005) Neuropathology of white matter disease in Lebers hereditary optic neuropathy. Brain 128:35–41

Kraoua I, Sedel F, Caillaud C et al (2011) A French experience of type 3 Gaucher disease: phenotypic diversity and neurological outcome of 10 patients. Brain Dev 33(2):131–139

Lamirel C, Cassereau J, Cochereau I et al (2010) Papilloedema and MRI enhancement of the prechiasmal optic nerve at the acute stage of Leber hereditary optic neuropathy. J Neurol Neurosurg Psychiatry 81(5):578–580

Lebre AS, Rio M, Faivre d'Arcier L et al (2011) A common pattern of brain MRI imaging in mitochondrial diseases with complex I deficiency. J Med Genet 48(1):16–23

Lee YM, Kang HC, Lee JS et al (2008) Mitochondrial respiratory chain defects: underlying etiology in various epileptic conditions. Epilepsia 49:685–690

Mascalchi M, Michelucci R, Cosottini M et al (2002) Brainstem involvement in Unverricht–Lundborg disease (EPM1): An MRI and (1)H MRS study. Neurology 58(11):1686–1689

Mills PB, Footitt EJ, Mills KA et al (2010) Genotypic and phenotypic spectrum of pyridoxine-dependent epilepsy (ALDH7A1 deficiency). Brain 133(Pt 7):2148–2159

Muñoz E, Campdelacreu J, Ferrer I et al (2004) Severe cerebral white matter involvement in a case of dentatorubropallidoluysian atrophy studied at autopsy. Arch Neurol 61(6):946–949

Niehusmann P, Surges R, von Wrede RD, Elger CE, Wellmer J, Reimann J, Urbach H, Vielhaber S, Bien CG, Kunz WS (2011) Mitochondrial dysfunction due to Leber's hereditary optic neuropathy as a cause of visual loss during assessment for epilepsy surgery. Epilepsy Behav 20(1):38–43

Pearl PL, Gibson KM (2004) Clinical aspects of the disorders of GABA metabolism in children. Curr Opin Neurol 17(2):107–113

Pearl PL, Gibson KM, Acosta MT (2003a) Clinical spectrum of succine semialdehyde dehyfrogenase deficiency. Neurology 60:1413–1417

Pearl PL, Novotny EJ, Acosta MT et al (2003b) Succinic semialdehyde dehydrogenase deficiency in children and adults. Ann Neurol 54(Suppl 6):S73–S80

Pearl PL, Shukla L, Theodore WH et al (2011) Epilepsy in succinic semialdehyde dehydrogenase deficiency, a disorder of GABA metabolism. Brain Dev 33:769–805

Prasad AN, Levin S, Rupar CA, Prasad C (2011a) Menkes disease and infantile epilepsy. Brain Dev 33:866–876

Prasad AN, Rupar CA, Prasard C (2011b) Methylene tetrahydrofolate reductase (MTHFR) deficiency and infantile epilepsy. Brain Dev 33:758–789

Press GA, Barshop BA, Haas RH et al (1989) Abnormalities of the brain in nonketotic hyperglycinemia: MR manifestations. AJNR Am J Neuroradiol 10(2):315–321

Raghavendra S, Ashalatha R, Sanjee V et al (2007) Focal neuronal loss, reversible subcortical focal T2 hypointensity in seizures with a nonketotic hyperglycemic hyperosmolar state. Neuroradiology 49:299–305

Ramachandran N, Girard JM, Turnbull J, Minassian BA (2009) The autosomal recessively inherited progressive myoclonus epilepsies and their genes. Epilepsia 50(Suppl 5):29–36

Ribacoba R, Salas-Puig J, Gonzalez C, Astudillo A (2006) Characteristics of status epilepticus in MELAS. Analysis of four cases. Neurologia 21:1–11

Sammaritano M, Andermann F, Helanson D et al (1985) The syndrome of epilepsy and bilateral occipital cortical calcifications. Epilepsia 26:530

Saneto RP, Friedman SD, Shaw DWW (2008) Neuroimaging of mitochondrial disease. Mitochondrion 8:296–413

Santavuori P, Vanhanen SL, Sainio K et al (1993) Infantile neuronal ceroid-lipofuscinosis (INCL): diagnostic criteria. J Inherit Metab Dis 16(2):227–229 (Review)

Santorelli FM, Shanske S, Macaya A et al (1993) The mutation at nt 8993 of mitochondrial DNA is a common cause of Leigh's syndrome. Ann Neurol 34:827–834

Saudubray JM, Sedel F, Walter JH (2006) Clinical approach to treatable inborn metabolic diseases: an introduction. J Inherit Metab Dis 29(2–3):261–274

Sedel F, Gourfinkel-An I, Lyon-Caen O et al (2007) Epilepsy and inborn errors of metabolism in adults: a diagnostic approach. J Inherit Metab Dis 30(6):846–854

Seijo-Martínez M, Navarro C, Castro del Río M et al (2005) L-2-hydroxyglutaric aciduria: clinical, neuroimaging, and neuropathological findings. Arch Neurol 62(4):666–670

Sener RN (2003) Nonketotic hyperglycinemia: diffusion magnetic resonance imaging findings. J Comput Assist Tomogr 27(4):538–540

Sévin M, Lesca G, Baumann N et al (2007) The adult form of Niemann–Pick disease type C. Brain 130(Pt 1):120–133

Shahwan A, Farrell M, Delanty N (2005) Progressive myoclonic epilepsies: a review of genetic and therapeutic aspects. Lancet Neurol 4(4):239–248

Soares-Fernandes JP, Teixeira-Gomes R, Cruz R et al (2008) Neonatal pyruvate dehydrogenase deficiency due to a R302H mutation in the PDHA1 gene: MRI findings. Pediatr Radiol 38:559–562

Stöckler S, Holzbach U, Hanefeld F et al (1994) Creatine deficiency in the brain: a new, treatable inborn error of metabolism. Pediatr Res 36(3):409–413

Stöckler-Ipsiroglu S, Plecko B (2009) Metabolic epilepsies: approaches to a diagnostic challenge. Can J Neurol Sci 36(Suppl 2):S67–S72

Taly AB, Nagaraja D, Das S et al (1987) Sturge–Weber–Dimitri disease without facial nevus. Neurology 37:1063–1064

Thomas B, Al Dossary N, Widjaja E (2010) MRI of childhood epilepsy due to inborn errors of metabolism. AJR Am J Roentgenol 194(5):W367–W374

Tzoulis C, Engelsen BA, Telstad W et al (2006) The spectrum of clinical disease caused by the A467T and W748S POLG mutations: a study of 26 cases. Brain 129(Pt 7):1685–1692

Van der Knaap M, Valk J (2005) GM2 gangliosidosis. In: Magnetic resonance of myelin and myelination disorders, 3rd edn. Springer, Berlin, Heidelberg, New York, pp 103–111

Vanhanen SL, Raininko R, Autti T, Santavuori P (1995) MRI evaluation of the brain in infantile neuronal ceroid-lipofuscinosis. Part 2: MRI findings in 21 patients. J Child Neurol 10(6):444–450

Vijayakumar K, Gunny R, Grunewald S et al (2011) Clinical neuroimaging features and outcome in molybdenum cofactor deficiency. Pediatr Neurol 45(4):246–252

Villanueva V, Alvarez-Linera J, Gómez-Garre P et al (2006) MRI volumetry and proton MR spectroscopy of the brain in Lafora disease. Epilepsia 47(4):788–792

Walker-Smith JA, Guendalini S, Schmitz J et al (1990) Revised criteria for diagnosis of coeliac disease. Arch Dis Child 65:909–911

Wang CP, Hsieh PF, Chen CC et al (2005) Hyperglycemia with occipital seizures: images and visual evoked potentials. Epilepsia 46:1140–1144

Weller S, Rosewich H, Gärtner J (2008) Cerebral MRI as a valuable diagnostic tool in Zellweger spectrum patients. J Inherit Metabol Dis 31:270–280

Whaley NR, Fukoja S, Wszolek ZK (2011) Autosomal dominant cerebellar ataxia type I: a review of the phenotypic and genotypic characteristics. Orphanet J Rare Dis 6:33

Wolf B, Grier RE, Allen RJ et al (1983) Biotinidase deficiency: the enzyme defect in late-onset multiple carboxylase deficiency. Clin Chem Acta 131:273–281

Wolf B, Heard GS, Weissbecker KA et al (1985) Biotinidase deficiency: initial clinical features and rapid diagnosis. Ann Neurol 18(5):614–617

第 26 章　其他癫痫相关疾病和鉴别诊断

林元相　陈越 译　李文玲　朱丹　张建国 校

目录

摘要

本章节主要内容:①以癫痫为主要特征和具有特征性 MRI 表现的罕见病;②具有特殊临床表现的常见病,但癫痫并非核心症状;③与抗癫痫药物有关的 MRI 影像改变。

1　偏侧抽搐-偏瘫-癫痫综合征

1.1　流行病学

该临床综合征最早由 Schaffer 在 1927 年报道,并于 1960 年由 Gastaut 等确立为偏侧抽搐-偏瘫-癫痫综合征。该综合征是惊厥性癫痫持续状态的一种后遗症。自 20 世纪 70 年代惊厥性癫痫持续状态的药物治疗获得成功以来,该综合征发病率已显著下降。

1.2　发病机制

惊厥性癫痫持续状态所致的大脑半球高代谢状态,很可能是造成包括海马(尤其是 CA1 区)在内的、广泛大脑半球皮质神经细胞第 Ⅲ 层和第 Ⅴ 层发生层状坏死和水肿的原因。在急性期大脑半球表现高灌注,约 3 天后变为低灌注。在数周至数月内,一侧半球出现进行性颅脑萎缩。

1.3　临床表现

偏侧抽搐-偏瘫-癫痫综合征的特征是长时程阵挛发作,在大部分病例中,阵挛发作常在发热性疾病的热程中出现,并继以出现偏瘫。该综合征最常见于 2 岁以下的儿童,然而在>11 岁的儿童中,亦有该病例的报道。癫痫发作是一侧性的,或以一侧为主,也可见对侧受累,或者以全面性发作起病。癫痫发作类型通常是阵挛发作,发作形式通常是超过数小时的癫痫持续状态。患者发作多伴有意识丧失和发作后即刻出现偏瘫症状。当惊厥出现于一侧肢体并向对侧发展时,最后累及偏瘫肢体的一侧为脑病变侧。偏瘫初期呈弛缓性瘫痪,后期发展为痉挛性瘫痪。但是仍有20%的患者偏瘫症状消失,仅遗留有不同程度的肌强直、深反射亢进及锥体束征阳性。通常在发病3年内,约60%的偏侧抽搐-偏瘫-癫痫综合征病例将会演变为继发性局灶性癫痫。

1.4　影像学

在急性期,DWI像证实大脑半球存在细胞毒性水肿,且并不局限于某一血管分布区域(Freemann et al.2002)。在数周至数月内,出现偏侧颅脑萎缩伴大脑脚萎缩(神经纤维华勒变性),还可伴对侧小脑萎缩(图26-1)。

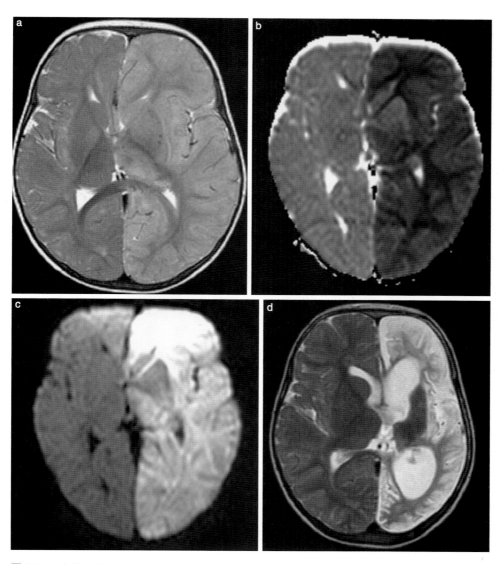

图26-1　女性患儿,13月龄,MRI见包括丘脑和枕叶在内的左侧半球细胞毒性脑水肿(图a-c)。在TOF-MRA上未见血管梗塞的表现(影像未提供)。患儿1一年后复查MRI显示左侧半球明显萎缩(图d)。图e-f显示的是一例5岁男童的MRI图像,其症状表现为长时程复杂型热性惊厥发作,合并有持续性左侧肢体轻偏瘫。2个月后复查MRI提示右侧半球萎缩以及海马硬化(图f箭头所指)

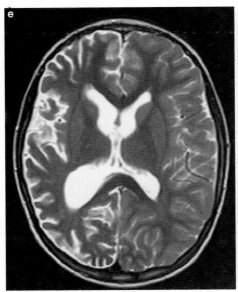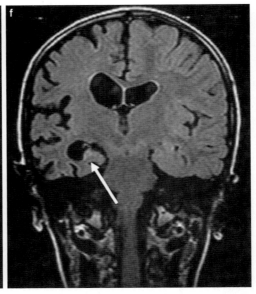

图 26-1（续）

2　短暂性全面遗忘症和短暂性癫痫性遗忘

2.1　流行病学

短暂性全面遗忘症（transient global amnesia, TGA）是一种罕见的、孤立的、持续数小时的, 兼有顺行性遗忘和逆行性遗忘的症状, 于 1964 由 Fischer 和 Adams 最先描述。与此相反, 短暂性癫痫性遗忘（transient epileptic amnesia, TEA）更像是一种癫痫综合征, 遗忘并非唯一症状, 常伴随其他癫痫表现而出现（Kapur 1993）。

2.2　发病机制

TGA 的特征是海马 CA1 区（该区易受代谢性应激损伤）发生迟发性神经元缺失（Bartsch and Deuschl 2010）。TEA 被认为是一种癫痫综合征的临床表现, 可以是发作后遗忘症或非惊厥性癫痫持续状态的临床表现（Bilo et al. 2009）。

2.3　临床表现

短暂性全面遗忘症以突发的顺行性和逆行性遗忘为特征, 通常持续 2~8 小时, 极少超过 24 小时。此外无其他神经系统症状。在发作期间, 患者表现焦虑, 反复询问相同的问题, 但随即忘记答案。随着发作的缓解, 顺行性记忆逐步恢复, 然而, 由于不能够记忆发病期间的事情, 事后患者无法复述发作当

时的情境。TGA 常发生于心理应激或生理应激的状态下, 或发生于应激之后, 且无性别差异（Bartsch 2006）。

TEA 根据遗忘发作时间可分为两类。"长时发作", 发作时间<1 小时, 仅出现单纯性遗忘；"短时发作"出现前多有典型的癫痫发作症状, 如意识模糊和（或）自动症。二者都表现出了一种复发的倾向, 因此, TEA 的诊断需满足以下几点：①明确反复发作的短暂性遗忘病史；②除了记忆之外, 发作间期认知功能正常；③癫痫的诊断依据基于如下一点或多点：EEG 可见癫痫样放电；同时伴有癫痫的其他特征；抗癫痫治疗有确切疗效（Kapur 1993；Zeman et al. 1998）。典型的 TEA 起病于中老年, 常在觉醒时出现, 逆行性遗忘通常较顺行性遗忘更加严重, 多数患者能够保留发作当时的部分记忆, 表述为"记不住"。较低剂量的抗癫痫药物（AEDs）对 TEA 即有效果, 但仍有许多患者表示发作间期存在持续的记忆障碍, 表现为进行性长期记忆和自传性记忆受损（Zeman et al. 1998；Butler et al. 2007）。见表 26-1。

2.4　影像学

典型的短暂性全面遗忘症患者, 在发作后 4~6 小时, 其 DWI 像上模糊可见海马（CA1 区）上部以及外侧部的点状病灶（图 26-2）。然而, 其后 DWI 信号显著提高, 在 36~48 小时图像显示最为清楚（Sedlaczek et al. 2004；Bartsch et al. 2006）。75% 的病例表现为单发病灶, 左侧海马的发生率是右侧的 3 倍,

表 26-1　TGA 与 TEA 的鉴别诊断

	TGA	TEA
发作持续时间	2 ~ 8(~ 24)小时	< 1 小时
复发	少见	常见
EEG	–	发作间期颞叶或额颞叶异常放电
其他发作症状	–	+
对抗癫痫药物反应	–	+
MRI	24 ~ 48 小时后,DWI 图像上可见 CA1 区斑点状病变	海马体积稍有缩小

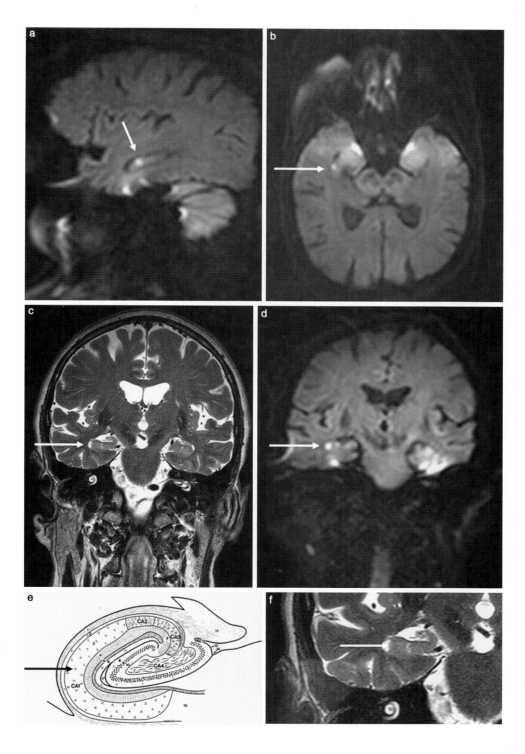

图 26-2　短暂性全面遗忘症(TGA):病变在右侧海马头处,即海马 CA1 区外侧部和上部,DWI 图像(图 a、b、d 中箭头处)和 T2 图像(图 c、f)上表现为高信号的点状病灶(图 e:海马的结构示意,经授权改编自《The human hippocampus》,作者 Duvernoy HM,Springer 出版社,1998 年)。CA1 区易受到代谢应激损伤。遗忘发作后即时 MRI 检查一般没有阳性发现,而在发作 24 ~ 48 小时后的 MRI 检查可见 DWI 图像上一侧或双侧的,单发或多发的病灶

25%的病例表现为2个及以上的多发点状病灶或双侧病变。病灶在高场强磁共振T2加权像上呈高信号,与退化的海马沟之间界限清楚,MRI随访提示在T2加权像上病灶完全消失(Nakada et al. 2005;Bartsch et al. 2006)。在TEA患者中,MRI显示海马体积稍有缩小(约8%),这种变化在海马体部最为明显(Butler et al. 2009)。MRI或许能够发现颞叶局部病灶,但大多数病例磁共振影像未见明显异常(Della Marca et al. 2010)。

3 癫痫和多发性硬化

3.1 流行病学

多发性硬化患者癫痫发作的风险为3%,约是普通人群出现癫痫发作的3~6倍(Olafsson et al. 1999;Nyquist et al. 2001,2002;Nicoletti et al. 2003;Lebrun 2006;Viveiros and Alvarenga 2010)。

3.2 病因

尽管多发性硬化累及深部及室周白质,但脱髓鞘病变也见于近皮质区(17%)以及大脑皮质(5%,均是病理标本统计)(Brownell and Hughes 1962)。除了皮质病变,颞角表面的脱髓鞘病变也有可能引起颞叶癫痫。这可用皮质失连接来解释(即所谓的慢性皮质孤立症,so-called chronic isolated cortex)(Echlin and Battista 1963)。

3.3 临床表现

患者一般呈单纯和复杂部分性发作,伴或不伴继发全面性发作,但是以原发全面性癫痫起病的很罕见(Kelley and Rodriguez 2009)。癫痫发作可能是MS的首发症状(图26-3)。癫痫发作多在MS的急性期及慢性期,与MS严重程度或病程无关(图26-4)。

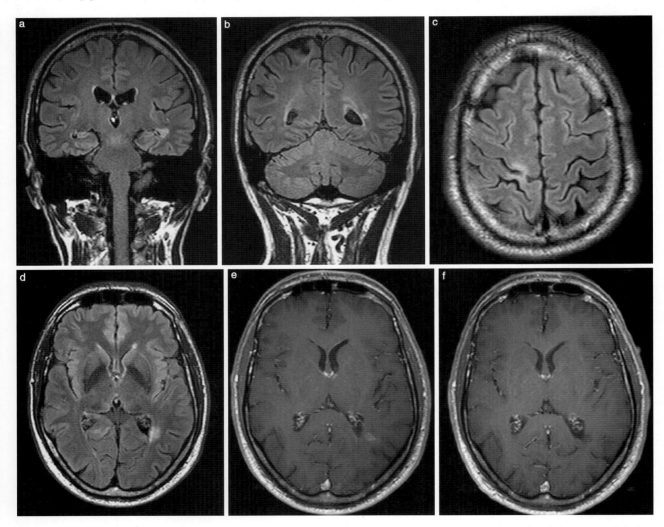

图26-3 男性患者,51岁,其临床表现为左下肢的肌阵挛发作。MRI提示一个位于右侧中央前、后回皮质的病变(图b、c箭头处)以及脑室周围白质病变(图a、d箭头处)。6个月后随访,MRI增强扫描提示,右侧脑室三角区周围白质病灶的强化消失

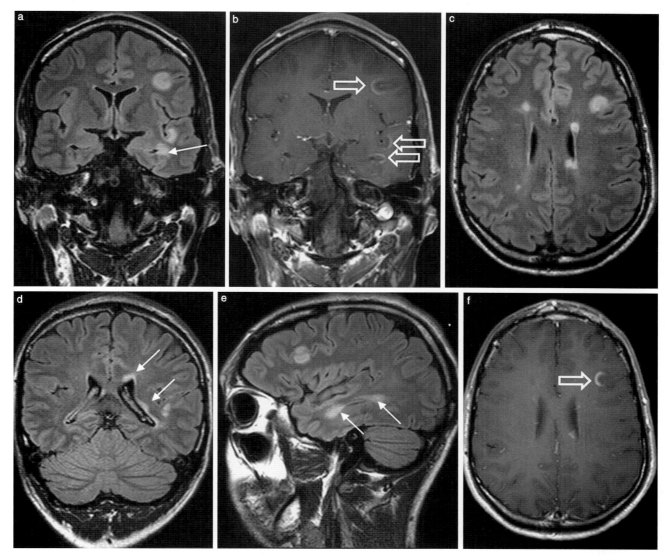

图 26-4　一位以全面强直-阵挛发作为首发症状的 31 岁多发性硬化患者的 MRI 图像。MRI 示多发的脑室周围以及近皮质的脱髓鞘病变（**图 a-e**）。许多病灶可见强化，一些较大的病灶表现出所谓的开环征（**图 b、f** 空心箭头处）。若 MS 患者合并癫痫发作，则常可见病变累及颞角（**图 a、d、e** 箭头处）

3.4　影像学

尽管许多皮质病变不能被 MRI 发现（Geurts et al. 2005），但是相较于不伴癫痫的 MS 患者，合并癫痫的 MS 患者，其皮质病变的数目增加 5 倍，皮质病变的体积增大 6 倍（Calabrese et al. 2008）（图 26-3）。除了皮质病变，颞角表面脱髓鞘病变也很可能是患者发生颞叶癫痫的一个因素（图 26-4，图 26-5）。

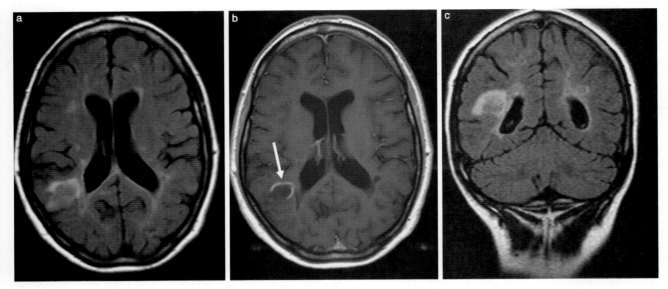

图 26-5　一位患有复发缓解型多发性硬化及全面强直-阵挛发作的 49 岁女性患者的 MRI 图像。MRI 显示多发的脑室周围脱髓鞘病变（**图 a、c**）以及一个巨大的、表现出开环征的颞枕部强化灶，该强化灶从室周区向 U 型纤维处延伸（**图 b** 箭头处）

4　舞蹈病-棘红细胞增多症

4.1　流行病学

是一组非常罕见的、以棘红细胞增多并基底节退行性变为特征的遗传病（Jung et al. 2011）。

4.2　发病机制

该病为常染色体隐性疾病，突变位于染色体 9q21 上编码 chorein 的 *VPS13A* 基因（Velayos-Baeza et al. 2004；Dobson-Stone et al. 2004）。在舞蹈病-棘红细胞增多症中，其海马分子层的结构改变、红细胞的胞膜缺陷以及疾病远期基底节易出现退行性变化等现象都有待探讨。

4.3　临床表现

精神症状和认知功能减退可出现于 20 岁左右。继而，大部分患者出现特征性的表现，包括舞蹈样动作、颌面部运动障碍、不自主发声、构音障碍以及不自主咬舌和咬唇（Jung et al. 2011）。在至少 1/3 的患者中，癫痫发作为其首发症状（Jung et al. 2011）。癫痫发作可见不同类型，其中颞叶癫痫最常见（Al-Asmi et al. 2005；Scheid et al. 2009；Bader et al. 2011）。大部分患者的肌酸磷酸激酶处于高水平（Jung et al. 2011）。

4.4　影像学

若存在尾状核头部萎缩及轻度的壳核萎缩，提示舞蹈病-棘红细胞增多症的可能。尾状核头部和壳核萎缩与病程有关，在疾病早期易漏诊，应着重行容积测量（Huppertz et al. 2008）（图 26-6）。

海马硬化的发生可由该病直接导致，也可是癫痫频繁发作的结果（Scheid et al. 2009）。

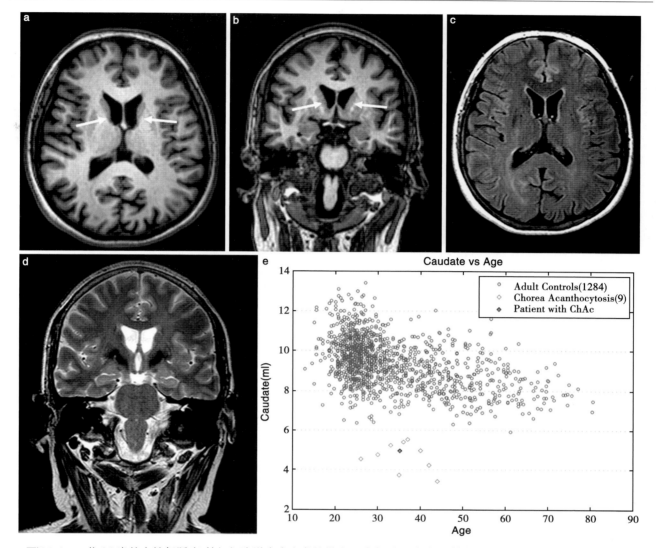

图 26-6　一位 35 岁的女性舞蹈病-棘红细胞增多症患者的梯度回波序列 T1 加权的轴位（图 a）和冠状位（图 b）重建图像，轴位 FLAIR 图像（图 c），冠状位 T2 加权图像（图 d）。其首发症状是癫痫发作。继之，患者出现了舞蹈样动作和面部运动障碍。MR 图像显示尾状核头部中度萎缩（图 a、b 箭头处），伴有侧脑室前角非球形的些许扩大。尾状核头部和壳核萎缩在病程早期阅片中易漏诊，强调进行容积测量（图 d、e）（Huppertz et al. 2008）。图像由瑞士苏黎世瑞士癫痫中心的 Huppertz HJ 惠赠

5　"可逆性"胼胝体病变

5.1　流行病学

病变罕见，影像学表现具有特征性，可由抗癫痫药物（AEDs）快速减量导致，常见于术前评估期间为诱发癫痫发作而减停 AED。不过，这种可逆性胼胝体压部病变也可在感染、化疗或其他影响体液平衡的疾病中偶见。

5.2　病因

中枢钠离子通道阻滞剂或者精氨酸加压素系统紊乱引起的急性体液平衡紊乱。典型的抗癫痫药物—卡马西平减药后，增强了精氨酸加压素系统的抗利尿作用。

5.3　临床表现

未见报道。

5.4　影像学

胼胝体中央非占位性对称性病变，伴弥散减少，无强化现象。1～2 周 MRI 随访显示完全或近完全恢复（Nelles et al. 2006）（图 26-7）。有些作者考虑诊断为高山脑水肿（HACE，可逆性压部病损），尽管 HACE 患者 MRI 典型表现为胼胝体可逆性病变伴弥散增加，但一般会伴有胼胝体以及白质的微小出血灶（Kallenberg et al. 2008）。

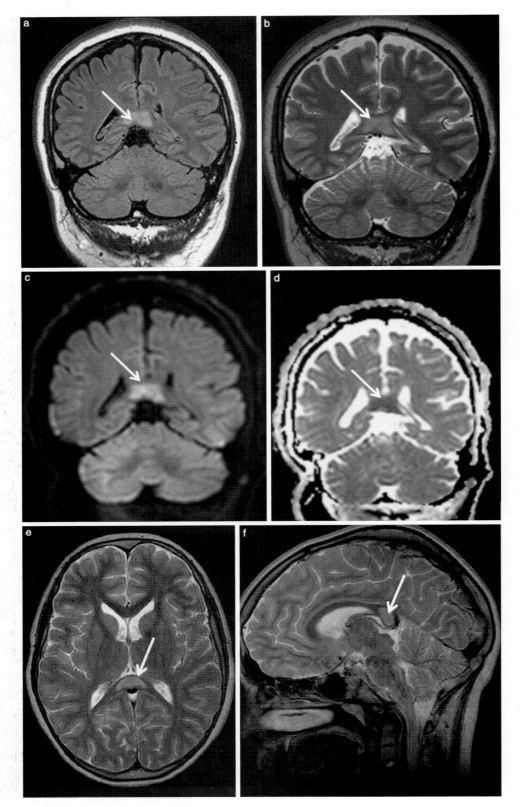

图 26-7　可逆性胼胝体压部病变。分别展示两种病因导致的胼胝体病变:在术前评估时为诱发癫痫发作而减停抗癫痫药物后,出现的胼胝体中央内的非占位细胞毒性水肿(**图 a-d** 箭头处),以及淋巴细胞性脑炎导致的胼胝体病变(**图 e、f** 箭头处)

6　抗癫痫药物治疗后的磁共振图像改变

许多 AEDs 是单方应用或是多药联用（Nicholas et al. 2012；Hamer et al. 2012）。据此，将 AED 可能引起的 MRI 改变简述如下。

6.1　卡马西平

卡马西平是治疗局灶性癫痫最常用的药物。其具体作用机制不明；其作用结果是脑电图活动的全面抑制（Jokeit et al. 2001）。典型的不良反应是眼震、眩晕和共济失调，这些不良反应呈剂量依赖性并和已经存在的小脑萎缩程度有关（Specht et al. 1997）。最常见的 MRI 改变是所谓的可逆性胼胝体病变，此病变很可能是由卡马西平减药过快导致（图 26-7）。

6.2　苯妥英钠

苯妥英钠广泛用于部分性以及全面性癫痫发作和惊厥性癫痫持续状态的治疗。曾是常用的处方药，现在已经较少应用（Nicholas et al. 2012；Hamer et al. 2012）。长期应用苯妥英钠治疗的不良反应有小脑萎缩、共济失调、震颤、眼震、复视、可逆性胼胝体病变、颅骨增厚和牙龈增生（图 26-8）。小脑萎缩很可能是由苯妥英钠直接的毒性作用造成（Laxer et al. 1980；Luef et al. 1994）。有报道，伴有可逆性胼胝体病变或白质脑病的病例可能由于亚甲基四氢叶酸还原酶缺乏引起（MTHFR）（Kim et al. 1999；Arai and Osaka 2011）。

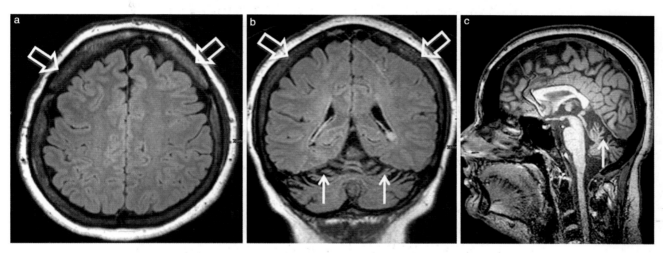

图 26-8　一位长期服用苯妥英钠的 38 岁女性患者的图像，其从 22 岁癫痫发作即服用苯妥英钠至今。小脑萎缩明显（**图 b、c** 箭头处）以及颅骨显著增厚（**图 a、b** 空心箭头处）是其影像特征

6.3　丙戊酸盐

丙戊酸盐是一种广谱的 AED，主要用于特发性全面性癫痫。其作用机制尚未完全清楚；其效应包括抑制 γ-氨基丁酸能神经元和降低谷氨酸能神经元的兴奋作用。明显的不良反应是肝毒性和致畸性。神经系统不良反应是震颤、帕金森综合征、嗜睡、昏睡和模糊。在 MRI T1 加权像上，基底节和皮质病变呈高信号改变，反映高氨血症性脑病（Grubben et al. 2004），同时可能观察到蛛网膜下腔增宽，在丙戊酸盐撤药后即消失（假性萎缩）（Evans et al. 2011）。

6.4　氨己烯酸

氨己烯酸是一种通过不可逆地抑制 γ-氨基丁酸转氨酶（GABA 转氨酶）达到抗癫痫效果的 AED。常用于婴儿痉挛症，特别是伴有结节性硬化症和药物抵抗的复杂部分性癫痫发作（Pearl et al. 2009）。通常，患者对氨己烯酸耐受良好。其用药后 MRI 改变有时表现为双侧对称的病变，一般是发生在丘脑、中脑被盖、苍白球和齿状核的可逆性细胞毒性水肿。尽管存在这些改变，但患者通常无临床症状（Iyer et al. 2011；Simao et al. 2011；Pearl et al. 2009）。

目前尚无左乙拉西坦、拉莫三嗪、托吡酯和加巴喷丁等新型抗癫痫药导致特异性 MRI 改变的相关报告。

参考文献

Al-Asmi A, Jansen AC, Badhwar A et al (2005) Familial temporal lobe epilepsy as a presenting feature of choreoacanthocytosis. Epilepsia 46:1256–1263

Arai M, Osaka H (2011) Acute leukoencephalopathy possibly induced by phenytoin intoxication in an adult patient with methylenetetrahydrofolate reductase deficiency. Epilepsia 52:e58–e61

Bader B, Vollmar C, Ackl N, Ebert A, la Fougere C, Noachtar S,

Danek A (2011) Bilateral temporal lobe epilepsy confirmed with intracranial EEG electrodes in chorea–acanthocytosis. Seizure 20:340–342

Bartsch T, Deuschl G (2010) Transient global amnesia: functional anatomy and clinical implications. Lancet Neurol 9(2):205–214

Bartsch T, Alfke K, Stingele R, Rohr A, Freitag-Wolf S, Jansen O, Deuschl G (2006) Selective affection of hippocampal CA-1 neurons in patients with transient global amnesia without long-term sequelae. Brain 129(Pt 11):2874–2884

Bilo L, Meo R, Ruosi P, de Leva MF, Striano S (2009) Transient epileptic amnesia: an emerging late-onset epileptic syndrome. Epilepsia 50(Suppl 5):58–61

Brownell B, Hughes JT (1962) The distribution of plaques in the cerebrum in multiple sclerosis. J Neurol Neurosurg Psychiatry 25:315–320

Butler CR, Graham KS, Hodges JR, Kapur N, Wardlaw JM, Zeman AZ (2007) The syndrome of transient epileptic amnesia. Ann Neurol 61:587–598

Butler CR, Bhaduri A, Acosta-Cabronero J, Nestor PJ, Kapur N, Graham KS, Hodges JR, Zeman AZ (2009) Transient epileptic amnesia: regional brain atrophy and its relationship to memory deficits. Brain 132(Pt 2):357–368

Calabrese M, De Stefano N, Atzori M et al (2008) Extensive cortical inflammation is associated with epilepsy in multiple sclerosis. J Neurol 255(4):581–586

Della Marca G, Dittoni S, Pilato F, Profice P, Losurdo A, Testani E. Colicchio S, Gnoni V, Colosimo C, Di Lazzaro V (2010) Teaching neuroimages: transient epileptic amnesia. Neurology 75(10):e47–e48

Dobson-Stone C, Velayos-Baeza A, Filippone LA et al (2004) Chorein detection for the diagnosis of chorea–acanthocytosis. Ann Neurol 56:299–302

Echlin F, Battista J (1963) Epileptiform seizures from chronic isolated cortex. Arch Neurol 9:154–170

Evans MD, Shinar R, Yaari R (2011) Reversible dementia and gait disturbance after prolonged use of valproic acid. Seizure 20(6):509–511

Fisher CM, Adams RD (1964) Transient global amnesia. Acta Neurol Scand 40:1–83

Freemann JL, Coleman LT, Smith LJ, Shield LK (2002) Hemiconvulsion–hemiplegia–epilepsy syndrome: characteristic early magnetic resonance imaging findings. J Child Neurol 17:10–16

Gastaut H, Poirier F, Payan H, Salamon G, Toga M, Vigoroux M (1960) H.H.E. syndrome; hemiconvulsions, hemiplegia, epilepsy. Epilepsia 1:418

Geurts JJ, Bo L, Pouwels PJ et al (2005) Cortical lesions in multiple sclerosis: combined postmortem MR imaging and histopathology. AJNR 26:572–577

Grubben B, De Jonghe P, Cras P, Demey HE, Parizel PM (2004) Valproate-induced hyperammonemic encephalopathy: imaging findings on diffusion-weighted MRI. Eur Neurol 52(3):178–181

Hamer HM, Dodel R, Strzelczyk A, Balzer-Geldsetzer M, Reese JP, Schöffski O, Graf W, Schwab S, Knake S, Oertel WH, Rosenow F, Kostev K (2012) Prevalence, utilization, and costs of antiepileptic drugs for epilepsy in Germany—a nationwide population-based study in children and adults. J Neurol 2012 Apr 28 [Epub ahead of print]

Huppertz HJ, Kröll-Seger J, Danek A, Weber B, Dorn T, Kassubek J (2008) Automatic striatal volumetry allows for identification of patients with chorea–acanthocytosis at single subject level. J Neural Transm 115:1393–1400

Iyer RS, Chaturvedi A, Pruthi S, Khanna PC, Ishak GE (2011) Medication neurotoxicity in children. Pediatr Radiol 41:1455–1464

Jokeit H, Okujava M, Woermann FG (2001) Carbamazepine reduces memory induced activation of mesial temporal lobe structures: a pharmacological fMRI-study. BMC Neurol 18:1–6

Jung HH, Danek A, Walker RH (2011) Neuroacanthocytosis syndromes. Orphanet J Rare Dis 6:68

Kallenberg K, Dehnert C, Dörfler A, Schellinger PD, Bailey DM, Knauth M, Bärtsch PD (2008) Microhemorrhages in nonfatal high-altitude cerebral edema. J Cereb Blood Flow Metab 28:1635–1642

Kapur N (1993) Transient epileptic amnesia—a clinical update and a reformulation. J Neurol Neurosurg Psychiat 56:1184–1190

Kelley BJ, Rodriguez M (2009) Seizures in patients with multiple sclerosis: epidemiology, pathophysiology and management. CNS Drugs 23:805–815

Kim SS, Chang KH, Kim ST et al (1999) Focal lesion in the splenium of the corpus callosum in epileptic patients: antiepileptic drug toxicity? AJNR Am J Neuroradiol 20:125–129

Laxer KD, Robertson LT, Julien RM, Dow RS (1980) Phenytoin: relationship between cerebellar function and epileptic discharges. Adv Neurol 27:415–427

Lebrun C (2006) Epilepsy and multiple sclerosis. Epileptic Disord 8:555–558

Luef G, Chemelli A, Birbamer G, Aichner F, Bauer G (1994) Phenytoin overdosage and cerebellar atrophy in epileptic patients: clinical and MRI findings. Eur Neurol 34(Suppl 1):79–81

Nakada T, Kwee IL, Fujii Y, Knight RT (2005) High-field, T2-reversed MRI of the hippocampus in transient global amnesia. Neurology 64:1170

Nelles M, Bien CG, Kurthen M, von Falkenhausen M, Urbach H (2006) Transient splenium lesions in presurgical epilepsy patients: incidence and pathogenesis. Neuroradiology 48:443–448

Nicholas JM, Ridsdale L, Richardson MP, Ashworth M, Gulliford MC (2012) Trends in antiepileptic drug utilisation in UK primary care 1993–2008: Cohort study using the General Practice Research Database. Seizure 21(6):466–470

Nicoletti A, Sofia V, Biondi R et al (2003) Epilepsy and multiple sclerosis in Sicily: a population-based study. Epilepsia 44: 1445–1448

Nyquist PA, Cascino GD, Rodrigue M (2001) Seizures in patients with multiple sclerosis seen at Mayo Clinic, Rochster, Minn, 1990–1998. Mayo Clin Proc 76:983–986

Nyquist PA, Cascino GD, McClelland RL et al (2002) Incidence of seizures in patients with multiple sclerosis: a population-based study. Mayo Clin Proc 77:910–912

Olafsson E, Benedikz J, Hauser WA (1999) Risk of epilepsy in patients with multiple sclerosis: a population-based study in Iceland. Epilepsia 40:745–747

Pearl PL, Vezina LG, Saneto RP et al (2009) Cerebral MRI abnormalities associated with vigabatrin therapy. Epilepsia 50:184–194

Schaffer AJ (1927) The etiology of infantile acquired hemiplegia. Arch Neurol Psychiatry 18:323

Scheid R, Bader B, Ott DV, Merkenschlager A, Danek A (2009) Development of mesial temporal lobe epilepsy in chorea–acanthocytosis. Neurology 73:1419–1421

Sedlaczek O, Hirsch JG, Grips E, Peters CNA, Gass A, Wöhrle J, Hennerici M (2004) Detection of delayed focal MR changes in the lateral hippocampus in transient global amnesia. Neurology 62:2165

Simao GN, Zarei Mahmoodabadi S, Snead OC, Go C, Widjaja E (2011) Abnormal axial diffusivity in the deep gray nuclei and dorsal brain stem in infantile spasm treated with vigabatrin. AJNR Am J Neuroradiol 32:199–203

Specht U, May TW, Rohde M, Wagner V, Schmidt RC, Schütz M, Wolf P (1997) Cerebellar atrophy decreases the threshold of carbamazepine toxicity in patients with chronic focal epilepsy. Arch Neurol 54(4):427–431

Velayos-Baeza A, Vettori A, Copley RR, Dobson-Stone C, Monaco AP (2004) Analysis of the human VPS13 gene family. Genomics 84:536–549

Viveiros CD, Alvarenga RM (2010) Prevalence of epilepsy in a case series of multiple sclerosis patients. Arq Neuropsiquiatr 68:731–736

Zeman AZ, Boniface SJ, Hodges JR (1998) Transient epileptic amnesia: a description of the clinical and neuropsychological features in 10 cases and a review of the literature. J Neurol Neurosurg Psychiatry 64:435–443

第 27 章　术后磁共振成像

朱丹　郭强　杨骐 译　李文玲　颜志平　姚一 校

目录

摘要

致痫区是指癫痫发作所必不可少的皮质区域，而癫痫外科的目的就是切除或离断致痫区。致痫区（取决于病灶的病理类型）的范围通常大于致痫病灶本身，因此，需行病灶扩大切除术（如病灶周边 5~10mm 的组织）。经逐步改进，形成了几种标准的神经外科手术方式。

1　病灶扩大切除术

1.1　手术指征

局灶性癫痫是由一组病因各异的皮质病灶所致，其病理类型多种多样，解剖位置也各不相同。通过术前评估明确其起始部位（关键的先决条件）并制订切除方案。除各种临床资料用于评估外，各种影像学检查也被用于术前评估，一些病例还需要行侵袭性颅内电极置入。无论如何，病灶与功能区的空间位置关系是影响手术策略的最重要因素（Schramm and Clusmann 2008）。

对于癫痫外科，手术决策通常需要多学科参与讨论，并最终就手术疗效（发作完全控制的概率）和风险（神经和精神运动功能损伤）与患者进行充分沟通。

1.2　手术方法

癫痫手术的目标是切除必需的组织以获得癫痫发作的缓解，且不导致永久性神经功能损伤。经典的病灶扩大切除术需要切除病变周围 5~10mm 的"正常组织"。对于一些紧邻功能区皮质且边界清楚的病灶（如局灶性皮质发育不良，FCD Ⅱb 型），可以不做扩大切除,仅仅切除病灶(但可能需联合多处软膜下横切术,详见后文)。

切除的原则与病变的病理类型或解剖位置无关,甚至位于功能区,也可在充分保证安全的前提下切除病灶(von Lehe et al. 2009)。在辨认切除范围后(结合神经导航、皮质脑电图以及侵袭性脑电图监测的结果),行软膜下灰质切除。脑沟中的过路血管、病灶周围皮质应仔细保留,损伤后可能导致神经功能缺损或癫痫发作。切除皮质下白质不仅对癫痫发作的控制无益,相反可能因损伤传导束而导致神经功能缺损。

对于颞叶新皮质病灶切除术,根据术前评估结果,切除范围可扩大到颞叶内侧结构(海马、杏仁核)。

1.3　影像检查

术后 MRI 检查能够清楚地显示病灶切除范围。术后复查 MRI 的目的是为了证实病灶被完全切除,排除手术并发症,同时对于肿瘤性病变,还是术后随访影像学的起始资料。如果术后临床上没有发生需要立即检查 MRI 的情况,复查 MRI 最佳时机是术后 3 个月,此时手术导致的相关急性期改变已经消退(图 27-1)。

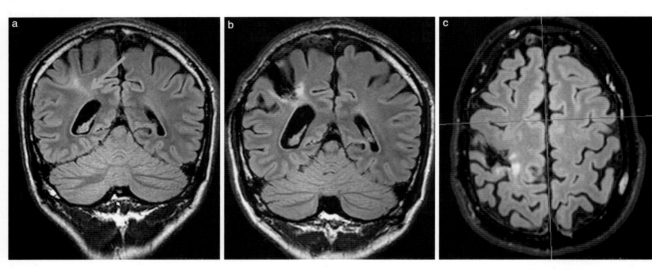

图 27-1　右侧中央后回(FCD Ⅱb 型)病灶切除术。**图 a** 显示脑沟底部漏斗状高信号病灶,漏斗尖端指向侧脑室(**图 a** 箭头处);**图 b**、**c** 示切除后空腔;**图 c** 箭头所指为中央前回手节

2　杏仁核-海马切除术和前颞叶切除术

2.1　手术指征

颞叶内侧型癫痫是最常见的药物难治性局灶性癫痫,海马硬化是其最典型的组织病理学表现。除了颞叶病灶扩大切除术,还有所谓的标准切除术式,如前颞叶切除术和选择性杏仁核-海马切除术。随着影像学技术的不断进步和术前评估经验的更多积累,在过去 10 年间,有限的手术切除策略得以倡导(Clusmann et al. 2002,2006),不过,许多中心仍然在使用标准颞叶切除术切除致痫病灶。

2.2　手术方法

经典的颞叶切除术(前颞叶 2/3)通常是同时切除颞叶新皮质及内侧结构(Nayel et al. 1991),除范围是在非优势半球侧为颞极后 5.5cm,优势半球侧为颞极后 4.5cm。一般情况下,手术步骤由两部分组成:首先,整块切除新皮质及其下白质,并开放侧脑室颞角。其次,软脑膜下切除内侧结构(钩回、杏仁核、海马及海马旁回)(图 27-2)。

许多改良式已见报道,最有名的就是"Spencer 术式",即仅切除颞叶前内侧部分新皮质即可暴露内侧结构(颞叶前 1/3 切除)(Spencer et al. 1984)。

若癫痫发作明确起始于颞叶内侧结构,则主张仅切除颞叶内侧结构,保留颞叶新皮质。严格意义的选择性杏仁核-海马切除术的切除范围为海马头部和体部、杏仁核、钩回以及海马旁回。

Yasargil 等报道了被广泛应用的经外侧裂入路(Yasargil et al. 1985),手术步骤为:翼点开颅,直径 5cm 骨窗;显微镜下分离外侧裂(2.5~3cm);经下环岛沟切开颞干进入侧脑室颞角,脉络丛为定位颞角的解剖标志;切除内侧结构(见上文),脑干最大直径层面背侧缘为切除后界(图 27-3,图 27-4)。

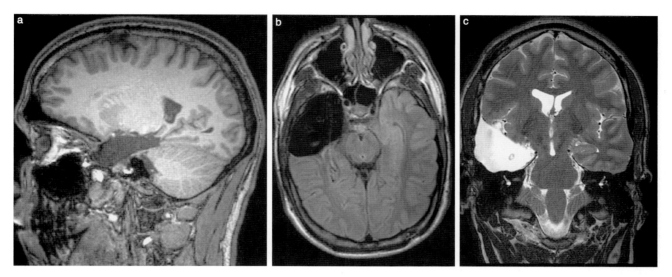

图 27-2　19 岁，MRI 阴性患者，行前颞叶切除术。（图 **a** 示 T1 加权梯度回波成像，矢状位，层厚 1mm；图 **b** 示 FLAIR 序列，轴位，层厚 2mm；图 **c** 示 T2 加权成像，冠状位，层厚 2mm）。置入海马深部电极和硬膜下电极后行手术，术后病理未见明显异常，但术后 2 年无癫痫发作。复查 MRI 显示右侧存在约 5.5cm 的残腔，杏仁核、海马已切除

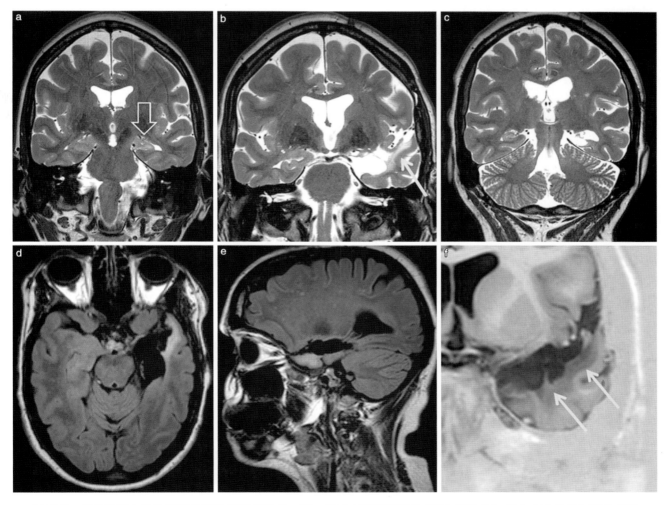

图 27-3　经外侧裂入路选择性杏仁核-海马切除术。图 **a** 显示左侧海马硬化（空心箭头处）；图 **b-f** 示术后 1 年手术残腔，提示杏仁核、海马和海马旁回已被切除，冠状位可清晰显示颞上回存在"手术副损伤"胶质增生（图 **b,f** 箭头处）

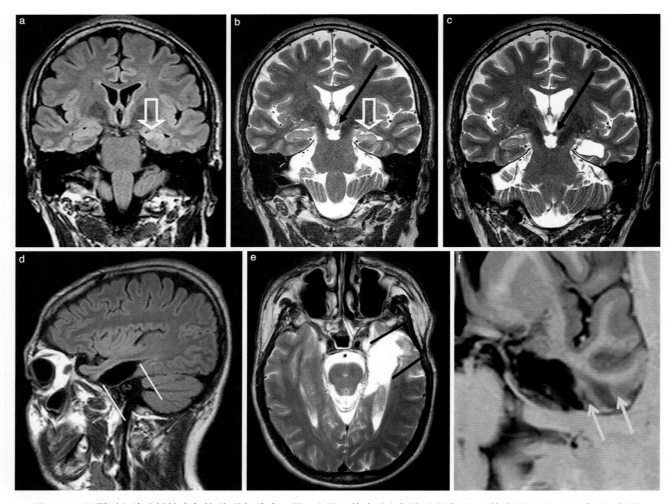

图 27-4   经颞下入路选择性杏仁核-海马切除术。**图 a** 和**图 b** 箭头示左侧海马硬化（空心箭头处），**图 c-f** 示术后 1 年随访手术后残腔，杏仁核、海马、海马旁回已被切除，颞下术腔用黑线标出（**图 d,e**）。"手术副损伤"胶质增生见于颞叶底面（**图 f** 箭头处）。值得注意的是，术前术后比较，左侧乳头体较对侧明显萎缩（**图 b,c** 箭头处）

Olivier 报道了经皮质入路，经不同路径进入颞角：以颞中回体表投影为中心做直径约 3cm 骨窗，在神经导航辅助下，切除 2cm 皮质，切开白质进入颞角（Olivier 2000）。

其他的还有颞下入路，即从颞叶底面进入颞角（Hori et al. 1993；Thudium et al. 2010）（图 27-5）。

相对于（前）颞叶切除术，行选择性杏仁核-海马切除术的目的是既获得等同的癫痫控制率的同时，又减少神经心理功能缺损。有结果表明，选择性杏仁核-海马切除术的癫痫控制率与前颞叶切除术相当，非致痫组织的保留对于神经心理功能有利。语言记忆功能下降常见于左侧手术后，视觉记忆功能下降则常见于右侧手术后（2008，2011a，vonRhein et al. 2012）。有趣的是，海马切除的长度（切除 2.5cm 与切除 3.5cm）与癫痫控制无关，但是切除的海马越长，术后记忆功能越差（Hemstaedter et al. 2011b）。

还需要注意的是术中损伤视辐射或视辐射缺血，可导致各种颞叶切除术后出现视野缺损。虽存在一定个体差异，视辐射前部纤维（Meyer 氏袢）沿颞角走行，故为切除杏仁核、海马和海马旁回而暴露颞角，即有可能将其损伤（Yeni, et al. 2008；Renowden, et al. 1995；Ebeling and Reulen 1988；Sincoff, et al. 2004；Thudium, et al. 2010）。即便是无癫痫发作的患者，因视野缺损而无法驾驶车辆而降低了生活质量。尽管选择性杏仁核-海马切除术有着高选择性优点，但是有报道存在严重的视野缺损并发症，如不完全或完全性象限盲，发生率为 37%（Yeni et al. 2008），甚至达 53%（Renowden et al. 1995）。经颞下入路、从低位进入颞角，可更多地保留视觉传导纤维，降低严重的视野缺损发生率（Thudium et al. 2010）。

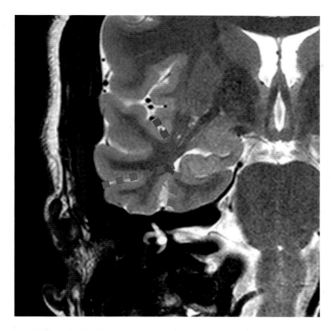

图 27-5　选择性杏仁核-海马切除术入路示意图:经侧裂入路(蓝线处),经皮质并切除颞中回入路(红线处),颞下入路(绿线处)

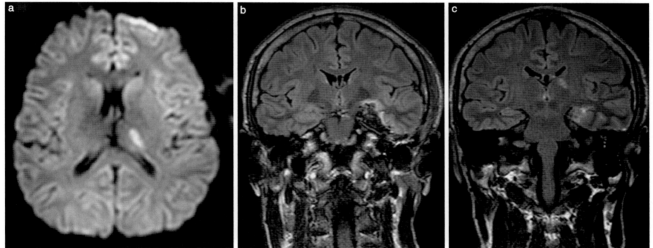

图 27-6　29 岁男性患者,行左侧颞下入路杏仁核-海马切除术,术后诉右侧躯体及面部"疼痛"。MRI(**图 a** DWI 序列,轴位,层厚 5mm,**图 b-c** FLAIR 序列,冠状位,层厚 3mm)提示急性丘脑梗死,可能系损伤发自大脑后动脉 P2 段的丘脑膝状体动脉所致

2.3　影像检查

术后复查 MRI 可证实切除范围(杏仁核的切除、海马的切除后界为脑干最大直径层面背侧缘,海马旁回的切除)。

有时,可发现一些起源于脉络膜后外侧或脉络膜前动脉、丘脑膝状体动脉、大脑后动脉 P2 段分支的穿支动脉引起的小梗死灶(图 27-6),这些小梗死灶通常会引起神经功能损伤(有时为暂时性)。

手术入路周边的脑组织 MRI 信号强度改变被认为"术后改变"(图 27-3,图 27-4)。有研究表明这些变化与记忆下降有关,尤其表现为语言学习和认知功能损害(Helmstaedter,et al. 2003)。

3　功能性大脑半球切除术或大脑半球离断术

3.1　手术指征

功能性大脑半球切除术或大脑半球离断术指征是:先天性或早期获得性病变累及一侧半球或半球大部,同时伴有严重的药物难治性癫痫者。

典型的病变通常为先天性或早期半球脑梗死(通常为大脑中动脉)伴巨大脑穿通畸形、Rasmussen

脑炎、半侧巨脑畸形、一侧半球大范围皮质发育不良以及 Sturge-Weber 综合征等。

半球手术的癫痫控制率与病因有关,伴脑穿通畸形的患者,术后癫痫控制率达 95%(Schramm,et al. 2012)。术前已有的偏瘫,术后是否加重,取决于发病时间以及术前运动功能。如果很早(胎儿期、围产期)就发生病变,身体同侧皮质脊髓束将代偿损害的运动功能。如果患者手指精细活动(如对指活动)尚可,则其由健侧神经支配的可能性较小,并且术后偏瘫(尤其是手的功能)可能会加重。如果患者术前无视野缺损,术后患者常出现同向性偏盲。

术前评估须证实患者为单侧发作起源,以及在语言功能发育良好的患者,其语言优势半球位于健侧。左侧半球早期病损,语言区可向对侧转移,若患者发病年龄较晚(如 Rasmussen 脑炎),则还需 fMRI 或 Wada 试验来证实。

3.2　手术方法

Dandy 在 1928 年为治疗胶质瘤实施了首例解剖性大脑半球切除术,McKenzie 在 1938 年将其用于治疗癫痫。由于术后近期和远期死亡率高,半球手术倾向于越来越少的切除、越来越多的离断(Rasmussen 1983)。除术中出血外,需要注意的是术后早期或晚期并发脑积水。现代半球离断术就是将患侧半球离断,以避免术后遗留大的残腔(Villemure and Daniel 2006;Delalande,et al. 2007;Schramm,et al. 2012)。

Rasmussen 首创"功能性大脑半球切除术"这一术式,即切除中央区皮质及颞叶,联合胼胝体切开和额叶和顶枕叶离断(Rasmussen 1983)。Villemure 报道一种经外侧裂的手术方式,即切除额盖和颞盖的皮质及白质,离断额底白质,沿胼胝体做内侧面离断,通过切除杏仁核和海马前部离断颞叶内侧(Villemure and Mascott 1995)。Delalande 报道一种旁矢状面垂直入路术式,经侧脑室顶部,行胼胝体切开,离断额底白质;切开侧脑室、基底节外侧面至颞叶内侧,从而离断岛叶皮质和半球(Delalande,et al. 1992)。Schramm 报道了经外侧裂经脑室入路术式,手术步骤为:经外侧裂暴露岛叶皮质;绕岛叶环岛沟从颞角尖端至额角尖端开放侧脑室,切除杏仁核和海马,沿大脑前动脉离断额底白质,经侧脑室行胼胝体切开,切除岛叶皮质(Schramm,et al. 1995)。

3.3　影像检查

术后 MRI 是为了证实整个半球是否按照计划的路径彻底离断(图 27-7)。如果仍有皮质区域残留纤维连接,则术后疗效可能不理想(如额底或岛叶皮质等关键区域)。前文提到的现代半球离断技术是为了避免大范围切除脑组织,因此,术后 MRI 可见完整的皮质及皮质下结构。离断后大面积缺血灶可致脑组织水肿、甚至中线结构移位,但这不影响术后癫痫控制效果。有时因彻底开放脑室系统可导致术后早期并发脑积水。

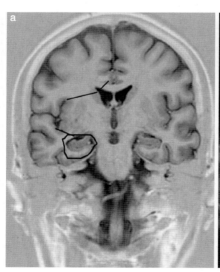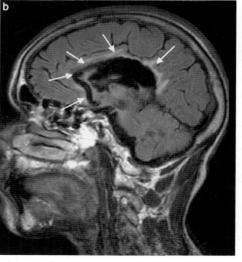

图 27-7　Schramm 绘制的经外侧裂经脑室功能性大脑半球切除术示意(图 a),及该术式病例(图 b-d)。女,50 岁,年幼起病,继发性全面性发作,伴右侧半球脑穿通畸形(术前 MRI 未提供)。功能性大脑半球切除术步骤为:经外侧裂入路;切除包括海马和杏仁核在内的颞叶内侧结构(图 a 圆圈处);经皮质进入脑室,绕岛叶环岛沟从颞角尖端到额角尖端开放脑室(图 a 长线处),保留大脑中动脉分支;沿大脑前动脉离断额底(图 a 短线处;图 d 箭头处);经脑室沿胼周动脉行胼胝体切开术(图 b 箭头处);经脑室三角部沿天幕轮廓线完成颞叶到中线部位的离断(图 c 箭头处);切除岛叶皮质

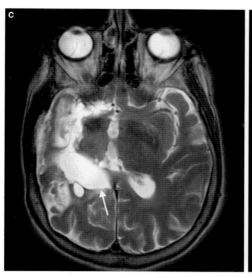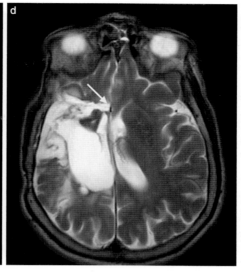

图 27-7（续）

根据术式的不同，术后远期脑积水发生率可达 20%，切除性术式的脑积水并发症发生率，分流术比例更高。术后中期随访发现，一些患者因离断后半球萎缩，从而将中线结构向患侧半球牵拉，这可能是术后头痛的原因。

4　胼胝体切开术

4.1　手术指征

胼胝体切开术是一种姑息性治疗手段，适用于无法行切除性手术的难治性局灶性癫痫患者。从原理上，其为一种离断手术，即阻止一侧半球的痫性放电快速向对侧半球扩散。对于起源于一侧半球，伴失张力发作、强直发作（"跌倒发作"）等难以控制的全面性癫痫患者，意外伤害发生率高，胼胝体切开术可显著减少全面性发作的频率。多数患者被归类为 Lennox-Gastaut 综合征。仅小部分患者术后癫痫发作完全消失（Cukiert et al. 2006），有时会产生如失连接综合征等严重并发症。现代新型抗癫痫药物的应用以及迷走神经刺激术的开展，目前已较少开展胼胝体切开，但有时在癫痫难以控制的情况下仍有其用武之地。

4.2　手术方法

在保护好桥静脉和半球间动脉前提下，分离半球间纵裂，即可暴露胼胝体全长，并以此作为解剖定位标志。直视下沿胼胝体白质切开，直至见到室管膜为止。在切开胼胝体压部后可见 Galen 静脉。神经导航对于定位胼胝体切开的后界极为有用。

在一些癫痫中心，通常先行胼胝体前段（2/3）切开，如果仍不能有效控制癫痫发作，再行胼胝体全长切开（Spencer and Spencer 1989）。在过去 10 年里，也有使用放射外科方法行胼胝体切开的报道（Pendl et al. 1999）。

4.3　影像检查

术后 MRI 检查是为了明确切开长度（是 2/3 还是全长）（图 27-8）。脑积水可能是脑室内出血所致的并发症；深部静脉血栓形成已见报道，但是一种罕见的并发症。

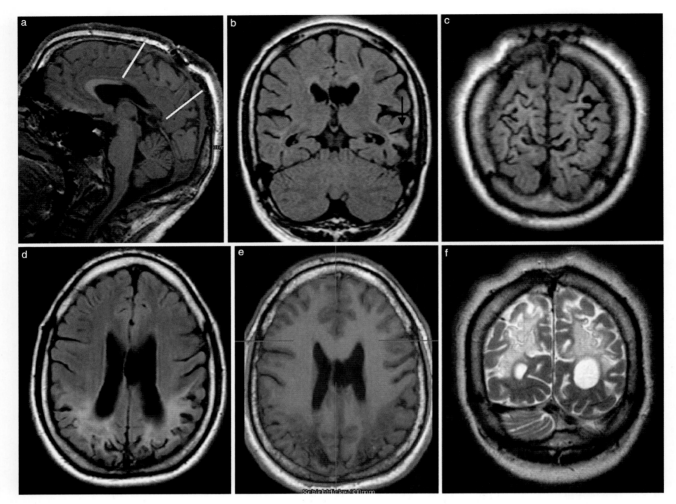

图 27-8　男,15 岁,因双侧后头部旁矢状面瘢痕性脑回(一种通常由新生儿低血糖症所致的缺血缺氧性脑病)而行胼胝体后部切开术。胼胝体切开术的目的是阻断痫样放电由一侧半球快速向对侧半球扩散,从而防止失张力发作。T1 加权矢状位像显示胼胝体切开长度(图 a 线条处)。后头部旁矢状面瘢痕性脑回表现为脑回缩小、胶质样变、脑沟增宽,白质内胶质增生及体积减小(图 b-f)

5　多处软脑膜下横切术

5.1　手术指征

多处软脑膜下横切术(multiple subpial transsections, MST)是一种切开性手术,最先由 Morrell 及其同事报道,用于治疗位于功能区皮质内"不能切除"的局灶性癫痫(Morrell et al. 1989)。该手术的理论依据是基于实验研究发现皮质痫性放电的形成需要神经元水平方向的相互作用,而皮质主要的神经功能则依赖于细胞柱的垂直纤维连接。MST 通常与毗邻功能区的切除性手术联合应用(Spencer et al. 2002)。单独行 MST 时,术后效果有限,故该手术是一种姑息性手术(Schramm, et al. 2002)。

有学者建议对 Landau-Kleffner 综合征患儿行

MST,但其疗效不一(Cross and Neville 2009)。

5.2　手术方法

对拟行 MST 的皮质区域,做解剖定位(神经导航是必备设备),并(或)行术中电生理和皮质脑电监测。使用特制横切刀行软脑膜下横切(Morrell et al. 1989)。在软脑膜上戳一小洞后,以 5mm 的间隔在脑回冠面皮质内切开、切开方向与脑回长轴垂直。MST(和皮质切除)应在持续的皮质脑电监测下进行。Morrell 等为定位脑功能区,还对部分患者采用清醒状态下开颅手术。

5.3　影像检查

软脑膜下横切术后 MRI 可见与皮质表面垂直的细条状影,信号与脑脊液相似(图 27-9)。

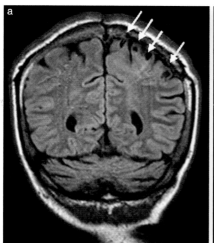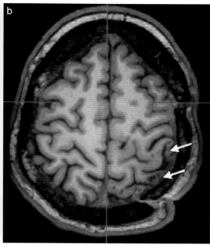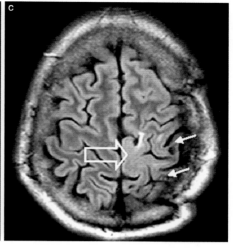

图 27-9 女,26 岁,左侧顶叶 FCD Ⅱb,累及中央后回(**图 c** 空心箭头处),行病变次全切除和多处软脑膜下横切术。术后 MRI 在中央后回内可见与皮质表面垂直的细条状影,信号与脑脊液相似(**图 a-c** 箭头处)

参考文献

Clusmann H, Kral T, Schramm J (2006) Present practice and perspective of evaluation and surgery for temporal lobe epilepsy. Zentralbl Neurochir 67(4):165–182

Clusmann H, Schramm J, Kral T et al (2002) Prognostic factors and outcome after different types of resection for temporal lobe epilepsy. J Neurosurg 97(5):1131–1141

Cross JH, Neville BG (2009) The surgical treatment of Landau–Kleffner syndrome. Epilepsia 50(Suppl 7):63–67

Cukiert A, Burattini JA, Mariani PP et al (2006) Extended, one-stage callosal section for treatment of refractory secondarily generalized epilepsy in patients with Lennox–Gastaut and Lennox-like syndromes. Epilepsia 47(2):371–374

Delalande O, Bulteau C, Dellatolas G et al (2007) Vertical parasagittal hemispherotomy: surgical procedures and clinical long-term outcomes in a population of 83 children. Neurosurgery 60(2 Suppl 1):ONS19–ONS32

Delalande O, Pinard JM, Basdevant C et al (1992) Hemispherotomy: a new procedure fro central disconnection. Epilepsia 33(Suppl3): 99–100

Ebeling U, Reulen HJ (1988) Neurosurgical topography of the optic radiation in the temporal lobe. Acta Neurochir (Wien) 92:29–36

Egan RA, Shults WT, So N et al (2000) Visual field deficits in conventional anterior temporal lobectomy versus amygdalohippocampectomy. Neurology 55:1818–1822

Helmstaedter C, Petzold I, Bien CG (2011a) The cognitive consequence of resecting nonlesional tissues in epilepsy surgery—results from MRI- and histopathology-negative patients with temporal lobe epilepsy. Epilepsia 52(8):1402–1408

Helmstaedter C, Van Roost D, Clusmann H et al (2004) Collateral brain damage, a potential source of cognitive impairment after selective surgery for control of mesial temporal lobe epilepsy. J Neurol Neurosurg Psychiatry 75:323–326

Helmstaedter C, Richter S, Röske S et al (2008) Differential effects of temporal pole resection with amygdalohippocampectomy versus selective amygdalohippocampectomy on material-specific memory in patients with mesial temporal lobe epilepsy. Epilepsia 49(1):88–97

Helmstaedter C, Roeske S, Kaaden S et al (2011b) Hippocampal resection length and memory outcome in selective epilepsy surgery. J Neurol Neurosurg Psychiatry 82(12):1375–1381

Helmstaedter C, Van Roost D, Clusmann H et al (2004) Collateral brain damage, a potential source of cognitive impairment after selective surgery for control of mesial temporal lobe epilepsy.

J Neurol Neurosurg Psychiatry 75:323–326

Hori T, Tabuchi S, Kurosaki M, et al (1993) Subtemporal amygdalohippocampectomy for treating medically intractable temporal lobe epilepsy. Neurosurgery 33:50–56 (discussion 56–57)

Morrell F, Whisler WW, Bleck TP (1989) Multiple subpial transection: a new approach to the surgical treatment of focal epilepsy. J Neurosurg 70(2):231–239

Nayel MH, Awad IA, Luders H (1991) Extent of mesiobasal resection determines outcome after temporal lobectomy for intractable complex partial seizures. Neurosurgery 29(1):55–60

Olivier A (2000) Transcortical selective amygdalohippocampectomy in temporal lobe epilepsy. Can J Neurol Sci 27(Suppl 1):S68–S76 (discussion S92–S66)

Pendl G, Eder HG, Schroettner O, Leber KA (1999) Corpus callosotomy with radiosurgery. Neurosurgery 45(2):303–307

Rasmussen T (1983) Hemispherectomy for seizures revisited. Can J Neurol Sci 10(2):71–78

Renowden SA, Matkovic Z, Adams CB et al (1995) Selective amygdalohippocampectomy for hippocampal sclerosis: postoperative MR appearance. AJNR Am J Neuroradiol 16:1855–1861

Schramm J (2002) Hemispherectomy techniques. Neurosurg Clin North Am 37:113–134

Schramm J, Aliashkevich AF, Grunwald T (2002) Multiple subpial transections: outcome and complications in 20 patients who did not undergo resection. J Neurosurg 97(1):39–47

Schramm J, Behrens E, Entzian W (1995) Hemispherical deafferentiation: an alternative to functional hemipherectomy. Neurosurgery 36:509–516

Schramm J, Kral T, Clusmann H (2001) Transsylvian keyhole functional hemispherotomy. Neurosurgery 49:891–901

Schramm J, Clusmann H (2008) The surgery of epilepsy. Neurosurgery 62(Suppl 2):463–481

Schramm J, Kuczaty S, Sassen R et al (2012) Pediatric functional hemispherectomy: outcome in 92 patients. Acta Neurochir (Wien) 154(11):2017–2028

Sincoff EH, Tan Y, Abdulrauf SI (2004) White matter fiber dissection of the optic radiations of the temporal lobe and implications for surgical approaches to the temporal horn. J Neurosurg 101:739–746

Spencer DD, Spencer SS (1989) Corpus callosotomy in the treatment of medically intractable secondarily generalized seizures of children. Cleve Clin J Med 56(Suppl Pt 1):S69–S78

Spencer SS, Schramm J, Wyler A et al (2002) Multiple subpial transection for intractable partial epilepsy: an international meta-analysis. Epilepsia 43(2):141–145

Spencer DD, Spencer SS, Mattson RH et al (1984) Access to the posterior medial temporal lobe structures in the surgical treatment of temporal lobe epilepsy. Neurosurgery 15(5):667–671

Thudium MO, Campos AR, Urbach H, Clusmann H (2010) The basal temporal approach for mesial temporal surgery: sparing the Meyer loop with navigated diffusion tensor tractography. Neurosurgery 67:(2 Suppl Operative):385–390

van der Knaap LJ, van der Ham IJ (2011) How does the corpus callosum mediate interhemispheric transfer? A review. Behav Brain Res 223(1):211–221

Villemure JG, Daniel RT (2006) Peri-insular hemispherotomy in paediatric epilepsy. Childs Nerv Syst 22(8):967–981

Villemure JG, Mascott CR (1995) Peri-insular hemispherectomy: surgical principles and anatomy. Neurosurgery 36:509–516

von Lehe M, Wellmer J, Urbach H et al (2009) Insular lesionectomy for refractory epilepsy: management and outcome. Brain 132(Pt 4): 1048–1056

von Rhein B, Nelles M, Urbach H et al (2012) Neuropsychological outcome after selective amygdalohippocampectomy: subtemporal vs. transsylvian approach. J Neurol Neurosurg Psychiatry 83(9): 887–893

Yaşargil MG, Teddy PJ, Roth P (1985) Selective amygdalo-hippocampectomy. Operative anatomy and surgical technique. Adv Tech Stand Neurosurg 12:93–123

Yeni SN, Tanriover N, Uyanik O et al (2008) Visual field defects in selective amygdalohippocampectomy for hippocampal sclerosis: the fate of Meyer's loop during the transsylvian approach to the temporal horn. Neurosurgery 63:507–513